21世纪创新教材
江苏省高等学校重点教材

U0242662

流 行 病 学

（第 4 版）

（供临床、影像、护理、口腔、药学、检验、卫生管理、麻醉等专业使用）

主　　编　　孙桂香　　姜丽英
副 主 编　　肖艳杰　　孙　蓉　　徐继承
主　　审　　陆召军　　庄　勋
编　　委（按姓氏笔画为序）

王炳花	徐州医学院	张　玲	首都医科大学
庄　勋	南通大学	张耀东	徐州医学院
孙桂香	徐州医学院	陆召军	徐州医学院
孙　蓉	扬州大学医学院	陆益花	南通大学
李志强	辽宁医学院	姜丽英	南通大学
肖艳杰	辽宁医学院	徐继承	徐州医学院
吴秀娟	徐州医学院	高修银	徐州医学院
张训保	徐州医学院	褚敏捷	南通大学

学术秘书　　王炳花

东南大学出版社
·南京·

内 容 提 要

本书为《流行病学》第 4 版,由江苏省、山东省和辽宁省部分医学院校有关专家编写。本书主要介绍流行病学绪论、疾病的分布及病因研究;流行病学基本研究方法;传染病流行病学、疾病预防和监测、医院感染;流行病学各论,包括心脑血管疾病、恶性肿瘤、性传播疾病、分子流行病学概述、伤害流行病学、循证医学等。附录包括实习指导。本书内容简练、构思新颖,实用性强。

本书可供临床医学、全科医学、麻醉学、医学影像学、护理学及其他医学相关专业本、专科使用,也可供医护人员和科研人员参考。

图书在版编目(CIP)数据

流行病学/孙桂香,姜丽英主编. 4 版. —南京:
东南大学出版社,2016.7
ISBN 978-7-5641-6557-4

Ⅰ. 流… Ⅱ.①孙…②姜… Ⅲ.①流行病学
Ⅳ.②R18

中国版本图书馆 CIP 数据核字(2016)第 126313 号

流行病学(第 4 版)

出版发行	东南大学出版社
出 版 人	江建中
社　　址	南京市四牌楼 2 号(邮编:210096)
网　　址	http://www.seupress.com
电子邮件	seupress.com
经　　销	江苏省新华书店
印　　刷	大丰市科星印刷有限责任公司
开　　本	787mm×1092mm 1/16
印　　张	18.25
字　　数	453 千字
版 印 次	2016 年 7 月第 4 版 2016 年 7 月第 1 次印刷
书　　号	ISBN 978-7-5641-6557-4
印　　数	1-4000 册
定　　价	39.00 元

* 东大版图书若有印装质量问题,请直接与营销部联系,电话:(025)83791830。

修订前言

随着医学的发展和医学模式的转变，卫生服务的需要对医学毕业生的要求也越来越高：不仅仅是疾病的诊断与治疗者，还应当是交流能手、科学研究的应用者和社会保健的支持者。本教材的改革思路就是在符合临床医学、护理学、影像医学、口腔等医学专业的学生培养目标的情况下，建设适应相关专业医学生培养的流行病学教材。

2003 年在徐州医学院的倡议下，由江苏省教育厅、卫生厅的组织，经过多次认真讨论，编写了"21 世纪创新教材"一套，各位流行病学前辈花费了巨大的心血和努力编写了其中的"流行病学"。自 2009 年出版第 3 版以来，至今已六年，为了保证教学内容的更新和适应教学模式的改进，在江苏省高等学校重点教材立项建设的支持下，我们组织编写了《流行病学》第 4 版，将有关内容进行适当调整，使之更符合认知规律，利于教学。

本教材的编写在体现"三基五性"的原则下，注重了教学内容的更新。比如对传染病流行病学、公共卫生监测、恶性肿瘤、心血管疾病等方面的知识进行了更新。结合教材使用过程中来自学生和教师的意见，改进了教学过程中涉及的案例的扩充。在每章前增加了学习基本要求，文中增加一定的知识拓展，文后设置小结及相关练习，有利于学生掌握章节的重点内容。本书继续设立附录实习指导，因为流行病学是一门实践学科，而非预防专业学生的流行病学课时比较少，正好可以利用实习指导，使能在有限的学时中得到锻炼，巩固了理论知识。同时使学生节省了另外配备实习指导的费用。

本书能够顺利编写，首先感谢 3 版主编陆召军教授和庄勋教授的辛苦审查，各兄弟单位教授的鼎力相助和编委们的共同努力，这才使得本书定位明确，内容适宜。同时，也非常感谢东南大学出版社的常凤阁老师及其团队，他们始终为本教材的编写给予大力帮助！

鉴于我们的水平和编写经验，书中不妥、错误或不成熟之处在所难免，热忱欢迎广大师生和同行提出宝贵的意见，以便进一步修改提高。

孙桂香　姜丽英

2016 年 5 月

目　　录

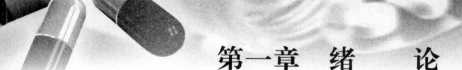

第一章 绪 论

学习要求

掌握：流行病学的定义；研究特点；研究方法分类。
熟悉：流行病学的应用。
了解：流行病学的发展简史；流行病学与相关学科的关系。

现代医学的三大组成部分（基础医学、临床医学和预防医学）中，最早发展起来的是临床医学，临床医学是对个体疾病的观察和治疗。以后医学向微观及宏观方向发展，出现了基础医学和预防医学，基础医学从微观上去研究组织、细胞、分子水平；预防医学从宏观上、从群体水平研究，而流行病学正是属于预防医学的一门主干学科。在过去的一个世纪，流行病学在防治疾病、促进健康方面发挥了巨大的作用。随着流行病学研究方法的不断完善和应用领域的不断扩展，流行病学也逐渐成为现代医学的基础学科。现代流行病学向医学各个领域渗透：流行病学从群体角度研究基础医学（如分子流行病学）、临床医学（临床流行病学）和预防医学（环境流行病学）等问题；而社区流行病学则从社区居民的需求（医疗、预防、保健、康复、健康教育、计划生育技术等）研究社区健康问题，提出社区健康诊断，干预社区中影响健康的因素，达到提高社区居民健康素质的目的。

第一节 流行病学的定义

流行病学（Epidemiology）是从群体水平上研究疾病流行、环境与健康关系的科学，是一种方法学，是预防医学的重要组成部分。流行病学也是一种思想，是健康促进的一种理念。半个世纪以前，流行病学主要是研究人群中某种疾病发生病例数变化的情况、原因及其如何控制疾病流行的科学。

传染病曾是影响人类健康的主要疾病，尤其是鼠疫、霍乱、天花等烈性传染病流行的危害更显著、更严重，当时预防和控制这几种传染病的发生和流行是至关重要的任务。早期的流行病学是以研究传染病的发生与流行规律为主要内容，从而形成了较系统的传染病流行病学理论。20世纪40年代后，世界范围内的疾病谱及死亡谱发生了根本性变化，传染病逐渐得到控制，慢性非传染性疾病对人们健康的危害渐趋严重，许多国家单纯的公共卫生问题已逐渐由传染病转向恶性肿瘤和多种退行性疾病（如脑血管病、心血管病及糖尿病等）。对多种重要而高发的疾病，出于调查研究以及预防控制的需要，流行病学的原理与方法不断完善、系统、精确和科学，其应用范围日益扩大，研究课题自然由传染病扩展至非传染病，以及与健康相关的问题。因此，流行病学作为一个方法学，其研究内容几乎涉及了所有的病种和医学问题。

流行病学是人类在与疾病的斗争中发展起来的。临床医学主要是对具体病人进行诊断和治疗,结合诊断与治疗也从个体水平研究疾病的病因、预后和卫生管理方面的问题等。流行病学则主要研究疾病在特定人群中的发生、发展、疾病及健康有关状态与事件的分布规律(包括现象及原因)、控制疾病以及促进健康等的对策。

现在,除了研究疾病问题以外,流行病学的原理与方法也被应用于卫生管理、健康教育、卫生服务的评价和某些生理、心理、病理和临床药理学的群体现象的研究上。所以,流行病学被有些学者看做是一门研究人类的生理、病理、心理的群体现象的方法学。我国的流行病学是在与疾病的防治紧密结合中发展起来的,因此,它既是一门实用、独立的学科,同时又作为方法学被广泛应用于防制疾病、健康促进中去。

流行病学的研究及应用范围极广,使用的方法和技术很多。流行病学在传统研究的基础上广泛吸收了诸如血清学、生物化学、遗传学等学科的先进技术与最新成果,以解决流行病学自身研究中的问题。另外,流行病学方法还专门用于解决某些特定疾病(如肿瘤、心血管疾病等)的问题。因此,根据其特定的研究范围,流行病学有更系统的划分,如分子流行病学、临床流行病学、景观流行病学、遗传流行病学、肿瘤流行病学、心血管疾病流行病学、药物流行病学、传染病流行病学、慢性病流行病学等。

> 社区流行病学 (community epidemiology)是流行病学的重要分支学科,是以流行病学基本原理为理论基础,以社区为现场,以家庭为单位,以预防、医疗、保健、康复、健康教育和计划生育技术指导为导向,研究和发现社区卫生问题,提出解决社区卫生问题的对策,综合提高社区居民健康水平和生命质量。

流行病学英文 Epidemiology 来源于古希腊,epi-表示为:在……之中、之上,demo 表示为人群,Epidemiology 直译为"研究发生在人群之中的学科(-ology)"。在医学领域自然是首先研究人群的基本健康问题,强调它是从群体的角度而不是单纯从个体出发的。

由于流行病学学科的不断发展,其研究内涵与定义也在不断发展与完善。就流行病学定义来说,通过学者 Stallybrass、Mac Mahon、Lilienfeld 及我国著名流行病学家苏德隆教授所作的定义,可以看出流行病学定义的发展与变化,他们赋予了流行病学不同的任务和研究对象。

Stallybrass(1931):流行病学是关于传染病的传染源、传播途径及预防的科学。

Mac Mahon(1970):流行病学是研究人类疾病的分布及决定疾病频率的决定因子的科学。

Lilienfeld(1978):流行病学是一门通过观察人群中疾病现象而对病因进行生物学推理的方法。

钱宇平主编《流行病学》(1979):流行病学是研究疾病在人群中发生、发展和分布的规律,以及制定预防控制和消灭这些疾病的对策和措施的科学。

苏德隆(1981):研究疾病分布及影响分布的因素,借以探索病因,阐明流行规律,拟定防制对策并检验防制效果。

目前,我国学者公认的流行病学定义为:流行病学是研究疾病与健康状态在人群中的分布及其

> The study of the distribution and determinants of disease frequency in human populations.
> ——Mac Mahon(1970)
> The study of the distribution of a disease or a physiological condition in human populations and of the factors that influence this distribution.
> ——Lilienfeld(1978)
> Epidemiology is the study of the distribution and determinants of health-related states or events in specified populations, and the application of this study to control health problems.
> ——Last(1983)

影响因素,以及制定和评价预防、控制和消灭疾病及促进健康的策略和措施的科学。

该定义的内涵包括四个基本方面:

1. 其研究对象是人群,是研究所关注的、具有某种特征的人群。

2. 研究内容包括了疾病和健康,不仅仅研究各种疾病,而且研究健康状态及其他卫生事件。在 2007 的流行病学研究进展中,有的学者把流行病学的研究内容表述为研究人群中卫生及其相关事件,包括医疗政策等的制定。

3. 研究的手段是研究分布及影响因素 描述疾病和健康状态分布,并分析其影响因素。

4. 目的是为控制和消灭疾病、促进健康提供决策依据。

为了进一步理解流行病学的定义,我们先看看与定义相关的一些关键词的含义:

研究——流行病学是公共卫生的基础科学研究,流行病学在高度量化原则基础上进行统计和分析研究。

分布——流行病学研究群体健康事件分布的频率和强度,它用三间分布描述流行事件在时间、地点和人群的分布状况。

推理——流行病学家试图寻找病因或危险因素。当疾病发生流行时,我们从问题的"谁(Who)"、"发生什么(What)"、"什么地方(Where)"、"什么时间(When)",开始尝试回答"如何做(How)"和"为什么做(Why)",开展流行病学分析与判断。

健康状态——流行病学研究与群体健康相关的各种活动。因此,流行病学更关注传染病、慢性病、环境以及健康行为问题。

群体——流行病学最重要的特点是它涉及的具有重要研究特征的是人群而不是个别病人。

控制——流行病学可以用简单的流行病学分析工具,积极地认识和控制疾病。更重要的是流行病学主要功能和研究领域在于制定疾病以及预防保健等问题的公共卫生策略和评价干预措施。

第二节 流行病学发展简史

一、流行病学萌芽期

早在公元前 5 世纪,人们观察到四季有不同的疾病流行,并认识到这些病有传染性。最早的流行病学是从研究传染病的流行开始的,古代人民用"疫"表示疾病流行,汉代王充在《论衡 命义篇》中写道"温气疫疠,千户灭门"。说明人们认识到某些疾病的传染性和流行性。东汉刘熙《释名》(约公元 3~4 世纪)中记载"一人死一人复得,气相灌注也。"《圣经》(Bible)中也曾提出了疾病能传染人的概念。

古希腊的希波克拉底曾指出,如一个社区发生异常疾病和有严重的公共卫生问题,应去"访问"该社区。

认识到传染病的传染性与流行性,人们就采取了隔离、检疫的措施。《晋书》"王彪之传"记载:"永和末(公元 356 年)多疾疫,旧制朝臣家有时疾染疫三人以上者,身虽无疾,百日不得入宫。"为防止传染病由国外传入,15 世纪中叶在意大利的威尼斯开始有原始的海港检疫法规,要求海外来的船只必须一律先在港外停留检疫 40 天。清朝嘉庆年间(1796—1820)谢清高《海录》中说"凡有海艘回国,及各国船到本国,必先遣人查看,有无出痘疮者,若有则不许入口,须等痘疮平愈,方得进港内。"

人们很早就认识到动物与人发病的关系。1736年,云南省师道南氏对鼠疫流行作了描述,"鼠死行"一诗描写1792—1793年(清代乾隆壬子、癸丑年)鼠疫流行时的惨状,读来令人毛骨悚然:"东死鼠,西死鼠,人见死鼠如见虎,鼠死不几日,人死如圻堵。昼死人,莫问数,日色惨,愁云护,三人行未十步,忽死两人横截路。"这诗中既描述了鼠间鼠疫大流行与人间鼠疫流行的关系,又描述出鼠疫的严重程度。世界上第一次鼠疫大流行始于6世纪的埃及,持续五六十年,估计死亡1亿人,医学史上称"游西第安娜瘟疫"。1665年《大瘟疫》(The Great Plague)一书中记载伦敦在9月的一周内死亡8 297人,其中7 165人死于鼠疫。

16世纪,西班牙医生Angelerio出版一本名叫"Epidemiologia"的书来阐述他对鼠疫的研究,形成了"流行病学"一词。

漫长的流行病学经验教训积累与直接观察和记载期,可作为流行病学的萌芽时期,为流行病学发展的第二阶段奠定了基础。

二、流行病学形成期

这一时期是流行病学不断吸收新知识,壮大充实自己,逐渐发展的时期。根据流行病学研究内容的不同和扩展,这个时期又可分为两个阶段。

1. 局限研究传染病阶段　这个时期大约持续了300年,即从17世纪到19世纪。该时期主要研究的传染病是几种烈性传染病。1798年英国医生Edward Jenner总结了生过牛痘者不会染上天花的民间经验,并用少数人做试验,发明了用牛痘预防天花的方法,并用这一方法最终消灭了天花,创造了人类史上用流行病学研究问题、解决问题的最大奇迹。1846年,丹麦附近的法罗群岛发生麻疹大流行,7 864人中竟发生麻疹6 100例,死亡170例,经青年医生Panum调查,发现该岛自1781年起已经65年没有发生麻疹,此次麻疹流行是一名木匠从丹麦带入的。Panum用流行病学方法观察和认识了麻疹的潜伏期、传染期及群体的免疫特点,对流行病学有很大贡献。19世纪50年代欧洲J. Snow对霍乱流行的研究,也是流行病学方法用于探讨病因、控制暴发流行的一个典范。

2. 研究传染病和非传染病阶段　从19世纪开始,流行病学的研究内容和重点逐渐转移到研究病因未明的疾病、非传染病及多种退行性疾病。这个时期比较典型的流行病学研究有:1914年J. Gold Berger对孤儿院和精神病院进行调查观察,发现糙皮病并非传染病,乃是因膳食中缺乏营养素所致;吸烟与肺癌之间确定关系的研究;乳癌与生殖因素关系的研究;阴茎癌与不良的性卫生习惯关系的研究;病毒性肝炎与输血之间关系的研究。流行病学家发现脚气病、坏血病、糙皮病等疾病,并非是传染病,而是由于食物中缺乏某种营养素引起。

这一阶段,流行病学吸收了物理、化学、生物学、微生物学等自然科学的新成就,得到了很大的发展,尤其是吸收了统计学方法,对流行病学起了巨大的推动作用。古代虽然已经认识到患病和环境有关,但对疾病的观察没有数量的概念,到16、17世纪起,开始有死亡登记,可以利用这些记录,研究人群和病例的死亡及死亡的季节性波动等。17世纪中叶就出现了寿命表,用生存概率和死亡概率来概括死亡经历。19世纪、20世纪初出现了相关系数、卡方检验等。18世纪末,法国Louis通过对比观察探索放血疗法对炎症性疾病是否有效,用寿命表对比研究结核病的遗传问题,开始了在流行病学研究中设立对照组。1850年在英国成立了"伦敦流行病学学会",1870年在俄国出版了俄国最早的流行病学杂志《流行病学刊物》。

三、流行病学发展期

进入 20 世纪 50 年代以后,流行病学研究内容已从研究人群疾病扩展为同时研究人群健康状态和卫生保健以及卫生政策等问题。1948 年,WHO 为健康下的定义是:"健康是躯体、精神和社会适应能力均处于良好的状态,而不等于无病或无虚弱状态。"按照这个定义,1980 年 WHO 西太平洋地区举办了"流行病学讲习班",提出以后的流行病学不仅要研究疾病,还要研究健康以及分布问题,从而提出了合理的卫生服务计划和防治措施。

1. **传染病已不是主要的卫生问题,但仍然不可掉以轻心** 流行病学在 20 世纪的重大成就之一是在全世界消灭了天花,基本控制了一些危害人类健康的烈性传染病。2000 年,消灭了骨髓灰质炎。但同时有一些传染病又死灰复燃,如性病、结核病;而另一方面,新的传染病又时有出现,且呈高度上升趋势,如艾滋病(AIDS)、高致病性禽流感等。

2. **慢性病已经居卫生问题首位** 根据中国疾病监测结果,自 1993 年至 1998 年发病率上升的疾病是循环系统疾病(上升 23.66‰)、高血压(上升达 33.05‰)、脑血管病(上升达 47.73‰)。心脑血管疾病、恶性肿瘤的患病率已经遥遥领先于传染病,且发病率和死亡率居高不下。精神病总负担(DALYS)在 1990 年是 20.7(女),在 2000 年达到 26.8(女)。2012 年我国居民营养健康及慢性病调查显示,全国 18 岁及以上成人高血压患病率为 25.2%,糖尿病患病率为 9.7%,40 岁及以上人群慢性阻塞性肺病患病率为 9.9%。全国居民慢性病死亡率为 533/10 万,占总死亡人数的 86.6%,心脑血管病、癌症和慢性呼吸系统疾病为主要死因,占总死亡的 79.4%。2013 年全国肿瘤登记结果分析,我国癌症发病率为 235/10 万,肺癌和乳腺癌分列男、女性发病首位。慢性病已经替代传染病居卫生问题首位。

3. **伤害情况日益严重** 世界卫生组织将疾病分为传染性疾病、慢性非传染性疾病和伤害。在 1999 年汕头召开的一次专题研讨会上,认为伤害已经成为日益增长的重要的公共卫生问题,并引起了专家们的高度注意。我国每年有 70 万～80 万人死于各种伤害,占死亡总数的 11%。由于伤害的高发生率和高致残率消耗着大量的卫生资源,给国家、社会、家庭和个人带来了沉重的疾病负担。2005 年,我国的《全国伤害监测方案》提出全国伤害监测采用哨点监测方式,以年度为单位持续进行;监测对象是在哨点医院就诊被诊断为伤害的首诊患者。

4. **"第三态"人群增加** 健康标准是:精力充沛、积极乐观、善于休息、应变能力强、抗疾病能力强、体重适当、眼睛明亮、牙齿正常、头发有光泽、活动感到轻松。如果你没有病,但却不符合上述健康标准,你可能已经处于"第三态",即潜病状态,是介于"第一态"健康与"第二态"疾病间的身体状态。"第三态"人群机体虽无明确疾病,却呈现活力降低、反应能力减退、适应能力下降等生理状态,主要表现为疲劳、乏力、头晕、腰背酸痛、易感染疾病。据 WHO 报道,目前全世界第三态人群达总人群的 60% 以上。

流行病学现代发展期的特点:①研究范围由传染病扩展到一切疾病与健康状况,同时表现出向整个卫生领域甚至非卫生领域扩展的倾向。②研究内容由单因素发展到多因素研究,涉及更多的心理、行为、社会因素。③方法更加完善,计算机技术和统计分析方法的飞速进展,对流行病学的发展起着巨大的推动作用。④流行病学越来越为学术界公认和广泛关注。

四、我国近代流行病学简史

我国近代科学的流行病学可以认为起于伍连德,他是《流行病学辞典》所列举的国际知名流行病学家中唯一的中国流行病学家。他领导了 1910—1911 年、1920—1921 年两次鼠疫大流行的防治工作,查清了鼠疫的传染源和确定了经由呼吸道传播的肺鼠疫,建立了检疫所。

新中国成立前,寄生虫病(日本血吸虫病、丝虫病、钩虫病、疟疾、黑热病)流行猖獗,烈性传染病(天花、霍乱、鼠疫)经常流行。国境卫生检疫虽然在 1873 年起已在上海、厦门等沿海口岸创办,但实权操于外国人之手,直到新中国成立后,才真正掌握了国家的检疫主权,防止了霍乱等检疫传染病的传入。

> 苏德隆教授(1906—1985),主持血吸虫和霍乱的防治、皮炎与桑毛虫、肝癌病因的饮水学说的研究。
>
> 何观清教授(1911—1995),发现中华白蛉为我国黑热病传播主要媒介,建立了我国疾病监测网络。

新中国成立后,我国最早大力防制日本血吸虫病、疟疾等危害严重的寄生虫病、急性烈性传染病等,随后又控制了人间鼠疫,1960 年全国消灭了天花,控制了霍乱。上世纪 50 年代开始建立卫生防疫站,开始在医学院内创建卫生系及流行病学教研组,并编写出版了《流行病学讲义》《流行病学》等书供教学。根据当时的情况,多数学者认为我国的流行病学仍以传染病为研究对象。“文化大革命”使流行病学工作陷于瘫痪,70 年代,卫生部决定恢复医学院校的卫生系及流行病学教研室,举办流行病学高级师资进修班,编写流行病学教材。1980 年引进了临床流行病学,1983 年若干院校开始流行病学教学,1989 年建立了中国临床流行病学工作网,成为流行病学一个新兴的分支,它将流行病学原理、方法扩展到临床,以提高临床研究的设计、衡量和评价的水平。1996 年,引入了循证医学。

第三节　流行病学的研究特点

一、群体观点

流行病学的出发点是“群体”,从群体的角度宏观研究健康和疾病问题,这是流行病学区别于其他医学学科显著的特点之一。这与临床医学从个体角度研究疾病的诊断、治疗及预后等不同。群体观点就是发现患病个体时,还应考虑到产生患者的相应人群是不是有发生相同疾病的可能,作出群体诊断,是对人群疾病与健康状态的概括,关注的是群体中的大多数的情况。

流行病学中的群体是指在一定范围内的人群,可以小到一个家庭,也可以大到全人类。在这个群体中既有病人,也有非病人,而且常把这些人和其周围环境联系起来。它也可以扩大到包括自然环境、社会环境在内的一个生态学的群体。

二、疾病和健康的多因论观点

疾病是机体因素与环境因素相互作用的结果,是多种因素相互作用的结果,而不是单因单果,健康状态的维持也是机体因素与外环境因素相互作用的结果。疾病的发生不仅同人体的内环境有关,还必然受到自然环境和社会环境的影响和制约。即使是传染病发生,除病原体侵袭外,还和机体状态、防制措施等有关。多因素的观点就是要以生物—心理—社会医学模式为指导,观察和解决人类的健康问题,尤其应重视社会、心理因素在疾病病因中的作用。

三、比较的观点

在流行病学研究中自始至终贯穿着对比的思想。对照是分析的灵魂,比较是分析的核心。有比较才能有鉴别,有鉴别才能分出优劣,有优劣才能选择好的方案、摒弃劣质方案。流行病学分析的核心是比较,通过严密的逻辑思维推论过程来完成疾病病因和防制等问题的解决。因此在对患病人群进行调查时,对非患者人群也同样进行调查,以比较他们之间的差别,才能发现影响疾病发生和流行的因素。

四、概率论的观点

流行病学重视定性分析,同时也非常重视定量描述和分析。疾病或健康问题在人群中分布的描述,不能只满足于绝对数或构成比,应计算疾病或与健康发生或存在的频率。各种频率的数据是对有关概率参数的近似估计。流行病学的结论是在人群的基础上利用概率论的原则得出的,不能因为某个个别的现象就怀疑结论的真实性。另一方面,概率论观点也表明了在流行病学研究中,要依据统计学原则来决定合理的研究数量。

五、预防为主的观点

流行病学不仅是一门方法学,而且是一门应用科学,贯彻预防为主的理念。它不仅阐明人群中疾病的频率分布及其决定因素,还重视深入研究疾病的预防、控制的策略与措施,以至最终消灭某些疾病;它不仅注重发现病人、治疗病人,更注重如何预防该疾病再次发生或流行。

六、发展的观点

针对不同时期的主要卫生问题,流行病学的定义和任务是不断发展的。同时流行病学学科不断从其他学科中汲取养分,丰富了流行病学的研究内容和研究方法,显示了流行病学是不断发展的学科。

第四节　流行病学的应用

由于几乎各种疾病及健康状况都存在着与流行病学有关的问题,因此,在临床医疗日常工作中,都会遇到应用流行病学观点和方法的场合。随着医学模式由生物医学模式发展到生物-心理-社会医学模式,以及初级卫生保健的发展,流行病学研究的应用范围日益扩大,归纳起来大约可分为:

一、探索病因或影响因素

探索病因是为了彻底地控制与消灭疾病而进行的一项必需的工作。有许多种疾病的病因至今尚不完全明了,如恶性肿瘤、原发性高血压等等。流行病学可以探讨促成发病的因素,从而探讨预防或控制这些疾病的方法。

1. 疾病分布及影响分布的原因　研究某疾病在不同地区、不同时间、不同人群中的发病率、患病率或死亡率等。由于在不同的时间、地区、人群发生某种疾病的数量差异,提示发病因素的分布不同,进一步寻找影响分布的原因。

对于某些传染病,虽然病因已知,但可根据其分布特点可探讨引起散发、暴发或流行的因素,从而可以提出有效的控制措施。

随着医学模式的发展,习惯与生活方式(如吸烟、酗酒等),心理、社会、遗传因素等在疾病发生上的作用日益受到重视。遗传因素与环境因素交互作用引致疾病等,均可用流行病学方法加以探讨。

2. 研究疾病的流行因素和病因 有许多种疾病的病因或流行因素至今尚不明,流行病学应探讨促成发病的因素及流行因素。

流行因素调查是指对病因或是健康因素已明确的状况的描述和分析,病因调查研究是指对病因未明或仅部分明确的疾病问题的描述分析。我国幅员广阔,各地区都存在不同的健康因素,长寿村、长寿社区比比皆是,该地区老人为何能长寿,就需要卫生工作者利用流行病学方法进行分析,探讨长寿的原因,找出长寿的因素,提出长寿建议,制定长寿措施。对健康状况进行调查分析是社区流行病学应用的另一主要方面。社区流行病学从群体观点出发,当其他因素固定不变时,某因素在人群中增加或减少后该疾病(健康状态)在该人群中发生频率相应增加或减少,流行病学即认为此因素是该病的危险因素或是保护因素。例如研究食盐与高血压的关系时,利用限盐方式观察高血压升降的幅度,和对照组相比,就能判定食盐摄取与高血压间的关系。

流行病学常常遇到"原因未明"(指一时原因不明)的疾病,这些疾病往往是突然暴发或短时间内多发的,而临床医务人员一时不能作出诊断。采取流行病学调查分析方法,从寻找危险因素开始,结合临床检查和试验,最终找到病因和确定疾病。最典型的实例就是苏德隆教授"上海一起不明原因的皮炎流行调查"。

二、预防疾病与评价策略和措施的效果

1. 疾病预防 针对病因采取有效的预防、干预措施,才能使疾病得到迅速的控制。疾病的预防、干预分为策略和措施两类,策略是防制方针,是战略性和全局的;措施是具体的防治手段,是战术性和局部的。人们往往注重具体措施的提出和实现,而忽视流行病学在制定和提出策略方面的重要性和必要性。20 世纪 50 年代,天花在一些国家的再次暴发流行验证了这点,血的教训使人们认识到在预防天花策略上的重要性和必要性。

为了判断预防策略和措施的效果,可以比较接受某项措施的人群与未接受某项措施人群的疾病发病频率。如:评价卡介苗的接种效果,可以比较接种卡介苗的儿童结核病的发病率与未接种卡介苗的儿童结核病的发病率。

2. 健康促进 健康是人类永恒的主题,是人类生存的基本要求和权利。21 世纪,社会发展以人为本,人的发展以健康为本。健康促进是促使人们提高、维护和改善他们自身健康的过程。健康促进是新的公共卫生方法的精髓,是运用多学科、多部门、多手段来促进群众的健康。流行病学在健康促进的规划设计、执行实施和效果评价等方面均起到重要的作用。

3. 疾病诊断、治疗、预防方法或防治措施的效果评价 应用流行病学的方法考核新疫苗、新药物、新疗效以及疾病诊断、预后等问题,已形成为新的临床流行病学分支,近年来得到了飞速发展,提高了临床研究工作质量,促进了临床医学的发展。甚至于有人把临床流行病学简要地概括为设计(design)、测量(measurement)、评价(evaluation),简称 DME。

临床试验的结果往往存在着不同的解释,流行病学筛检试验、诊断试验以及对诊断方法的评价,大大推动了临床诊断技术的提高与开展,大量的实验数据得到了科学、客观的解释与评价。临床诊断策略的应用大大提高了临床诊断方法的效率。

疗效分析与评价是临床科研工作的一个重要组成部分,因为临床工作的最终目的是把患者治愈。一般临床医生常根据自己经验积累作出治疗方法的选择,而这些经验往往来源于对个案的认识,其中可能有很多机遇和偏倚。为了给患者确实有效的治疗,临床工作者应经常进行疗效的分析与评价。即通过严谨的设计、精确的测量,然后对疗效作出真实、客观的评

价。疗效分析与评价直接导致循征医学的诞生。

对疾病预后的估计,帮助医务人员合理地选择对病人处理的策略。

三、疾病监测

1. 完善疾病监测网络　疾病监测是长期、连续地收集、核对、分析疾病的动态分布和影响因素的资料,并将信息及时上报和反馈,以便及时采取干预措施,预防和控制疾病,减少发病和死亡。这是公共卫生监测的主要内容之一,同时也是控制疾病重要的手段之一。

我国自 1980 年起建立全国疾病监测工作,在卫生部疾病控制司和中国预防医学科学院统一组织下,由流行病学微生物学研究所及 29 个省、自治区、直辖市卫生防疫站共同承担,至今已建立 145 个疾病监测点,监测人口约 1 100 万,监测疾病传染病法规规定的 39 种传染病。目前有些国家已将监测范围扩大至非传染病,例如恶性肿瘤、心血管疾病等。我国也已对恶性肿瘤、心血管疾病、出生缺陷等非传染病开始监测。

2. 开展社区疾病和健康状况的监测　社区疾病和健康状况的监测是目前社区卫生工作的主要内容之一,社区疾病的监测有利于动态观察各种疾病的群体发展状况,社区健康状况监测有利于及时发现人群危险因素和保护因素,其目的都是查明危险因素和保护因素,采取相应的干预和保护措施,防治疾病,提高社区健康水平。例如,目前我国有很多慢性病监测点以及社区健康危险因素监测网,通过开展社区疾病和健康状况的监测,及时发现社区问题,制定出有效防制措施。

四、揭示疾病的自然史

疾病的自然史(natural history)指疾病在不给予任何治疗或干预措施的情况下,临床和非临床的发生、发展和转归以及该病流行史的情况。

疾病与健康之间没有明显的界线(有时处在第三态)。疾病在个体的表现中有轻有重,有隐性病例、轻型病例、临床明显病例、重型病例以及死亡等不同的临床表现类型。但了解疾病不能仅仅从疾病在医院里的个体表现来看,而要了解疾病的自然史。疾病自然史的研究对于早期预防与发现疾病、了解疾病的转归和规律、判断治疗效果等都有重要意义。

研究疾病自然史就是要注重"冰山现象","冰山现象"是指在人群中能发现的某种疾病或健康问题的典型患者仅占该病或健康问题所有表现形式的很少一部分。了解和认识疾病的"冰山"全貌是十分重要的,因为只看到冰山的顶端对于防治疾病和促进健康是不全面的,有时是非常危险的。如:在传染病的防治中,如果只知道对典型病人进行治疗或采取预防控制措施,后果将是非常严重的,因为隐性感染者、病原携带者等对传染病的流行同样具有重要意义。对于慢性非传染性疾病来说,认识冰山的全貌,对我们认识疾病的发生发展过程,对优化医疗卫生资源,对促进全体人群的健康等都是很有意义的。

许多种疾病的临床症状轻重变动较大,轻型病人很少到医院就诊。仅在医院内工作的医师经常见到的是症状比较重的病例,常把它们当做疾病的"典型"病例。应用流行病学方法可见到各种类型的病例,从而可以了解个体和群体疾病的过程和结局。如在诊断时不运用流行病学知识,就可能误诊。如一个脊髓灰质炎的病人,其周围可能有 100 个脊髓灰质炎病毒感染者。流行病学工作者能利用流行病学方法查出更多的病例,从而有助于临床医生观察到各型病例的比重以及病程的波动、复发和结局,以便加深对各种疾病的临床表现及自然史的认识,有助于疾病的早期诊断、治疗、预防、发病机制探讨以及对治疗效果的评价。

五、用于卫生行政、卫生决策和保健工作

1. 指导卫生规划的决策与评价　卫生规划的决策正确与否、各种卫生服务的效益如何，均可以应用流行病学方法进行评价。

正确的决策应当建立在充分的流行病学调查的基础上，即要首先了解该地区健康与卫生问题的分布、重点的疾病和影响健康的因素、现有卫生资源与医疗卫生服务的实际需求。

健康与卫生问题的分布是指某一区在不同时间和人群中健康人与病人占地区总人口的比例或出现的频率。区域卫生规划是对一个特定地域范围内卫生事业在一定时期的发展作出的战略性规划。区域卫生规划不仅要研究卫生人力、卫生机构的地域组合和空间布局，而且要涉及卫生健康所有要素及其相互关联的情况，同时还要有动态变化的综合效应，而所有这些研究，都要依据流行病学的理论基础。

在进行区域卫生规划以前，利用流行病学进行社区诊断，描述健康状况的分布以及疾病的构成情况，弄清居民的需要和需求有助于为卫生行政部门提供线索，以合理安排、调整卫生资源。如想制定某市的社区卫生服务发展规划，必须用流行病学方法描述和分析该市社区卫生状况，居民健康和卫生问题，居民卫生服务需求和利用，以及卫生部门卫生服务提供等。

2. 指导社区卫生服务工作　社区卫生服务工作涉及面很广，目前提供的是"六位一体"服务，即预防、医疗、保健、康复、健康教育和计划生育技术指导，这六个方面的工作都需要社区流行病学方法进行考核。

在临床治疗方面，可用疗效评估、预后评价等方法鉴别治疗效果的优劣。

在预防方面，尤其是对疫苗效果的考核，流行病学是一个有力的武器，它利用免疫学、血清学和流行病学的方法进行全方位的评价，能明确鉴定疫苗在预防传染病的功效。

在康复方面，可以用病例对照的方法来探讨康复方法、康复措施和社区群体康复规划。

在保健方面，流行病学是一个新的评价方法、保健方法很多，但科学的方法必须要依据流行病学原则进行鉴别，才能推广。

在健康教育方面，我们可以用流行病学设计教育的模式、评价教育的效果。

第五节　流行病学研究方法

流行病学研究的是人群中疾病和健康状态的分布规律。流行病学研究方法是流行病学的核心，是流行病学工作者的武器。一般认为，流行病学研究方法有两大类，一是按设计策略分类，二是按任务类型分类。

一、按设计策略分类的流行病学研究方法

这种设计方法是流行病学研究的主线，最能反映其内在特征，也易于掌握，其主要框架如图 1-1 所示。

1. 观察性研究　观察性研究又称为观察法，观察流行病学。其特征是研究的暴露因素是在自然条件下客观存在的，没有人为施加的因素，不能人为加以控制，只能观察事物在自然状态下的发展。研究对象的分组也是自然状态下客观存在的，不能将研究对象按照随机分配的原则分组，比如根据患病与否分为病例组和对照组，根据暴露与否分为暴露组和非暴露组，此处患病与否和暴露与否都是客观存在的事实。观察性研究又包括两大类：

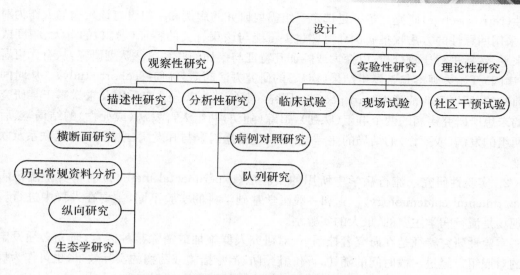

图 1-1　按设计策略分类的流行病学研究方法

（1）描述性研究（descriptive study）：又叫描述流行病学（descriptive epidemiology），是流行病学研究中最基本类型，主要用来描述人群中疾病或健康状况及暴露因素的分布情况。

描述性研究的特征为：是流行病学研究的初始阶段，一般没有事先设计好的对比组，即使对比分析设计调查，也不像分析性研究中那么有计划、有预见性及那么严密，因此无法直接验证假设；但对疾病、健康状态或卫生条件与其他各种因素的分布特征和频率进行描述，可以为形成病因假设提供线索，是分析性研究的基础。还可以用来确定高危人群，评价公共卫生措施的效果等。

描述性研究包括四个方面：①横断面研究：又称"现况研究"，其特征是所获得的描述性资料是在某一个时点或在一个短暂时间收集的，调查人群中个体患病和暴露的当前情况，常用患病率作为测量指标。②历史常规资料分析法：在社区内有很多历史资料的健康档案、临床病历等，可以对这些资料进行回顾性动态分析，以探讨内在的规律性。③纵向研究：通过对社区人群的基线调查资料通过输入计算机，建立档案，在一定的时间内定期进行社区居民调查随访，其档案采用"活档管理"法，由专用软件进行分析。经过一段时期后，可以发现很多的社区卫生问题。另外，目前很多地方疾病监测工作也是采用纵向研究的方法。④生态学研究：它是一种宏观的社区研究，是研究生物体与它们所处环境的关系，从医学角度上看，则是研究人群的生活方式与生存条件对健康（疾病）的影响，并对统计资料进行相关分析，如研究食盐与高血压之间的关系就是采用这个方法。

（2）分析性研究（analytical study）：又叫分析流行病学（analytical epidemiology），对所假设的病因或流行因素进一步在选择的人群中探寻疾病发生的条件和规律，验证所提出的假说。

分析性研究特征，一般均有设计严格的对照组，以供比较分析，目的是在有病因假设的前提下，进一步探讨危险因子和保护因子的研究。

分析性研究方法主要有两种，①病例对照研究：已知疾病状态（结果）的存在与否，去探找原因（病因）的方法叫病例对照研究（case-control study），从时间上是回顾性的，所以又叫回顾性(retrospective)研究。特征是选定一组需要研究的病例和一组没有该疾病的人作为对照组,采用回顾性的方法收集病例和对照过去可能与该病有关的特征(暴露)的有无、频度或质量水平,然后进行比较分析,以探索或验证其特征与疾病的联系。②队列研究:从有无可疑原因(病因)开始去观察是否发生结果(疾病)的研究方法叫队列研究(cohort study)。从时间上是前瞻的,所以又叫前瞻性(prospective)研究。其特征是首先选定暴露及未暴露于某研究因素的未患所研究疾病的两个群组(队列),追踪(随访)两组人群发病(或死亡)的结局,然后比较两组的发病(或死亡)的结局的差异,从而判定暴露因素与其发病(或死亡)有无联系及联系强度。

2. 实验性研究　流行病学中所用的实验法(experimental method)也叫实验流行病学(experimental epidemiology)。它和一般医学基础学科的实验不同,主要在人群中进行。人群现场是流行病学主要的、最大的实验室。

实验性研究特征是在研究者控制下,对研究人群施加或消除某种因素,研究必须设定严格的对照组。经过一段时间的随访,评价其预防、治疗措施或药物的实际效果,也可作为病因干预试验验证病因假设。根据研究对象不同,实验性研究有下列三种方法。

(1)临床试验:临床实验也是在医院或社区卫生服务中心进行的。受试对象是患病人群,受试对象采用严格的随机化原则分为试验组和对照组,对实验组人为地给予干预措施(新药或新疗法),对照组一般给予安慰剂或常规的治疗药或疗法,随访一段时间后,比较两组结局的差异。目的是考核、评价新药疗效或改善预后的效果,分析诊断试验或经济效益,以解决和提高临床诊疗水平。

(2)现场试验:研究地点在社区,受试对象是尚未患病的健康人群或高危人群,受试对象要按随机分配原则分为实验组和对照组。对试验组人为地给予预防措施或病因干扰措施,对照组给予安慰剂或不给,随访一段时间后,比较两组结局的差别,目的是对某种疾病的病因进行干预,即除去某种疾病病因,防止人群中某种疾病发生,主要用于考核评价预防措施和检验病因假设。如北京医科大学于1984年开始对山东临朐县进行胃癌防治效果现场试验,经过十多年的研究发现,酸菜、咸鱼、慢性病胃炎家族史及吸烟是胃癌危险因素,而葱蒜类蔬菜具有很强的保护作用。

(3)社区干预试验:试验地点在社区,但不同的是,社区干预不针对个体,不对受试社区中的居民进行随机化分组,只对受试社区进行分组。如肝癌的预防试验,一个社区整体改水,另一个社区维持原来饮水渠道不变,追踪随访,比较两社区的发病情况,来证明改水是否有效果。

3. 理论性研究　又称为理论流行病学(theoretical epidemiology)、数理流行病学(mathematical epidemiology)或流行病学数学模型(modeling)。这种研究方法是将流行病学调查来的资料加以抽象概括,用数学符号代表因素,用数学模型来反映疾病在人群中发生发展的规律,定量反映各种因素与疾病的关系。

二、按任务类型分类的流行病学研究方法

流行病学实地调查是面向行动,主要目的是为解决迫切的公共卫生问题,所以,在实际工作中是根据任务来进行流行病学调查的。按任务分类的流行病学研究方法如图1-2所示。

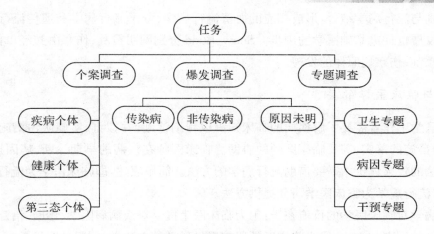

图 1－2 按任务分类的流行病学研究方法

1. 个案调查　也叫个体调查或个例(病例)调查,是指对个别发生的病例、病例家庭成员及周围人群进行的流行病学调查。这时所指的病例包括传染病病人、非传染病病人或病因未明病人。现在的个体调查也包括健康者或第三态个体调查。对传染病病人调查的目的是发现传染病,以便切断传播途径;对慢性非传染病病人调查主要是发现危险因素,以便进一步干预;对健康者或者第三态个体的调查,主要目的是探讨保护因素,以便进行教育宣传,增进健康意识,提高健康水平。

2. 暴发调查　是指对某社区或集体单位在短时间内突然发生较多同一种疾病事件所做的调查。其对象主要包括传染病、非传染病或病因未明疾病及中毒事件。

3. 专题调查　在社区卫生服务工作中常有很多新的问题要去发现、研究、总结和提出措施和决策建议,因此要做专题调查。目前需要做专题调查的项目有社区卫生资源问题、社区卫生服务利用问题、社区流动人员动态管理问题等。

第六节　流行病学与相关学科的关系及学习意义

随着流行病学研究方法的不断发展和完善,流行病学与相关学科的关系愈加密切。一方面,流行病学的方法学在各个学科中得到应用;另一方面,流行病学也是一门应用学科。它不仅在传染病的防治策略和措施方面起着重要的作用,而且对病因不明的慢性病,如恶性肿瘤、心脑血管疾病等的病因研究与防治起着独特作用。近年来流行病学在人群健康与社区卫生干预和评价方面发挥着显著的作用。流行病学作为预防医学的一门独立学科,从群体水平认识疾病,而基础医学从细胞和分子水平认识疾病,临床医学从个体水平认识疾病,三者之间各有侧重,但彼此密切相连,共同构筑医学体系。

一、与基础医学的关系

流行病学与基础医学相互促进,协同发展。在传染病流行病学中应用微生物学、寄生虫学的内容和知识,可以帮助确定传播途径、流行过程、免疫和诊断等。血清学、分子生物学和遗传学分别与流行病学结合,形成相应的血清流行病学、分子流行病学和遗传流行病学。流行病学的发展也促进基础医学的进步。Snow、Budd 分别阐明霍乱、伤寒由粪经口传播,这一认识早于霍乱、伤寒病原体的发现。

二、与临床医学的关系

流行病学工作者需要了解疾病的临床知识以帮助诊断,并拟订、实施防治措施。疾病的报告、干预措施的落实,需要临床医师的协助。临床医师在疾病的早期诊断、病因探讨、药物和治疗方法的效果评价中需要借助流行病学的方法。简单表述,即临床医学为流行病学研究提供内容,流行病学为临床医学研究提供方法。

流行病学对临床医学的价值在于:①为临床医生提供对疾病病因学、诊断、治疗及预后等一系列评价的原则和方法;②为临床医学研究提供科学的方法学;③服务医学教育,培养高素质人才。

三、与其他相关学科的关系

流行病学引入概率论和数理统计方法揭示疾病发生和发展的客观规律。计算机在流行病学中的应用,不仅使流行病学的方法有了突破性的发展,而且使大规模流行病学调查的设计和资料处理分析得以顺利进行。流行病学与环境科学、动物学、生态学、社会学、心理学、管理学、放射学、气象学和地理学等许多学科有着很深的联系。

流行病学是一门既古老而又年轻的学科,古老是指流行病学的历史非常悠久,年轻是指流行病学的发展迅速,其理论体系不断完善,而且不断向众多领域渗透、融合,形成新的分支。

四、医学生学习流行病学的意义

医学生学习流行病学,关键在于把所学到的流行病学观点应用于今后的临床工作,重视从人群-社会的宏观水平认识疾病,把握疾病。临床医学是一门实践性很强的科学,患者不同的临床特点、病程、心理状态和社会经济地位等,构成了不同的疾病或同一疾病不同患者临床上的复杂性。而临床资料的来源是患者的病史、体征、实验及其特殊状况的结果,这些资料是否真实可靠,如何进行综合分析、判断,都直接关系到临床研究和诊治的质量。高水平的临床医师不仅要有较深厚的医学基础理论、熟练的专业实践技能,还应具备较强的临床思维与临床研究能力。而这种较强的临床思维与临床研究能力不仅仅来源于临床实践,更重要的是创造性地将流行病学与卫生统计学的原理和方法有机地与临床医学相结合,发展和丰富临床研究的方法学,从而深化对疾病的发生、发展和转归整体规律的认识,提高对疾病的诊断与治疗水平。

医学生应当以现代医学的整体医学观指导健康观、疾病观,正确认识健康与疾病;同时实现由关心个体病人到从群体角度关心病人的转变,了解患者就医背景和健康需求。医学生在掌握流行病学理论的基础上能够从更高层次上完整地、全面地、系统地分析与解决健康问题。

SUMMARY

Chapter 1   Introduction to Epidemiology

Epidemiology is a fundamental medical science that focuses on the distribution and determinants of disease frequency in human populations. Specifically, epidemiologists examine patterns of illness in the population and then try to determine why certain groups or individuals develop a particular disease whereas others do not. Epidemiology provides a comprehensive understanding of health and disease. Like the clinical findings and pathology, epidemiological studies are an integral part of its basic description. This is consistent with the mission of the health care system，which is to eliminate disease from，and improve the health of，individuals and populations. Epidemiology information is used to plan and evaluate strategies to prevent illness and as a guide to the management of patients in whom disease has already developed.

1. 简述流行病学的定义及其内涵。
2. 流行病学研究的重要观点有哪些？是如何理解的？
3. 流行病学的研究方法，按照设计策略可以分为哪几类？

（孙桂香　陆召军）

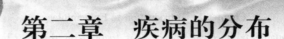

第二章 疾病的分布

学习要求

掌握：疾病频率的常用测量指标；疾病流行强度的术语；疾病的人群分布、地区分布、时间分布。

熟悉：移民流行病学的分析原则。

疾病的分布(distribution of disease)，即疾病的三间分布，指疾病(健康或其他卫生事件)显示出的地区分布、时间分布及人群分布特征，是各种流行病学研究方法的基础。

疾病分布是一个动态变化的过程，可受到病因、环境、人群特征等自然因素和社会因素的影响而变化。

One's knowledge of science begins when he can measure what he is speaking about and express it in numbers.
——Kelvin

每种疾病都有各自特异性的分布特征，描述疾病分布的意义在于：①帮助研究者正确认识疾病流行的基本特征；②探讨疾病的流行规律、分析疾病流行的相关因素；③有助于制定合理的疾病防治及健康促进策略。

第一节 疾病频率的测量指标

一、率和比的基本概念

流行病学研究中的许多观察变量为二项分类，如生存与死亡、病例与对照、暴露与非暴露等等，这些变量为分类变量。描述分类资料常用相对数，主要的指标有率、比和构成比。了解这三类指标的特点，是正确掌握和应用疾病频率测量指标的基础。

1. **率(rate)** 率又称频率指标，表示一定条件下，某种现象实际发生的例数与可能发生该现象的总例数的比，可用来说明某种现象发生的频率。

$$率 = \frac{某种现象实际发生的例数}{可能发生该现象的总例数} \times K$$

$K = 100\%，1\ 000‰，10\ 000/万，100\ 000/10万$。流行病学工作中常用的疾病频率指标有发病率、患病率、死亡率、病死率等。

2. **比值(ratio)** 比值又称相对比、对比指标，表示分子与分母之间的相互关系，是两个独立的相关量之比。

$$比值 = \frac{某事件发生数}{另一事件发生数}$$

例如男女性别比、死产数与活产数比。比值可以用分数表示，也可以用小数表示。

3. 构成比（proportional ratio） 表示事物或现象内部各组成部分的比重，是一类反映静止状态内部构成成分占全体的比重。常以百分数表示，故常称百分比。

$$构成比 = \frac{事物内部某一组成部分的个体数}{同一事物各个组成部分的个体总数} \times 100\%$$

构成比通常只能说明比重，不能说明事件发生的频率或强度。研究分析中，不应以构成指标当做频率指标来应用。

二、常用测量指标

1. 发病率（incidence rate） 表示一定时期内（一般为一年），特定人群中某病新发病例出现的频率。

$$发病率 = \frac{一定时期内某人群中某病新发病例数}{同期暴露人口数} \times K$$

暴露人口也称危险人群，必须符合两个条件：①必须是观察时间内观察地区的人群；②必须有可能患所要观察的疾病。也就是说，暴露人口中不应该包括正在患病、曾经患病或有免疫力而不会患病的人。例如，在评价麻疹疫苗对学龄儿童的预防效果时，不能将曾经患过麻疹或已经接种疫苗、具有免疫力的儿童作为暴露人口；计算妇女疾病的发病率，暴露人口只限于女性。实际工作中，有些疾病的暴露人口很难确定，故在描述群体中某病发病率时，分母可用平均人口数代替。如观察时间为一年，平均人口数为年初与年底人口之和除以 2，或以当年 7 月 1 日的人口数表示。

发病率以新发病例为分子，而新发病例的确定则需要对发病时间作出判断。对于急性病，如流行性感冒、急性胃肠炎、急性心肌梗死及脑出血等发病时间较容易确定。但对于慢性病或发病时间较难确定的疾病来说，要明确哪些人是新发病例，就相当困难。我们可采用最早也是最客观的事件作为该病的发病时间，如症状、体征的初发时间，疾病的报告时间或就诊时间，作为发病时间的依据。癌症一般以确诊时间作为发病时间。若在观察期间内一个人多次发生某病（如流感、胃肠炎等），则应分别计为几个新发病例，因此，发病率的分子有人次的概念，发病率可超过 1。

2. 罹患率（attack rate） 罹患率与发病率一样，也表示人群中新发病例的频率，通常指某一局部范围内、短时间的发病率，观察时间以日、周、旬、月或一个流行季节为单位。适用于局部地区的疾病暴发和流行，如食物中毒、职业性中毒、某些传染病等。其优点是能根据暴露程度较精确地测量发病概率。

$$罹患率 = \frac{观察期间的新病例数}{同期暴露人口数} \times K$$

3. 患病率（prevalence rate） 又称现患率或流行率，指某特定时间内总人口中某病新旧病例所占比例。患病率可按观察时间的不同分为期间患病率和时点患病率，其中以时点患病率较常用。时点在理论上应是无长度的，但实际上以不超过一个月为度。而期间患病率的时间范围较长，通常超过一个月。

$$时点患病率 = \frac{某时点一定人群中某病的新旧病例数}{该时点人口数} \times K$$

$$期间患病率 = \frac{某观察期内一定人群中某病的新旧病例数}{同期平均人口数} \times K$$

患病率是横断面调查得出的频率,调查时间不能太长,应在一至数月内完成,不得超过一年。

患病率与发病率含义不同,不能混淆。两者的区别与联系:①两者分母可能一样,但分子不同。发病率的分子是一定时间内的新发病例数,而患病率的分子是指调查当时的患病人数(包括观察期前发病的旧病例)。②发病率常用于病程短的急性病调查,而患病率常用于病程长的慢性病的调查,如癌症、心血管病、血吸虫病、肺结核等。③患病率与发病率、病程的关系:患病率取决于两个因素,即发病率和病程。当某病的发病率和该病的病程在相当长的时间内保持稳定时,患病率=发病率×病程。这可以用来推算某些疾病的病程,例如,有人曾经调查美国明尼苏达州癫痫病的患病率为376/10万,发病率为30.8/10万,则病程是12.2年。患病率的变化可反映出发病率的变化或疾病结局的变化。由于治疗水平的提高,病人虽免于死亡但并未恢复,这可以导致患病率增加。患病率下降既可以是因为发病率下降,也可以是因为病人恢复快或死亡快,病程缩短所致。如果病程缩到很短,尽管发病率很高,患病率仍可减低。

患病率可为医疗实施规划、估计医院床位周转、卫生实施及人力的需要量、医疗质量的评估和医疗费用的投入等提供科学的依据。

4. 感染率(infection rate) 是指在调查时所检查的某个人群中某病现有感染者人数所占比例。其性质与患病率相似。分子为受感染人数,分母为全部受检人数。一般用病原学或血清学方法来检测感染者。

$$感染率 = \frac{受检感染人数}{受检人数} \times K$$

感染率在流行病学工作中应用很广,常用于研究某些传染病或寄生虫病的感染情况和防制工作的效果考核,估计某病的流行趋势,也可为制定防制措施提供依据。它是评价人群健康水平常用的指标,特别是对隐性感染、病原携带及轻型和不典型病例的调查较为常用,如乙型肝炎、结核病、脊髓灰质炎、流行性乙型脑炎、蛔虫病、丝虫病等。

5. 续发率(secondary attack rate,SAR) 续发率又称家庭二代发病率,指在某些传染病的最短潜伏期和最长潜伏期之间,易感接触者中发病人数占所有易感接触者总数的百分率。

$$续发率 = \frac{一个潜伏期内易感接触者中发病人数}{易感接触者总人数} \times 100\%$$

一个家庭或一个密切接触的集体,如病房、集体宿舍、军营、托儿所、幼儿园发生传染病时,在首发病例之后,该单位易感接触者在最短和最长潜伏期之间出现的病例称续发病例,也称二代病例。

应该注意:计算续发率时,需将首发病例从分子和分母中去除。续发率是疫情分析的常用指标,常用于比较传染病传染力的强弱、分析传染病的流行因素及评价防疫措施的效果(如对免疫接种、隔离、消毒等措施的评价)。

6. 死亡率(mortality rate) 又称总死亡率或粗死亡率,是指一定时期内,一定人群中死于所有原因者的频率。一般以年为单位。

$$死亡率 = \frac{一年内的死亡总数}{同期平均人口数} \times K$$

粗死亡率不能直接比较,必须进行年龄、性别调整,以排除年龄、性别组成不同所造成的假象。

死亡率可按病种、年龄、性别、职业、地区、种族等分类计算,这样计算的死亡率称为死亡专率,如某病死亡专率、婴儿死亡专率、新生儿死亡专率等。

$$某病死亡专率 = \frac{一定时期内某人群某病死亡人数}{同期平均人口数} \times K$$

计算死亡率时应注意:①分母必须是分子相对应的人口,如计算宫颈癌死亡率,分母应是女性人口;计算 40 岁以上心肌梗死死亡率,分母应是 40 岁以上的人口。死亡率按职业、地区等特征分类时,分子与分母的类别也必须相同。②比较不同国家或地区的死亡率时,应注意各地区人口构成的差异,必须标化死亡率再进行比较。③某病死亡专率对于病死率高的疾病,如恶性肿瘤、心肌梗死等的流行病学研究很有用,它可以代表发病水平,但对于病死率低的疾病,如流感等,用其分析发病水平是不适合的。

死亡率是用来衡量某一时期、某地区人群死亡危险性大小的指标。它既反映了健康状况和卫生保健工作的水平,也为该地区卫生保健工作的需求和规划提供科学依据。

7. 婴儿死亡率(infant mortality rate) 指某年活产总数中未满 1 周岁婴儿的死亡数(表示每 1 000 名活产的比率,1 000‰)。

$$婴儿死亡率 = \frac{年内未满周岁婴儿死亡数}{同年活产数} \times K$$

一个地区的经济发展水平和卫生状况直接影响婴儿的死亡率。因此,婴儿死亡率常作为评价一个国家或地区的经济发展、社会卫生状况、居民健康水平的一项重要指标。目前,婴儿死亡的主要病因是肺炎、先天畸形和传染病等。婴儿死亡率不受年龄的影响,不同地区或国家间可以直接进行比较。

8. 新生儿死亡率(neonatal mortality rate) 指某地平均每千名活产数中未满 28 天的新生儿死亡数。

$$新生儿死亡率 = \frac{某年未满 1 周岁婴儿死亡数}{同年活产数} \times K$$

新生儿死亡率是反映妇幼卫生工作的一项重要指标。新生儿死亡率在婴儿死亡中占很大比重。其死亡的主要原因是早产、先天发育不良、畸形、分娩外伤、破伤风等。在经济发达、卫生条件比较好的地区或国家,由于传染病、营养不良、腹泻等原因引起的婴儿死亡率较低,而新生儿死亡率占婴儿死亡率的比例较高。在经济、卫生状况都较差的地区或国家,由于婴儿死亡率较高,新生儿死亡率占婴儿死亡率的比例就相对较低。在我国的人口统计资料中,新生儿死亡的漏报情况比较严重,特别是在边远地区,需要引起注意。

9. 孕产妇死亡率(maternal mortality rate) 指某年由于怀孕和分娩及并发症造成的孕产妇死亡人数与同年出生活产数之比,常以百分率或十万分率来表示。

$$孕产妇死亡率 = \frac{某年孕产妇死亡数}{同年活产数} \times K$$

孕产妇死亡率不仅可以评价妇幼保健工作,而且间接反映一个国家的卫生文化水平。国际疾病分类第 10 版(ICD-10)对孕产妇死亡的定义为:妇女在妊娠期至产后 42 天以内,由于任何与妊娠有关的原因所致的死亡称为孕产妇死亡率。"与妊娠有关的原因"分为两类:①直接产科原因,包括妊娠并发症(妊娠期、分娩期及产褥期)的疏忽、治疗不正确等;②间接产科原因,妊娠之前已经存在的疾病,由于妊娠使病情恶化引起的死亡。因此,孕产妇死亡率指标的计算需要有医疗卫生部门的诊断资料。

10. 病死率(fatality rate) 表示一定时期内(通常为一年),患某病的全部病人中因该病死亡的频率,一般以百分率表示。

$$病死率 = \frac{某时期某病死亡人数}{同期患该病的人数} \times 100\%$$

若某病处于稳定状态时,病死率也可由死亡率和患病率推算得到:

$$病死率 = \frac{某病死亡率}{某病患病率} \times 100\%$$

病死率与死亡率含义不同,它说明疾病的严重程度,也可作为评价诊疗水平的指标。式中分母因场合不同而异,如计算医院中某病住院病人的病死率,其分母为该病住院病人总数;如计算年内某急性传染病的病死率,其分母就是该年内发病人数。

11. 生存率(survival rate) 又称存活率,指病人经若干年随访后,尚存活的病人数所占的比例,一般用百分率表示。

$$生存率 = \frac{随访满\,n\,年尚存活的病例数}{随访满\,n\,年的病例数} \times 100\%$$

生存率是评价某些慢性病,如癌症、心血管疾病、结核病等远期疗效的指标。应用此公式时,应确定观察的起止时间,一般以确诊日期、治疗日期、手术日期、住院日期为观察起始时间,观察时间通常为 1、3、5、10 年,如 5 年生存率、10 年生存率等。

12. 累积死亡(发病)率[cumulative mortality(incidence)rate] 指在一个特定的间隔时间内,某一确定的人群中死亡(发病)人数的比例,可用于前瞻性研究。例如,想知道一位 25 岁的青年人在他 75 岁前死于(发生)恶性肿瘤的概率有多大,这个问题不可能有一个绝对正确的回答,因现在 25 岁的人不了解将来死于(发生)肿瘤的概率,只有计算累积死亡(发病)率才能解决。

计算方法:可把各年龄组的死亡专率相加,作为累积死亡率,一般用百分率表示。

$$累积死亡率 = \left[\sum_{i=1}^{e} (P_i \times I_i) \right] \times 1\,000$$

式中:P_i 为各年龄组的死亡专率,以小数表示;I_i 为各年龄组的年龄组距。

13. 标化死亡比(standardized mortality rate,SMR) 当研究对象数目较少、发病率较低时,无论观察的时间长短,都不宜计算率,而以全人口死亡率作为标准,计算出该观察人群的期望死亡人数(或称预期死亡人数),以观察人群的实际死亡数与期望死亡数之比,得出标化死亡比。此指标不是率,而是死亡的比值,这一指标在职业病流行病学研究中常用,实际上它是以全人口的死亡率作为对照来看待。

$$SMR = \frac{实际死亡数}{期望死亡数}$$

14. 病残率(disability rate) 调查某一人群中,在一定时间内实际存在病残人数的频率,即通过询问调查或健康检查,确诊的病残人数与调查人数之比。

$$病残率 = \frac{实际死亡数}{调查人数} \times 100\%$$

病残率也可以对人群中严重危害健康的任何具体病残进行单项统计,它可作为人群健康状况的评价指标之一。

15. 潜在减寿年数(potential years of life lost,PYLL) 是某病某年龄组人群死亡者的期望寿命与实际死亡年龄之差的总和,即由于死亡所造成的寿命损失。平均死亡年龄大时,对期望寿命影响较小;反之,平均死亡年龄小时,对期望寿命影响则较大,故潜在减寿年数与死亡年龄密切相关。在考虑死亡数的基础上,该指标以期望寿命为基准,进一步衡量死亡造成的寿命损失,强调早卒对健康的影响。用潜在减寿年数来评价疾病对人群健康影响的程度,能消除死亡者年龄构成的不同对期望寿命损失的影响。计算公式:

$$PYLL = \sum_{i=1}^{e} a_i b_i$$

式中:e 为期望寿命(岁),i 为年龄组(通常计算其年龄组中值),a_i 为剩余年龄,$a_i = e - (i+0.5)$,其意义为:当死亡发生在某年龄(组)时,活到 e 岁时还剩余的年龄,由于死亡年龄通常以上一个生日计算,所以加上一个平均值 0.5 岁,b_i 为某年龄组的死亡人数。

潜在减寿年数用于衡量某病死因对一定年龄组人群的危害程度,比较不同原因所致的寿命减少年数。目前,该指标多用于综合评价导致某人群早死的各种死因的重要性,为确定不同年龄组重点疾病提供科学依据,也适用于防治效果的评价及卫生政策的分析。

16. 伤残调整寿命年(disability adjusted life year,DALY) 是指从发病到死亡所损失的全部健康寿命年,包括因早死所致的寿命损失年和疾病所致伤残引起的健康寿命损失年两部分。DALY 是一个定量计算因各种疾病造成早死与残疾对健康寿命年损失的综合指标。

疾病可给人类健康带来早死与残疾两方面的危害,这些危害的结果均可减少人类的寿命。定量计算某个地区每种疾病对健康寿命所造成的损失,可以指明该地区危害健康严重的疾病和主要卫生问题。这种方法可以科学地对发病、失能、残疾和死亡进行综合分析,是用于测算疾病负担的主要指标之一。

DALY 主要用于:①从宏观上认识和控制疾病;②对不同地区、不同对象(性别、年龄)、不同病种进行 DALY 分布的分析;③可进行成本效果分析。

第二节 疾病的流行强度

疾病的流行强度是指在某地区一定时间内、某人群中发病数量的变化及其特征。常用的术语有散发、暴发、流行、大流行等。

一、散发

病例出现是散在发生、零星出现,病例与病例之间在发病时间和发病地点上无明显联系,发病率维持在历史一般发病率水平,称为散发(sporadic)。所谓历史一般发病率水平,是指当地前三年该病的平均发病率水平。

疾病分布呈散发的原因是:

1. 该病在当地常年流行或因预防接种使人群维持一定的免疫水平,如麻疹流行后,易感人群数减少,或接种麻疹疫苗后人群具有一定的免疫力,而出现散发。

2. 有些以隐性感染为主的疾病可出现散发,如脊髓灰质炎。

3. 有些传播机制不容易实现的传染病也可出现散发,如斑疹伤寒。

4. 某些长潜伏期传染病,也易出现散发,如炭疽。

二、暴发

在集体单位或局部地区短时间内突然发生许多症状相同的病人,称为暴发(outbreak)。大多数病人常出现在该病的最长潜伏期内,如细菌性食物中毒,托儿所、幼儿园里的麻疹暴发等。

三、流行

某地区某病发病率显著超过历年的散发发病率水平,称为流行(epidemic)。流行的判断应根据不同病种、不同时期、不同历史情况进行。流行与散发的概念是相对的,一般要与当地的历史发病水平比较。如果某地某病达到流行水平,意味着有促进发病率升高的因素存在,应当引起注意。

有些传染病以隐性感染为主,当这类疾病流行时,显性病例可能不多,而实际感染率很高,可称为隐性流行。脊髓灰质炎、流行性乙型脑炎等常有这种现象。

四、大流行

某病迅速蔓延、波及面广、发病率远远超过流行的水平,称为大流行(pandemic),范围超过本地区、本省,甚至可达全国。若超出国界、甚至洲界的流行,称世界大流行。例如,1901年我国东北地区曾发生鼠疫大流行,自该年9月至次年4月止,北起满洲里,南至济南,波及东北、华北铁路沿线各大城市,死者达6万人。

第三节　疾病分布的描述

一、人群分布

疾病的人群分布是指描述人群的不同特征,如年龄、性别、职业、种族、民族、婚姻状况、宗教信仰、行为等因素,与疾病发生的关系。

1. 年龄　年龄是人群分布中最重要的因素,几乎各种疾病的发病率或死亡率在不同的年龄组都有所不同。例如,婴幼儿易患急性呼吸道传染病,而慢性非传染性疾病则多见于老年人。

(1)影响年龄分布的因素

1)人群免疫力:无有效计划免疫措施,容易传播且病后免疫力较持久的疾病,以儿童发病率为高,如未广泛开展预防接种时,麻疹、水痘、百日咳、腮腺炎等呼吸道传染病,以学龄前及学龄儿童发病率最高。病后无持久免疫力的疾病,各年龄组发病率无显著差别,如流行性感冒。当一个地区很久没有流行某种传染病,一旦传入该病,则成人和儿童均可患病,不表现年龄发病率差别。

2)预防接种:可引起疾病年龄分布的变化,如接种麻疹疫苗后,麻疹的高发年龄有所改变,近年来,我国大学生人群中也常有麻疹发生。

3)生活习惯:随着我国人民生活水平的提高,糖尿病发病年龄趋于年轻化,1981年北京地区20~29岁组糖尿病患病率为0.01%,1996年全国调查发现,该年龄组糖尿病患病率为0.56%。

4)慢性病特征:部分慢性非传染性疾病的发病率随年龄增长而增高,如糖尿病、冠心病、食管癌、肺癌等均表现出这样的特征。

(2)分析年龄分布的方法

1)横断面分析(cross sectional analysis):又称现状年龄分析,即描述一定时期不同年龄组的某病发病率或死亡率,常用于描述潜伏期较短的急性疾病的年龄分布。对于慢性病,因其暴露于致病因素的时间距发病时间可能很长,并且致病因素的强度在不同时间可能有变化,用此法不能正确显示致病因素与年龄的关系。

2) 出生队列分析(birth cohort analysis):将同一年代出生的人群作为一个出生队列,描述不同出生队列在不同年龄时的某病发病率或死亡率,从而分析致病因素与年龄的关系。常用于分析慢性病的年龄分布。

图2-1是1914—1950年某地男性肺癌年龄死亡专率的横断面分析。图中4条实线为各年份肺癌死亡专率曲线,可见距现在越近的年份,各年龄组肺癌死亡率越高;各曲线均在60~70岁达到死亡率高峰后有下降趋势。图中ABCD虚线是1880年出生队列肺癌死亡专率曲线,A、B、C、D点分别代表1880年出生的人在34岁(1914年)、51岁(1931年)、60岁(1940年)、69岁(1949年)时的肺癌死亡率,显示随年龄增长而上升,60~70岁后无下降趋势。

图2-2为1850—1890年间出生的美国男性不同出生队列肺癌死亡曲线,显示肺癌死亡率随年龄增长而上升,且出生年代越晚的队列,死于肺癌的开始年龄越小,肺癌死亡率上升速度越快。此曲线表明晚出生者可能更早暴露于肺癌致病因素,避免了横断面分析中70岁后肺癌死亡率下降趋势的假象。

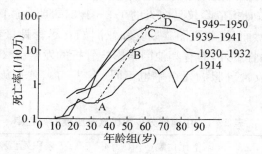

图 2-1　1914—1950 年男性肺癌年龄死亡专率

(Mac-mahon and Pugh,1970)

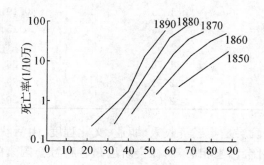

图 2-2　1850—1890 年间出生者男性肺癌队列死亡率

(Mac-mahon and Pugh,1970)

2. 性别　描述疾病的性别分布,一般是比较男女的发病率、患病率或死亡率,有时也可以用性别比来表示。比较不同性别发病的差异,有助于探讨致病因素。脑卒中的发病率和死亡率为男性略高于女性,其性别比为1.38~1.72。恶性肿瘤死亡率中,除乳腺癌、宫颈癌、卵巢癌外,其他大多数癌症是男性高于女性,如肝癌、肺癌、食管癌、胃癌、鼻咽癌、白血病等。

有的疾病在不同地区或人群的性别差异不一致,如在地方性甲状腺肿低流行区,男女发病比为1∶2~4,但在高流行区,男女发病率无明显差异。

造成疾病性别差异的原因是多方面的,有的与接触致病因子的机会不同有关,有的是与机体解剖生理特点及内分泌有关,目前对大多数疾病由于男女性别所致发病或死亡的差别还没有满意的解释。

3. 职业 许多疾病的发生与职业有关,如煤矿工人易患矽肺,炼焦工人易患肺癌,理发师易患静脉曲张,牧民、屠宰工人、皮毛加工工人易患布鲁菌病和炭疽,脑力劳动者易患冠心病等,这些说明人们所处职业环境中的某些因素对其的健康有影响。

4. 种族和民族 不同的种族和民族的人群在遗传、地理环境、宗教、文化、风俗习惯等方面有所不同,这些因素均影响疾病的发生。如马来西亚居住着三种民族,马来人患淋巴瘤较多,印度人患口腔癌较多,而中国人患鼻咽癌较多。

不同种族的乳腺癌发病率不同,以白种人发病率最高,达 85.4/10 万,居住在日本的日本人最低,为 13.9/10 万。同一种族在不同地区居住,其发病率也不同,如津巴布韦的黑人乳腺癌的发病率为 54.1/10 万,而南非的黑人为 16.0/10 万,这可能与生活环境不同有关。

不同种族的骨量和骨折的发生率有显著的差别,白人骨质疏松明显多于亚洲人和黑人。黑人骨量比白人高 10%,骨折危险仅是白人的 1/3~1/2,表明种族间骨质疏松发生率的差异主要与骨量差异有关。然而,南非班图族妇女和亚洲妇女尽管骨量都较低,但股骨颈骨折率也低于白人妇女,说明除骨量外,尚有其他因素影响骨折的发生。

我国不同少数民族女性乳腺癌死亡率也不同(表 2-1),蒙古族、哈萨克族、朝鲜族分别列前三位,苗族最低。

表 2-1 中国部分少数民族乳腺癌的死亡率

民族	调整死亡率(1/10 万)	累积死亡率(%)
全国	2.61	0.43
蒙古族	2.72	0.45
回族	1.99	0.32
藏族	1.25	0.19
维吾尔族	1.65	0.25
苗族	1.55	0.24
彝族	1.76	0.26
朝鲜族	2.51	0.39
哈萨克族	2.68	0.50

5. 社会阶层 社会阶层是与经济收入、职业、文化程度、生活状况等诸多因素相关的一个变量。疾病的发生与社会因素相关,而社会阶层是各种社会因素的综合指标。例如,脑栓塞较多发生在经济富裕的人群中,脑力劳动者脑卒中的死亡率高于体力劳动者,文化程度较低的人群容易罹患各种疾病,其原因可能与缺乏防病知识、经济收入低、求医困难等因素有关。

6. 行为 许多不良行为与人类的疾病有关,常见的不良行为包括吸烟、酗酒、吸毒、不安全性行为等。研究证实,吸烟是人类最重要的致癌因素之一,日本和其他国家的多次研究显示,吸烟者的肺、喉、咽、食管、胃、肝、胰、膀胱癌的死亡率均高于不吸烟者,戒烟后 5~10 年可下降到不吸烟者水平。

吸烟也是缺血性脑卒中的危险因素之一,每天吸烟量大于 20 支的男性,脑梗死的相对危险度为 3,在 55~64 岁和 65~74 岁年龄组,吸烟者脑梗死发病率为同年龄组非吸烟者的 1.6 倍和 1.8 倍。吸烟导致冠心病的危险性与吸烟量成正比,吸烟不但影响冠心病的发生,还对心肌梗死的预后有影响。

吸烟妇女与不吸烟妇女相比,骨密度较低,骨折发病率较高,吸烟者髋部骨折的危险性是不吸烟者的 1.5～2.0 倍,并且随吸烟量的增加,危险性也增大。

饮酒也是一种不良行为。长期过量饮酒危害很大,饮酒是肝硬化、食管癌、咽癌、胃癌、肝炎、高血压等疾病的危险因素。每日饮白酒 50 g 以上者,发生出血性脑卒中的危险性是不饮酒者的 6.8 倍。酗酒者骨密度降低,发生髋部骨折的危险性是不饮酒者的 4～8 倍。饮酒还与吸烟及其他致癌因素起协同作用。

吸毒、不安全性行为等对人类健康的危害愈来愈明显,是导致艾滋病传播的主要途径。

二、地区分布

疾病的发生往往受自然环境和社会环境的影响。如有些疾病只在一定地区发生,有些疾病分布于世界各地;有些疾病在同一省(自治区)、市内,不同地区的分布亦可能有差别。这些地区分布的特点与周围环境条件有关,它反映了致病因子在这些地区分布的差别。因此研究疾病的地区分布常可为疾病的病因或流行因素研究提供线索,有助于制定防制对策。

1. 疾病在国家间的分布 有些疾病只发生在一定地区,如黄热病流行于非洲和南美洲,登革热则流行于热带、亚热带,疟疾分布于北纬 62°至南纬 40°之间的广大地区。有些疾病遍布全世界,但分布不均衡,如肝癌在亚洲、非洲常见,乳腺癌在欧洲、北美洲多见,糖尿病在发达国家的患病率高于发展中国家,欧洲 65 岁以上人群糖尿病的患病率为 8%～20%,美国为 20%,澳大利亚为 10%,而中国 60 岁以上人群的患病率为 4.2%。髋部骨折发病较多的国家为美国、新西兰、西欧等国家和地区,而亚洲、非洲的发病率很低。

2. 疾病在国家内的分布 疾病在一个国家内的分布也有差异。我国疆域辽阔,人口众多,地处温带和热带气候区,地势高低起伏,河流纵横交错,人群生活习俗和卫生文化水平差异明显,造成疾病分布的差异。如血吸虫病流行于长江以南地区;克山病从东北向西南呈一宽带状分布;冠心病患病率是北方高于南方;原发性肝癌集中分布于东南沿海地区;鼻咽癌主要分布于华南,以广东省粤语系区为高发区;食管癌多见于太行山两侧的河南、山西、河北三省交界处。

3. 疾病的城乡分布 许多疾病在地区分布上表现出明显的城乡差别。

城市人口稠密,居住拥挤,交通方便,经常发生呼吸道传染病的散发和流行;加之城市工业发达,空气污染严重,肺癌发病率和死亡率均高于农村;高血压的发病率与地区工业化程度呈明显正相关,例如,

A SPOT MAP: Snow used the information to map the distribution of cases when an epidemic of cholera developed in the Golden Square of London. He marked the location of water pumps on his spot map, and then looked for a relationship between the distribution of cholera case households and the location of pumps. He noticed that more case households clustered around Pump A, the Broad Street pump, the map showed no cholera cases in a two-block area to the east of the Broad Street pump. Upon investigating, Snow found that a brewery was located there and that it had a deep well on the premises where brewery workers, who also lived in the area, got their water. In addition, the brewery allotted workers a daily quota of malt liquor. Snow gathered information on where persons with cholera had obtained their water. The result showed that consumption of water from the Broad Street pump was the one common factor among the cholera patients. According to legend, Snow removed the handle of that pump and aborted the outbreak.

我国四川、云南交界处的彝族人群中几乎无高血压病人,而迁徙到工业化程度较高地区的彝族人群有血压增高趋势。

农村地区,居住分散,卫生条件较差,交通不便,呼吸道传染病往往不易发生流行,易发生肠道传染病的流行。随着交通建设和乡镇工业的发展,疾病的城乡差别将日益减小。

有些传染力强的传染病,如流行性感冒新变异株的出现,则无论农村和城市都可迅速传播,造成流行。

4. 聚集性 某局部地区人群患某病或死亡频率明显高于周边地区的现象称为聚集性。研究某种疾病的地区聚集性,可为探讨该病的病因提供重要线索。我国台湾省西南沿海的一个小区域内存在数十年的黑脚病,调查不同村庄的患病率,发现与不同饮水类型有关,进一步深入调查,证实含有高浓度砷的深井水是黑脚病发生的主要原因。

5. 描述疾病地区分布的常用方法

(1) 地区的划分:在世界范围内可按国家、洲、半球为单位;在一个国家内可按行政区域划分,如我国可按省(直辖市、自治区)、市、县、乡(镇)为单位。按行政区域划分法容易得到比较完整的资料,如人口资料、疾病登记资料等。但是疾病的分布受自然因素的影响,同一行政区域内自然环境不尽相同,则可能掩盖了自然环境的作用。因此,疾病的地区分布还可以按自然环境特征来划分,如以山区、平原、湖泊、河流、森林和草原等为单位,也可以按气温、湿度、雨量、海拔高度、土壤中某些矿物质含量等划分。按何种方式划分地区来描述疾病的分布,可根据研究目的和病种不同来确定。

(2) 率的比较:比较不同地区之间的发病率或死亡率时,应采用标准化方法,即用标化发病率或标化死亡率,应注意所比较的地区之间的条件(如医疗水平、疾病报告登记制度的完善程度、诊断标准等)必须一致,否则可能得出错误结论。

(3) 地区分布图的绘制:描述疾病的地区分布时,可根据具体情况做出标点地图或疾病地区分布图、疾病传播蔓延图,这样一目了然,便于分析。

6. 描述疾病地区分布的术语

(1) 地方性疾病:疾病经常存在于某一地区,或仅在某一人群中发生,不需自外地输入,这种状况称为地方性。疾病存在的地方性有三种情况:

1) 自然地方性:由于某些自然环境的影响,而使一些疾病只在这些地区存在,这种情况称自然地方性。自然地方性包括两类情况:一类是传播媒介受自然环境的影响,只在某些地区存在,使该病分布呈地方性,例如血吸虫病、丝虫病等;另一类是与自然环境中的微量元素分布有关,如地方性甲状腺肿、氟中毒等。

2) 自然疫源性:一些病原体依靠自然界的野生动物绵延繁殖,在一定条件下可传染给人,这种情况称自然疫源性,这些疾病称自然疫源性疾病,如森林脑炎、出血热等。这类地区称自然疫源地。

3) 统计地方性:由于一些地区文化及卫生设施水平低,或存在特殊的风俗习惯,而使一些疾病在这些地区长期存在,与当地自然条件无关,这种情况称统计地方性,例如细菌性痢疾、伤寒等。

(2) 输入性疾病:又称外来性疾病。某国现有的病例是从外国输入的称输入性疾病。例如我国发现的首例艾滋病病例就是输入性病例,因此在我国艾滋病属输入性疾病。

7. 判断地方性疾病的依据

(1)居住在当地的各人群组该病发病率均高,并且随年龄的增长而上升。

(2)居住在其他地区的相似人群组该病发病率均低,甚至不发病。

(3)外来健康人在进入当地居住一定时间后可患本病,其发病率同当地居民相似。

(4)自该地区迁出的居民经一定时间后,该病发病率可下降,病人症状减轻或呈自愈趋向。

(5)当地对该病易感的动物可能发生类似的疾病。

三、时间分布

疾病发生的频率随着时间的推移而不断变化,因此研究疾病的群体现象时,必须结合时间进行分析,否则就无法判断流行病学各种指标的现实意义。疾病的时间分布变化形式可分为下列四种类型:

1. 短期波动(rapid fluctuation) 短期波动又称暴发或时点流行。在一个集体或固定人群中,短时间内某病发病人数突然增多,称为短期波动,其多半是由同一致病因子或共同的传播途径所引起,大多数病例的发病日期往往在该病最短和最长潜伏期之间。发病高峰与该病的常见潜伏期基本一致,因此可从发病高峰推算暴露日期,从而找出引起短期波动的原因。常见的短期波动有食物中毒、伤寒、痢疾等,还有化学毒物中毒。

2. 季节性(seasonal variation) 疾病在一定季节内发病率升高,称为季节性。传染病的季节性尤为明显。如疟疾一般以夏秋季发病最多,因为疟疾的流行强度取决于按蚊的多少,而按蚊的繁殖受温度和湿度的影响,按蚊最适宜的温度为 20～30 ℃,适宜的相对湿度为 60％以上。非传染性疾病也有季节性,如营养缺乏病中的糙皮病春季高发。急性心肌梗死出现在 11 月至下一年的 1 月和 3～4 月两个高峰期。脑卒中的发病率、死亡率有较明显的季节性,一般秋冬季多发。出血性脑卒中的发生与日平均气温和相对湿度呈负相关,与平均气压呈正相关。

3. 周期性(cyclic change) 疾病经一定的年限发生一次流行,并具有规律性,称为疾病的周期性。呈现周期性流行的疾病以呼吸道传染病为主,甲型流行性感冒 2～3 年一次,乙型流行性感冒 4～6 年一次,主要与城市中易感者积累有关。自然条件下,大中城市的呼吸道传染病流行并不是在所有易感人群全部感染后才告终止,而是当一定比例的易感人群被感染并获得免疫后,疾病流行趋势即行减弱。间隔一定年限,当易感人群积累达到一定比例后,会再次导致疾病的流行。影响两次间隔年限长短的因素很多,其中主要是上次流行后易感者在该人群中所占的比例以及新易感者(包括新生儿和迁入的易感者)的累积速度和数量。

4. 长期变动(secular change) 长期变动又称长期趋势、长期变异。指在一个相当长的时间内,通常为几年、几十年或更长的时间,疾病的临床表现、发病率、死亡率及病原体型别发生显著变化,称为长期变动。例如结核病在 20 世纪 40 年代广泛流行,以后,随着居民生活水平的提高,医疗卫生事业的发展,开展普查普治,广泛接种卡介苗,使结核病的发病率和病死率均显著下降,经过几十年的平稳期后,近年来结核病疫情又有回升。

我国人群高血压患病率呈上升趋势。1991 年全国第三次高血压抽样调查,15 岁以上人群高血压的平均患病率为 11.19％,与 1959 年高血压患病率(5.11％)相比,上升了 119％,与 1979 年高血压患病率(7.73％)相比,上升了 25％,造成高血压患病率上升的原因可能与遗传、饮食、行为、性格等多方面的因素有关。

四、人群、地区、时间分布的综合描述

以上分别讨论了描述疾病的人群、地区、时间分布的方法,在实际的流行病学研究中,往往是综合分析疾病的三间分布,探讨病因线索和流行因素。

1. 地区和时间分布的综合　从表2-2可见,我国城市人口冠心病死亡率高于农村,不论城市和农村,近年来我国人群冠心病死亡率均呈上升趋势,1995年与1988年比较,城市人群冠心病死亡率上升41.78%,农村上升39.74%,年均增长率分别为5.11%和4.9%。

表2-2　中国部分城市和农村冠心病死亡率

年份	城市(1/10万)	农村(1/10万)
1988	41.88	19.17
1989	43.41	19.80
1990	47.48	22.82
1991	46.20	21.03
1992	51.29	23.44
1993	54.67	22.10
1994	58.05	24.86
1995	59.38	26.79

注:《全国卫生统计年报资料》,1988—1995年

2. 时间和年龄分布的综合　表2-2出生队列分析就是将年龄和发病时间结合起来分析的例子。观察同一年代出生的人,在不同年龄段的某病死亡率,从而说明该病的年龄趋势。

3. "三间"分布的综合—移民流行病学　不同国家或地区的生活环境和疾病谱不同,某些人群从一个国家或地区移居到另一国家或地区,经过若干年后,研究这些人群的疾病分布情况,就可以提供不同地点、不同时间的移民发病资料,从中可以获得有关环境因素和遗传因素影响疾病发生的信息,为探索病因提供线索。移民流行病学是利用移民人群研究疾病的分布及其病因的一种方法,通过比较移民人群、移居地当地人群和原居住地人群的某病发病率或死亡率差异,分析该病的发生与遗传因素或环境因素的关系。移民流行病学分析的原则:①若某病在移民中的发病率或死亡率与原居住地人群的发病率或死亡率不同,而接近于移居地当地人群的发病率或死亡率,则该病发病率或死亡率差别是由环境因素造成的。②若某病在移民中的发病率或死亡率与原居住地人群的发病率或死亡率相同,而不同于移居地人群的发病率或死亡率,则该病发病率或死亡率的差别是由遗传因素造成的。具体应用时,应考虑移民人群生活条件改变的程度及原居住地和移居地医疗卫生水平。

近百年来,日本人移居美国者甚多,而且两者生活习惯、地理环境不同,常作为移民流行病学研究的对象。Mac-Mahon综合资料报道,胃癌、宫颈癌和脑血管疾病,日本移民死亡率低于日本居民甚多,而与美国白人相近,说明这几种疾病在日本有高发因素,移民一旦脱离日本国环境,不受这类环境因素影响,死亡率就下降。肠癌、乳腺癌和动脉硬化性心脏病,美国白人的死亡率为日本居民的5倍,日本移民的死亡率介于美国白人和日本居民之间,说明美

国环境中有高发因素在起作用(表2-3)。

表2-3　1959—1962年日本居民、在美国的日本移民、美国白人某死因标化死亡比

死因	日本居民	日本移民		美国白人
		非美国出生	美国出生	
食管癌(男)	100	132	51	47
胃癌(男)	100	72	38	17
胃癌(女)	100	55	48	18
肠癌(男)	100	374	288	489
肠癌(女)	100	218	209	483
乳腺癌	100	166	136	591
宫颈癌	100	52	33	48
脑血管疾病(男)	100	32	24	37
脑血管疾病(女)	100	40	43	48
动脉硬化心脏病(男)	100	226	165	481
动脉硬化心脏病(女)	100	196	38	348

注:Mac-Mahon B,1996

SUMMARY
Chapter　2 Distribution of Disease

The most basic of those concepts is the occurrence relation in epidemiological studies. One investigates the occurrences of outcomes and/or the relationship between outcome occurrences and exposures. When describing empirical evidence about occurrences and occurrence relations, the frequency concepts of risk, odds, and rate are essential. The fundamental observations in epidemiology are measures of the occurrence of illness. Such information is vital to the development and targeting of effective control and prevention measures. The distribution of diseases denotes different regions, time, and populations, which is the main content of the description epidemiology and the beginning of epidemiologic research. This chapter describes the basic measures of disease frequency used in epidemiologic research and a comprehensive description of disease.

思考题

1. 影响患病率升高和降低的因素有哪些?
2. 疾病年龄分布的分析方法有哪几种? 它们有什么区别?
3. 发病率与患病率有什么不同?
4. 死亡率和病死率有什么区别?
5. 什么是地方病,判断一种疾病是否属于地方性疾病的依据是什么?

(庄　勋)

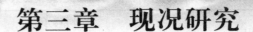

第三章　现况研究

第一节　概　述

现况研究(prevalence study)是常用的描述性流行病学研究方法，是其他流行病学研究的基础和出发点。现况研究是指在特定时点或短期内调查人群中疾病或健康状态和暴露的当时情况。它以个人为单位，收集的资料是研究当时所见，不是过去，亦非将来。

这种研究是在短时间内揭示人群疾病或健康特征，就好像摄影一样，把被调查人群定格在某一时点，留下一个断面情况，故现况研究又被称为横断面研究(cross-sectional study)。因为所采用的统计指标多为患病率，故又称患病率研究。通过现况研究，我们可以了解某种疾病或健康状态和暴露在人群中的分布情况，也能粗略地分析这些分布与暴露因素之间的关系。

第二节　现况研究的设计和实施

由于现况研究的规模一般比较大，涉及的工作人员和调查对象也很多，因此，良好的设计方案是保证研究成功实施的前提和保证。现况研究的设计包括确定研究目的、制订研究方法和选择研究对象、确定样本大小、确定调查内容和资料收集、整理、分析的方法、安排调查进度等。在现况研究的设计和实施过程中要特别注意具备质量控制的意识。

一、目的

（一）描述目标人群特定时间上疾病或健康状况的分布特征

现况研究通过收集研究某疾病或健康状态特征资料，以阐明其三间分布和流行特征，同时也能为其他类型流行病学研究提供基础资料。描述流行病学的研究资料主要来源于三个方面：常规报告登记、现况研究和疾病监测。疾病监测实际上是一种重复性横断面研究，而现况研究可补充常规资料（疾病报告、死亡报告等）的不足。

（二）确定高危人群和早期发现病人，为人群预防保健服务

确定高危人群是疾病预防中的一项重要措施，特别是慢性病的预防与控制。通过现况研

究,发现具有某种疾病高危因素的人群或检出具有某种疾病的早期患者,然后进行恰当地控制、监测或治疗,达到有效预防的目的。

（三）为病因分析提供线索

现况研究有时可以同时收集某种因素与疾病或健康状况之间可能存在联系的资料,通过逻辑推理等分析,提供病因研究的线索,可进一步用分析性研究、实验性研究等方法加以验证。例如20世纪40~50年代流行于新疆的察布查尔病因的调查,然后加以证明最终认为是由于食用"米送乎乎"(意即面酱之胚)而导致的肉毒杆菌毒素中毒,就是从描述该病的病例分布特征入手的。

（四）其他

评价疾病监测、考核防治措施的效果;了解社区卫生现况,发现社区健康问题,进行社区诊断;评价一个国家或地区的健康水平;用于卫生服务需求的研究;为卫生标准的制定和卫生决策等提供依据。

由于研究目的还比较抽象,在实施过程中需要进一步具体化,即根据它制定出具体的研究指标,这些指标要精选,要求灵敏、特异、客观。一般而言,研究目的要明确,指标要具体,重点要突出。解决问题的多寡要以实际能力为限,不可贪多求全,一定要首先保证研究质量。

二、现况研究的种类

根据涉及研究对象的范围,现况研究可分为普查和抽样调查。

（一）普查

1. 基本概念　普查(census)是指研究者在特定时间内对总体中的每一个观察单位都进行调查,也称为全面调查。如我国的五次人口普查。

2. 普查的目的

（1）早期发现和治疗疾病,如甲型肝炎流行时,找出人群中该病的全部病例,以隔离传染源。

（2）了解健康水平、建立生理标准。

（3）描述疾病的基本分布,建立人群疾病和健康数据库。如江苏省的慢性病普查,对了解慢性病的现状、提出防治对策提供了科学依据。

3. 注意事项

（1）规定统一的标准时点,这样登记调查对象时有所依据。如我国第五次人口普查,规定标准时点为2000年11月1日零时;确定统一的调查期限,即"特定时间"内,要求时间要短,以保持调查的方法和步调一致,保证调查资料的实效性;普查的项目和指标要集中统一,否则影响资料汇总。

In the United States, a full population census is conducted only every decade, though special (smaller) censuses are carried out at other times. So although the census provides data on everyone in the population, the amount of information on any single person or group is limited. Much more information is obtained through national surveys, many of which are carried out (in the U. S.) by the National Center for Health Statistics (NCHS), a division of the Centers for Disease Control and Prevention (CDC).

(www. cdc. gov/nchs/)

（2）进行普查的疾病最好要满足:患病率高;有简单准确的检测方法;查出的病例有足够的治疗时间、切实的治疗方法;有足够的人力、物资和设备。

4. 优、缺点　描述疾病的分布与特征比较全面;及时发现人群中的全部病例;可以同时普及卫生保健知识,提高人群的预防保健能力。但普查也存在一定的问题,比如耗费人力、物力和财力,工作量大,组织工作复杂,调查质量不易控制。

(二)抽样调查

1. **基本概念**　抽样调查(sampling survey)是指从总体中抽取一部分有代表性的对象进行调查。在实际调查工作中,有时只需了解某种疾病或健康状态的分布和有关因素,往往不需要找出人群中某病的全部患者和可疑患者;另外,对全体研究对象(即总体)进行调查,实施比较困难,所以抽样调查是研究疾病分布的最常用方法。

2. **原则**　抽样调查的目的是根据抽取样本的资料推断总体特征,所以样本必需要对总体有充分的代表性,则应满足以下三点原则:①抽查单位的变异程度要小;②样本含量要够;③抽样要随机化。

3. **优、缺点**　与普查相比,抽样调查省时、省人力物力,调查范围小,工作易于细致。但设计、实施与资料分析均比较复杂;重复或遗漏不易被发现;不适用于变异过大的变量调查;对患病率很低的疾病调查时,小样本代表性不好,当需要扩大样本到近乎总体的 75% 时,倒不如直接普查。

4. **抽样方法**

(1) **简单随机抽样**(simple random sampling):通常简称随机抽样,是其他抽样方法的基础,即先将总体的全部观察单位逐个编号,然后用随机的方法直接从总体中抽取部分观察单位作为样本。基本原则是目标总体的每一个个体样本被抽中的机会都均等。简单抽样的方法主要有:抽签法、随机数字表法、名字的第一字母法、身份证法等。

此法的最大优点是计算抽样误差简单;缺点是当总体中观察单位的例数较多时,对全部观察单位编码工作量大,有时甚至是不可能的;并且当欲研究的变量值在总体中分布不均匀(标准差大),抽取的样本数量在总体中占的比例又不是很大时,所得样本的代表性较差。

(2) **系统抽样**(systematic sampling):又称为等距抽样或机械抽样,按一定顺序机械地每隔若干个观察单位抽取一个观察单位组成样本。即先将总体中所有的观察单位按某一顺序号分成几段(n 个样本含量),可从第一部分随机抽的一个观察单位(第 K 号)作为起始点,依次用相等间隔机械地从每一部分各抽一个观察单位组成样本。方法是:若总体为 1 000 人以 1/10 概率抽样,则首先在 1~10 间随机抽取一个数字,假定是 5(即是起始点),再加上 10 依次为 15,25,35,45……995。若是抽样间隔不为整数时,则可按非整数间隔抽样,然后得出的中选号再取整。

系统抽样优点是方法简便易行,对于研究的变量的变异程度较大的总体,此法的抽样误差还要小于单纯随机抽样的。但是当总体的观察单位排序后有周期性趋势或线性增减的趋势时,则抽取的样本有偏倚。此时可以采用以下修正方法:①使用多个随机数字作为起始点;②使用对称系统抽样方法;③采用随机系统抽样,本法与单纯随机抽样相结合,所得样本在总体中分布更均匀。

(3) **分层抽样**(stratified sampling):即先按某种特征(如年龄、职业、收入高低、居住条件等)将总体分为若干组别、类别或是区域(统计上称为层,strata),再从每一层内进行随机抽取组成样本。用以分层的特征最好选择与研究目标关系较密切者,也就是层间差别较大而层内差别较小,这样提高每层的精确度,而且便于层间进行比较。

依据各层中分配样本例数的方法不同,分层抽样分为两种:①比例分配(proportionate stratification):即按总体各层的抽样单位的多少,成比例地将样本分配到各层,所得样本即为总体的"缩影"。②最优分配(optimum allocation):综合考虑各层中的抽样单位的多少和各层欲研究变量的标准差大小而决定样本在总体各层中的分配，即层内抽样单位数越多、变量的变异越大，则分配到该层的样本例数也越多。若是一个研究同时调查多个变量时，对某一个变量计算出来的最优分配对另外一个变量而言，未必是最优，如果各个变量按最优分配法计算出的各层的样本例数相差较大时，则应采用比例分配法。

（4）整群抽样（cluster sampling）：整群抽样是先把抽样总体分成若干个群，以群为单位做随机抽样，对于被抽中的群，群内所有个体都是调查对象，未被抽中的群，群内所有个体均不能作为调查对象。

整群抽样的优点是便于组织、节省人力物力，只需要知道"群"而不必知道"群"内的基本抽样单位名单，所以在实际工作中常被应用。群间差异越小，调查结果的精度越高。缺点是由于样本中被抽取的基本抽样单位不能广泛的散布在总体中，而造成在样本例数相同的情况下比其他方法的抽样误差要大，故一般要增大计算样本量，加大量要依据整群抽样的统计效率而定，一般约为随机抽样样本量的1/2。

（5）多阶段抽样（multistage sampling）：多阶段抽样是相对于通过一次抽样而产生一个完整样本的上述四个抽样方法而言的，又称多级抽样。其抽样过程是先将总体分成若干个一级抽样单位，用一种抽样方法随机抽取出若干个一级抽样单位，称为第一阶段抽样；然后将被抽中的各个一级抽样单位再分成若干个二级抽样单位，再分别随机抽样，此谓第二阶段抽样，如此一直抽到基本抽样单位即可。在实际研究中，现场往往存在可供多阶段抽样使用的自然分段，比如城市的市—区—街道—居委会，农村中县—乡（镇）—村—村民组等。此法在工作中最为常用。

三、调查对象与数量

（一）调查对象

根据现况研究的目的不同，调查对象亦有不同。比如欲了解特定地区人群的健康状况及自然条件、遗传因素对人群健康的影响，该特定地区中能代表总体的居民则为调查对象；欲了解家庭生活对人群健康的影响或者研究某种疾病的家庭聚集性，则家庭也是调查对象；在实际的研究中，往往存在这种情况，即为了达到某一目的，可能需要对几种不同的对象进行调查，而对同一对象的调查又可以根据不同的研究内容，需要提供所需要的多种资料。

在抽样调查中，特别注意所选择的研究对象的代表性。随机抽取足够的样本和避免选择性偏倚，是保证研究对象具有代表性的重要条件。

（二）样本大小

样本大小（sample size）又称样本含量或容量。一般认为，一个最好的样本量是得出可信结果的最小人数。实际工作中常见的是样本例数不足。样本的大小（研究对象的数量）是根据研究的目的和内容确定的。样本过大或过小都不恰当，若样本过大，则浪费人力、物力、时间，工作量过大，容易因调查不够细致而造成偏倚。若样本过小，则代表性差，往往所得指标不够稳定，结果不够可靠，结论缺乏充分依据。

样本大小主要取决于三个因素：①观测指标的平均水平与变异度。比如平均数、标准差（α）或预期现患率（或阳性率）π，通常是通过预调查或查阅文献而获得的估计值；②对调查结果Ⅰ类误差（α）和Ⅱ类误差（β）的概率要求；由于α与β的关系是α越小，β越大，因此要同时减小α和β，唯一的方法是增加样本量。③容许误差δ（即样本率P与总体率π的差值）。

估计样本的大小，可按公式计算或查工具表。按一般经验而言，计量资料样本含量可少些,计数资料应多些。而在抽样调查肿瘤或其他发病率很低的疾病时,资料属 Poisson 分布,不用以下二项分布性质的公式估计样本含量,可查阅 Poisson 分布期望值的可信限表估计样本含量(具体参见相关书籍)。

1. 以单纯描述为目的的样本大小估计公式

(1) 计量资料　$n=\dfrac{u_\alpha^2\sigma^2}{\delta^2}$(若 σ 未知,则 $n=\dfrac{t_\alpha^2\sigma^2}{\delta^2}$)　　　　　　　　(3-1)

(2) 计数资料　$n=\dfrac{u_\alpha^2\pi(1-\pi)}{\delta^2}$　　　　　　　　　　　　　(3-2)

若要求 $\delta=0.1\pi$,取 $\alpha=0.05$,则 $u_\alpha^2=1.96^2\approx4$(双侧),公式可简化为:

$$n=\frac{u_\alpha^2\pi(1-\pi)}{\delta^2}=\frac{4\pi(1-\pi)}{(0.1\pi)^2}=400\frac{1-\pi}{\pi}$$

上述公式只适用于呈二项分布性质的无限总体的资料,对有限总体的资料不适用。例如,某厂有职工 4 万人,(为一个有限总体),估计该厂某病的现患率为 1%,按公式 3-2 计算则为 n=400(1-0.01)/0.01=39 600(人),应抽样人数接近总体人口数,接近于普查,这就失去了抽样的意义。此时用公式 3-3 校正。

$$n_1=\frac{n}{1+n/N}=\frac{nN}{n+N}\qquad\qquad\qquad(3-3)$$

式中:N 为有限总体人数,n 为公式 3-2 的计算量,n_1 为校正后的样本量。比如上例校正后则为 $n=19\ 899$(人)。一般认为如果小于 0.05,可视为该总体为无限总体,计算后则不用校正。

2. 以比较分析为目的的样本大小估计公式(见相关书籍)　现况研究是单组与抽样,如果总患病率很低,与双组抽样的病例对照研究相比,则对照太多(非病例),因而工作量大,统计效率低,这时可采用"嵌套病例对照研究设计"的方法估算样本量。

嵌套病例对照研究设计就是在进行以比较分析为目的的现况研究中,嵌入病例对照研究。其方法是从非病例中随机抽样构成对照组,其人数一般选定为病例数的 1~4 倍来计算样本含量,然后进行比较分析。优点是可大大减少样本含量,节省费用,提高调查质量。

四、调查表的编制和资料收集方法

问卷(questionnaire),国内常称为调查表,是在调查中收集资料的一种测量工具,主要由一组问题和相应答案构成。研究者根据研究目的,将研究内容具体化为一系列的问题。一张完善的调查表,最能体现研究的实质内容,也最能反映调查研究计划的完善程度。

(一)问卷的主要类型

根据调查表被填写的形式不同,可分为两种类型:访谈问卷和自填问卷。由于二者直接面向的对象不同,所以在设计要求上、形式上都有所不同。

1. 访谈问卷　由调查者将问题念给被调查者听,再根据被调查者的回答记入问卷。调查者与被调查者是面对面或通过电话交谈的,因此,填表说明、问题的解释等可不列入调查表,由调查者掌握;调查的问题可以较复杂;调查者可以判断被调查者回答的真实性;问卷回收率高,有助于提高调查结果的可信度等。

2. 自填问卷　将问卷交给被调查者,说明填写的方法,请被调查者填写。一般是将被调查者集中起来,要求在规定的时间内自行完成问卷,也可采用邮寄或其他发送的方式。需要有详细的填表说明;问题不宜太复杂;调查对象具有一定的文化水平;自填问卷方式调查有较高的匿名保证,省时省力。

(二)问卷的一般格式

一份问卷通常包括封面信、指导语、问题及答案、编码和其他资料等。

1. 封面信 即导言、开场白,是致被调查者的短信,通常放在问卷的最前面。内容包括调查的主办单位或个人的身份、调查目的、主要内容、意义和价值等。自填式问卷的封面信较复杂一些,还要包括填表要求、方法、寄回方式等具体规定。封面信的作用是取得被调查者的信任和合作,文笔要求流畅、亲切、简明、诚恳。

2. 指导语 是指导回答者(自填式问卷)回答问题和访问者(访谈问卷)如何正确完成问卷调查的语句。指导语的作用就是填答说明,解释概念,统一标准。访谈式调查中可将这部分省略。

3. 问题及答案 问题及答案是问卷的主体。可以说研究中所要求的资料都是通过问题的回答而获得的。问题是研究内容的具体化,包括一般项目、流行病学项目、临床体检项目、实验室检查项目等。一般项目是用以测量被调查者的基本情况,比如性别、年龄、籍贯、婚姻、民族等,通常是各类问卷必不可少的一部分,有时也作为研究分析的变量;流行病学项目是测量被调查者的行为史、家族史、疾病史等方面的问题,如吸烟、饮酒、患病、就医等,有时也包括一些对事物的看法、认识等;临床体检项目和实验室检查项目提供关于体征、症状、诊断数据等。一个问卷中不一定必须同时具备这些内容;还有的研究中把询问部分或临床部分单列成一个问卷,只有在整理资料的时候再进行数据合并,然后加以分析,这都是可行的。总之,一个问卷中应该具备的内容是由研究目的确定的。

(1) 问题设计:根据问题是否预设答案,可将问题分为封闭式和开放式两种。

封闭式问题:在提出问题的同时也为被调查者提供两个及两个以上备选答案,由其选择。优点:①容易填答、省时,问卷回收率高;②收集到的资料略去了回答者之间的某些差异,统一归类,便于统计处理;③对于测量级别、程度、频度等的等级问题和敏感问题设计上有优势,它能用不同层次或等级资料的方式给出答案,既容易填答又进行了统一归类。缺点:①答案可能列出不全;②有猜答和随便选答的机会;③可能有笔误。

开放式问题:只提出问题,不为被调查者提供具体的答案,由其自由填答。优点:①可用于事先不知道有几种答案的情况,或者答案数目太多,比如10种以上;②被调查者自由发挥,能获得生动的资料,或细微的差别也能体现。缺点:①要求被调查者有较高的知识水平和语言表达能力,并且回答需要花费时间、精力,容易导致问卷回答率低;②对答案有时无法进行归类,统计处理比较困难。

在实际运用中多用部分开放式问题作预调查来确定问题答案的种类。目前的问卷调查多采用封闭式问题为主。

(2) 答案设计:答案在封闭式问题中非常重要,设计得当与否,关系着资料的价值。一般有以下几种格式:①填空式,如"您家有_____口人?"②二项式,问题后只有"是"或"否"两个答案,或者两个相互排斥的答案;③多项式,答案超过两个,被调查者择一或二回答;一般以5~7个答案为宜,当答案太多或者不能包括全部答案时,可先将主要的答案列举后再加上一个"其他"之类的答案;④图表式,用图或者表格来表示答案的形式,尤其适合多个具有相同答案形式的问题;⑤排序式,按照问题要求对所选择的答案进行排序,如:"认为您居住的城市中下列环境污染问题中哪三类最严重? 并请按影响的重要性从 1(最严重)排到 3(比较严重)____噪音 ____烟尘 ____污水 ____垃圾 ____有害气体 ____塑料废品"。

（3）注意事项

1）避免复合性或双重含义问题：如"您父母有心脏病吗？"，这类问题包含了两个或两个以上问题，被调查者难以回答。

2）避免出现诱导或有固定倾向的问答。

3）避免使用专业术语和使人难堪或反感的词句；如："青少年肥胖性脂肪肝健康调查表"（可能会因为"肥胖性"引起被调查者的反感而不予积极配合）。

4）按事件发生的逻辑顺序与被调查者的心理反应分类排列问题。问题排列先易后难；先封闭（式问题）后开放（式问题）；有时间关系的问题，应按顺时或逆时方向提问；性质相同或相近的问题应集中在一起，问完一类问题之后再转向另一类，避免思维跳跃。

5）调查的变量要有明确的定义和选择合适的测量尺度。比如"您是否吸烟？"什么情况下算吸烟呢？所以吸烟要有明确的定义！

6）敏感问题的设计，有些问题对于被调查者是非常敏感的，比如未婚先孕、考试作弊、肥胖等，在肯定存在这类行为的人群中调查时，有时可以进行诱导性提问，不给否定回答；或用随机敏感应答技术。

4. 编码 用数码来代替问题及其答案，以利于计算机的识别并进行统计处理和分析。编码工作既可以在调查进行前问卷设计时进行，称为预编码，也可以在调查以后问卷收回时进行，称为后编码。除了问题编码和答案编码外，还有问卷的编码问题，一次研究中，一个问卷编码就代表一份特定的问卷，不应该有重复。

5. 其他资料 一份问卷除了上述几个主要部分外，还有一些辅助内容。如问卷的名称，例如"上海市家庭病床病人认知状况的调查表"；问卷最后要注明调查日期、调查员的签名、审核员的姓名等，以核实调查员在调查时的认真程度。

（三）编制调查表的一般步骤

1. 明确研究目的 就是根据研究目的制定出具体的可测量的研究指标，以便用相应的问题条目来表达。先将研究目的确定的调查内容归纳为几大项，再将大项分别分为若干个小项，然后再用具体问题将各个小项表达出来。

2. 建立问题库 问题的来源主要有两个途径：

（1）头脑风暴法：是让与调查有关的人员围绕研究目的和基本内容，自由发表意见，提出各种可能相关的问题，然后将问题归类、合并、删除等处理。

（2）借用其他问卷的条目：就是从已有的问卷中选用符合研究目的的条目。

3. 设计问卷初稿 合理编排问题组合成结构完整的初始问卷，要注意筛选合适问题、表达规范、排列有逻辑性等。

NCHS conducts a number of different series of national surveys, including the National Health Interview Survey （NHIS）, the National Health and Nutrition Examination Survey （NHANES）, the National Health Care Survey （NHCS）, and the National Immunization Survey （NIS）. NHIS and NSFG are household interview surveys. NIS is a random-digit dial telephone interview survey. NHANES includes both interviews and physical examinations, using a mobile clinic. By conducting surveys with the same methodology on a periodic basis, detection and analysis of trends over time are possible. In addition, in recent decades NCHS has linked vital statistics data to records of people who have been respondents in some national surveys, creating large-scale mortality cohort studies.

4. 试用和修改 制定好的调查表最好能在小范围内进行一次预调查,发现不足,反复修改、完善、以便正确使用,此为客观检查法;另一种为主观评价法,也叫专家评价法。有条件时,最好这两种方法都采用,先用主观评价,经过修改后再用客观检查。

5. 信度和效度的检验 通过信度和效度的检验来评价问卷的质量。

(四)资料的收集方法

根据现况研究目的来确定收集的资料内容,包括调查表询问和临床检查和实验室检查等。调查表询问的形式随着经济发展而不断有新的方式出现,目前常用的有面访、信访、电话访问、网上调查、自填问卷等。

五、实施调查

即按研究设计进行培训调查员后而进行的收集资料的过程。其中,调查员与资料的质量有很大关系,在进行调查前对调查员应该经过严格的培训和考核后,再决定是否录用。对调查员的培训内容有三:①调查员应该知道的信息。调查的目的意义、调查对象、调查主持者、调查纪律、现场调查知识等。②正确的调查态度。要有实事求是的科学态度和高度的责任心,不带任何偏见,不造假,按照设计问题提问,保持中立态度。③正确的调查技术。确定应答者的技巧,掌握问卷中的专业术语或词汇;语言形象训练等。调查过程中及结束的当时,要注意核实并及时校正。

在调查中,若是对疾病及有关统计量进行测量,一必须建立严格的诊断标准,并有利于不同地区的比较;二应尽量采用简单易行的技术和灵敏度高的方法。

第三节 资料的整理、分析和结果解释

一、资料整理

现况研究的资料,首先应仔细检查、核实、进行补遗、纠错,力求资料正确、完整。在校正准确的基础上录入计算机(常用 Epidata 或 Epiinfo),建立数据文件库。在输入数据时要注意双轨录入,并注意对资料进行系统的逻辑核对。

二、资料分析

现况研究中,最基本的描述分析指标为患病率,并且在资料进行分析比较时,注意采用标化率(率的标准化方法)。除患病率外,还常用到暴露率(如吸烟率)、感染率、病原携带率、抗体阳性率等指标。此外,还可能用到一些绝对数、比、构成比等指标。一般不能计算发病指标,除非是在一个稳定的群体中,连续进行同样的现况调查。

(一)描述

对疾病或某种健康状况按设计中明确规定好的标准进行整理后,按不同空间、不同时间以及不同人群中的分布进行描述。

(二)分析

现况研究开始时一般不设立对照组,是单组描述,但调查后,对于二分类变量的资料,在样本含量允许的情况下可以整理成下面的表格(表 3-1)。

表 3-1 现况研究资料四格表

暴露	疾病		合计
	有	无	
有	a	b	m_1
无	c	d	m_0
合计	n_1	n_0	N

描述疾病:总患病率 $= n_1/N$

         暴露分组患病率 $= a/m_1, c/m_0$

描述暴露:总暴露率 $= m_1/N$

         疾病分组暴露率 $= a/n_1, b/n_0$

分析指标:患病率比 $= \dfrac{\text{暴露组患病率}}{\text{非暴露组患病率}} = \dfrac{a/m_1}{c/m_0}$

         患病比值比 $= \dfrac{ad}{bc}$

二者是现况研究中用于测定暴露与患病关联强度的指标。

现况研究中,还可以运用多元线性回归、logistic 回归等多因素分析。例如分析高血压与体重、吸烟、性别、年龄、血脂等因素的关系。

三、现况研究中常见偏倚及控制

偏倚是指从研究设计到实施到数据处理和分析的各个环节中产生的系统误差,以及结果解释、推论中的片面性,导致研究结果与真实情况之间出现倾向性的差异。在现况研究中,主要产生的偏倚有:①选择性偏倚,不能随机选择研究对象,或者任意变换抽样方法,调查对象因为种种原因不能应答,使得研究对象缺乏代表性而使研究结果不能外推。②信息偏倚,在调查过程中,因为回忆不清或者报告不准确,或者调查者调查资料的方法不准确等而导致收集的资料不真实而导致的偏倚。

偏倚是可以避免或减少的。在现况研究中,首先应该强调在选择研究对象中严格遵照抽样方法的要求,确保随机化原则的实现;其次在调查过程中,要正确选择测量工具和检测方法,做好调查表的编制,培训调查员,提高研究对象的应答率等等;再者,选择正确的统计分析方法,注意辨析混杂因素及其影响。

第四节 现况研究的优缺点

一、优点

1. 能在短时间内获得结果。
2. 既能对疾病和暴露现状作描述,又能在一定程度上对暴露和疾病的联系作分析。
3. 可同时调查多种疾病和多种暴露因素。

二、缺点

1. 一般不适于调查罕见病或急性病;罕见病调查样本太大,难于实施,急性病查出病例多为长病程病例,选择偏倚大。

2. 调查人群或样本规模较大,花费亦大,比较分析时对照(非病例)数过多,统计效率低,可通过嵌套病例对照研究设计改进。

3. 不能证明暴露与疾病的时间顺序,所以现况研究仅为进一步的流行病学研究提供病因线索,而不能证实暴露与疾病的因果联系。

第五节　描述性研究的其他种类

描述性研究(descriptive study)是指利用常规检测记录或通过专门调查获得的数据资料,按照不同地区、不同时间及不同人群特征进行分组,描述人群中有关疾病或健康状态和暴露因素的分布状况,在此基础上进行比较分析,获得病因线索,提出病因假设。描述性研究主要包括现况研究、病例报告、病例系列分析、个案研究、历史资料分析、随访研究和生态学研究。

1. 现况研究　见本章1~4节。

2. 病例报告　属于定性研究,是对临床上某种罕见病的少数病例(包括单个病例)的详细介绍,通过其特征的把握得出结论,重点探求产生的原因。

3. 病例系列分析　是对一组相同疾病的临床资料进行整理、统计、分析某种疾病的临床表现特征,评价预防、治疗措施的效果,可以显示某些病变的自然进程的规律性,提示研究的重点和方向。

4. 个案研究　见第一章第五节。

5. 历史资料分析　历史资料在研究者开展研究前便客观存在。研究者通过回顾性调查,提取和利用相关机构的日常工作的记录、登记、各类统计表格、疾病记录档案等历史资料,进一步开展统计分析,最终获得研究结果。

6. 随访研究　是通过定期随访,观察疾病或健康状况或卫生事件在一个固定人群中随着时间推移的动态变化情况。它可以对研究对象进行连续观察。

7. 生态学研究　是一种粗线条的描述性研究,仅能提供一些初步的比较分析。统计学上常常称为相关性研究。它是在群体的水平上研究某种暴露状况与疾病的频率,分析该暴露因素与疾病之间的关系。以群体为观察和分析的单位,是生态学研究的最基本特征。

第六节　现况调查实例

[摘自《中华流行病学杂志》2005,26(7):471-483]

一、中国居民营养与健康状况调查的总体方案

国民营养与健康状况是反映一个国家或地区经济与社会发展、卫生保健水平和人口素质的重要指标。2002年8~12月,在卫生部、科技部和国家统计局的共同领导下,由卫生部具体组织各省、自治区、直辖市相关部门在全国范围内开展了"中国居民营养与健康状况调查"。这是我国首次进行的营养与健康综合性调查。它将以往由不同专业分别进行的营养、高血压、糖尿病等专项调查有机整合,并结合社会经济发展状况,增加了新的相关指标和内容,在充分科学论证的基础上,统一组织、设计和实施。

1. 目的　掌握我国城乡及不同地区居民营养状况及其差异和疾病(高血压、糖尿病、肥

胖及血脂异常)患病状况及其差异;了解我国城乡儿童青少年营养与健康状况及其差异;分析影响我国居民营养及健康状况的主要因素,并提出可行的改善及控制措施;为国家制定和评价相关政策及发展规划提供及时、准确、可靠的信息,不断提高我国居民体质及健康水平。

2. 调查对象和抽样方法

(1) 抽样设计概况:采取多阶段分层整群随机抽样的方法。根据以往国家级调查研究结果和经验,本次调查将我国分成 6 个不同经济类型地区(大、中、小城市,一、二、三、四类农村)。

调查对象:全国 31 个省、自治区和直辖市(不含台湾、香港和澳门)抽中样本住户的常住人口,包括居住并生活在一起半年以上的家庭成员和非家庭成员(如亲戚、保姆等)。

(2) 样本量确定:①询问调查和医学体检所需最小样本量:以满足对 6 类地区和男女性别的代表性为原则,需要约 25 万人(95% 的准确度、90% 的精确度和 10% 的失访率)。②实验室检测和膳食调查所需样本量:为总样本的一个子样本。根据每日热量摄入量、每日蛋白质摄入量为计算标志估计约 74 000 人(95% 的准确度和精确度,90% 的应答率)。③为保证孕妇、乳母、婴幼儿和 12 岁及以下儿童的调查人数,以满足各组样本量的要求,在样本地区适当补差。

抽样步骤:第一阶段分别从每一类地区利用系统随机抽样的方法抽取 22 个县/区(根据我国第二次卫生服务调查及结合预调查实际而确定,共确定 132 个调查县/区;具体见文献);第二阶段从抽中的样本县/区中系统随机抽样抽取 3 个乡/街道;第三阶段再随机整群抽样抽取 2 个村/居委会;第四阶段是从抽中的村/居委会中整群抽样法抽取 90 户家庭为调查样本户,对抽中的住户全体成员均进行询问调查及医学体检。

本例中至于"实验室检测和膳食调查"所需的样本因是总体中的子样本,则从调查询问的样本中整群抽取,抽样比 1/3。

3. 调查内容及方法　调查由询问调查、医学体检、实验室检测和膳食调查四个部分组成。其中,询问调查包括两部分:调查单位基本信息(人口,经济,社会,医疗卫生保健)和家庭询问调查(家庭基本情况、经济收入、调查对象的一般情况、慢性疾病的现患情况和家族史、吸烟等、营养及慢性病的有关知识、饮食习惯、孕妇及乳母营养与健康状况、体力活动等)。

家庭询问调查问卷由培训合格的调查员入户开展面对面询问调查;膳食调查由经过培训的调查员入户调查。

4. 组织实施　本调查成立领导小组;技术执行组;办公室设在中国疾病预防控制中心营养与食品安全所。

5. 统计学分析。

二、中国居民 2002 年营养与健康状况调查的部分结果

食物消费量:中国人群平均每标准人日消费粮谷类食物 402 g,畜禽肉 80 g,蔬菜 275 g⋯⋯维生素 A 的营养状况(图 3-1):我国 3~12 岁儿童维生素 A 缺乏率为 9.3%,其中男童 9.6%,女童 9.1%。维生素 A 边缘性缺乏率为 45.1%,其中男童 46.0%,女童 44.2%。随年龄增长,维生素 A 缺乏率和边缘性缺乏率逐渐降低。高血压的相关情况(表 3-2,描述说明略):

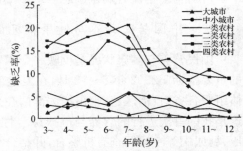

图 3-1　2002 年中国 3~12 岁儿童维生素 A 缺乏率的地区、年龄分布

表 3-2　2002 年中国≥18 岁人群高血压患病率及知晓率、治疗率和控制率的地区、年龄分布

年龄组（岁）	高血压患病率（%）			高血压患者知晓率（%）			高血压患者治疗率（%）			高血压治疗者控制率（%）			高血压患者控制率（%）		
	城市	农村	合计	城市	农村	合计	城市	农村	合计	城市	农村	合计	城市	农村	合计
18～	9.4	9.1	9.1	17.8	11.6	13.6	11.8	7.9	9.1	36.3	26.8	30.7	4.2	2.1	2.7
45～	32.8	28.0	29.3	40.8	25.1	31.0	34.1	19.4	25.0	29.7	20.2	25.2	10.0	3.8	6.2
60～	54.4	47.2	49.1	48.5	26.8	37.6	43.1	21.3	32.2	26.6	19.1	24.1	11.3	3.9	7.6
合计	19.3	18.6	18.8	41.1	22.5	30.2	35.1	17.4	24.7	28.2	20.4	25.0	9.7	3.5	6.1

三、中国居民 2002 年营养与健康状况调查质量控制

从各个方面做好质量控制工作：①做好研究的组织工作：设立质量控制领导组织机构、内外监督机制，统一质量控制方法；②保证抽样的质量：各样本县/市区质量控制组对抽样进行监督，县区样本点根各点写出抽样过程的书面报告；③询问调查质量控制：制定全国统一的填写说明，对调查员进行统一培训、实习及考核，调查员取得合格证后方能上岗。对调查表抽查；④检查、测定项目的质量控制：人员培训、盲样考核；⑤数据录入、分析控制：专用录用程序、逻辑核对，分专业分部分分析，并且两组独立分析，再审核。

SUMMARY
Chapter 3　Prevalence Study

Descriptive study is to subset collected data or some survey data, included the data from experiment, to groups by different places, different time or different population character and descriptive the frequency of disease and health.

Descriptive study is the basic to investigate the relationship of cause and effect. It include prevalence study and so on. Prevalence studies are those in which individuals are observed at only one point in time; such studies are commonly known as surveys. The presence or absence of disease and the presence or absence of suspected etiologic factors are determined in each member of the study population or in a representative sample at one particular time. The advantages of cross-sectional studies are that they are relatively inexpensive to conduct, and can be completed relatively quickly. A cross sectional study measures the prevalence of health outcomes or determinants of health, or both, in a population at a point in time or over a short period.

1. 简述现况研究的特点。
2. 为寻找肺癌发生的病因线索，请设计一个适宜的研究方法。

（张　玲　孙桂香）

第四章 队列研究

学习要求

掌握：队列研究的概念及特点；队列研究中暴露组与对照组的选择；暴露与疾病联系强度的指标及意义（RR，AR，$AR\%$，PAR，$PAR\%$）。

熟悉：队列研究的种类；累积发病率和发病密度；队列研究的优缺点。

了解：样本含量的估计；队列研究中偏倚的产生与控制。

第一节 概　述

队列研究（cohort study）又称为前瞻性研究（prospective study）、随访研究（follow-up study）及发生率研究（incidence study）等，目前常用的名称是队列研究。队列研究属于分析流行病学中的一种重要的研究方法，通过研究随访直接观察，探讨危险因素与所研究结局之间的关系，主要用来研究一种暴露与多种结果之间的关联。与病例对照相比，其检验病因假设的效能优于病例对照研究，因此在病因流行病学研究中被广泛应用。

一、队列研究的概念

队列研究是将特定人群按其是否暴露于某可疑因素或按不同暴露程度分为两组或 n 个亚组，追踪观察一定时间，比较两组或多组的发病率或死亡率的差异，从而判定暴露因素与发病（死亡）有无因果联系及联系大小的一种观察性研究方法。

暴露（exposure）是流行病学研究中常用术语之一，泛指曾接触过某种研究因素、具备某种特征或行为。如接触过某种物理因素或化学物质，吃过某食品，服过某药物，具备某种性别、年龄、身高、肤色、职业、文化、宗教信仰等特征，或处于何种疾病状态或行为等。通常将曾接触过的这些研究因素或具备的特征称为研究因素（interest factors）或者暴露因素（exposure factors）。暴露因素不一定都是危险因素（risk factors, determinants），也可能是保护因素（protective factors），但都是需要重点研究的。

> "All of the fruits of scientific work, in epidemiology or other disciplines, are at best only tentative formulations of a description of nature, even when the work itself is carried out without mistakes".
> ——Kenneth Rothman & Sander Greenland (1998)

队列研究的研究对象必须是未患某研究疾病的人群。暴露于某研究因素的研究对象称为暴露组或研究组；未暴露于该因素的研究对象称为非暴露组或对照组，它应该是除了未暴露于某因素之外，其余各方面都尽可能与暴露组相同的一组人群。

队列（cohort）：一是出生队列（birth cohort）指特定时期内出生并按此出生时期确定的一组人群；另一种是泛指有共同经历或有共同暴露特征的一群人，一般称之为队列或暴露队列，如一组吸烟队列有共同的吸烟经历。

根据人群进入队列的时间不同，队列又可分为固定队列（fixed cohort）和动态人群（dynamic population）。固定队列指人群都在某一固定时间或一个短时期之内进入队列，并对他们随访观察，直至观察期终止，没有无故退出也不再加入新成员；动态人群即根据某时期确定队列后，原有队列成员可以退出，也可随时增加新的观察对象。

二、队列研究的特点

1. 属于观察法　研究对象按暴露与否进行分组，不是随机分组的；暴露与否在客观上已经存在，研究者是不能控制的，这有别于实验性研究。

2. 设置对照组　对照组除了未暴露于研究的因素之外，其余各方面尽可能与暴露组相同的一组人群，从而有别于描述流行病学研究。

3. 由"因"（暴露）到"果"（发病或死亡）的研究　在探索暴露因素与疾病的先后关系上，先确知其因（先有暴露），再前瞻观察一段时间，最后确立其果（后有疾病）。因此从因果关系看，是由因找果的研究，这有别于病例对照研究。

4. 能确证暴露与疾病的因果联系　由于研究者能确切知道暴露人群、暴露状况及随后结局的发生，故能准确地计算出发病率（或死亡率），估计暴露人群发生某结局的危险程度，因而能判断其因果关系，论证力强。

三、队列研究的用途

1. 验证病因假设　由于队列研究验证病因的能力较强，所以验证病因假设是队列研究的主要用途。在病因研究中有时试验性研究不可能实施，此时队列研究是一种最好的研究方法。它不仅可验证一种暴露因素与一种疾病的关系，也可验证一种暴露因素与多种疾病的关系。

2. 考核医学干预效果　医学干预是指临床医生为改善患者的预后所从事的一切活动。将采取医学干预的为暴露组，未采取医学干预的为非暴露组，追踪观察一段时间，比较两组的疗效及预后，从而考核医学干预的效果。队列研究在疗效及预后研究中有重要价值。

3. 研究疾病的自然史　队列研究不仅可以观察个体疾病自然史，也可观察人群从暴露于某因素后，疾病在人群中发生、发展到结局的全过程称为人群的疾病自然史，简称疾病自然史，弥补了临床观察的不足。

4. 评价疾病的预防效果　如评价疫苗预防效果，观察接种及未接种某种疫苗的两组人群，比较两组相应疾病发病率的差异。也可用于评价自发预防效果，如戒烟预防肺癌的发生、大量摄入新鲜的绿叶蔬菜预防肠癌的发生等，这里的预防措施不是人为给予的，而是自发采取的。

四、队列研究的种类

队列研究根据研究对象进入队列时间及资料获取的方式不同，分为历史性队列研究（historical cohort study）、前瞻性队列研究（prospective cohort study）、双向性队列研究

(ambispective cohort study)三种(图 4-1)。

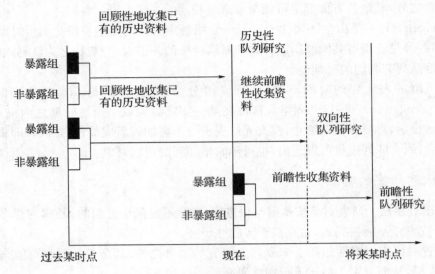

图 4-1　队列研究类型示意图

　　1. 前瞻性队列研究　研究者从研究开始时(现在)根据研究对象是否暴露进行分组,按设计要求进行追踪观察,记录发病或死亡的变化,研究的结局需前瞻观察一段时间才能得到,而不是研究时已知的。优点:时间顺序合理,资料的偏倚较小,结果可信,能计算发病率或死亡率。缺点:所需样本量大,费人力、物力、财力和时间,影响可行性。

　　2. 历史性队列研究　也称回顾性(retrospective cohort study)队列研究。根据研究开始时研究者掌握的有关研究对象在过去某时刻的暴露情况的历史材料分组,然后追踪至现在的发病或死亡结局。研究开始时结局已出现,研究工作是现在做的,观察内容却是从过去开始的。优点:省人力、物力、财力和时间,出结果快。缺点:资料可靠性差。研究者需要掌握足够完整可靠的过去某段时间有关研究对象的暴露和结局的历史记录或档案材料才能进行此类研究。

　　3. 双向性队列研究　也称混合性队列研究,即在历史性队列研究之后,继续随访至将来的某个时间确定结局,是历史性队列研究和前瞻性队列研究的结合,因此兼有上述两类的优点,且在一定程度上弥补了相互的不足。

五、实例

(一)吸烟与肺癌的研究——Doll 和 Hill

　　1. 明确研究目的和检验假设　研究目的就是检验吸烟与肺癌有无因果关系。在描述性研究和病例对照研究中都提示吸烟可能是肺癌的病因,据此提出队列研究的检验假设,验证此病因假设。

　　2. 确定研究因素　在描述性研究和病例对照研究的基础上确定了研究因素是吸烟。吸烟的定义是:平均每天吸一支及以上香烟,并持续一年之久者。

　　3. 选择研究对象　研究对象是全英国所有注册医生,暴露组为吸烟者,非暴露组为不吸烟者。调查了59 600位医生,得到满意应答的 40 701 名,其中男性 34 494 人,女性 6 207 人。

　　4. 资料收集和分析

（1）基线资料：以信函（调查表）了解年龄、性别、文化、婚姻等个人状况，吸烟情况、家庭环境、个人生活习惯及家族疾病史等。

（2）确定结局：研究结局是肺癌死亡。

（3）随访调查

1）随访期：从 1951 年 10 月开始，持续至 1976 年，共 20 余年。

2）随访内容：包括吸烟年限、每日吸烟量、吸烟种类、吸入方式、是否戒烟、是否戒烟后再吸、戒烟年限等。

3）定期随访：观察期中于 1954、1956、1964 和 1976 年多次进行定期随访。

4）观察终点：观察终点是患肺癌死亡者，如果出现肺癌死亡者就不需对其继续随访。

5）终止时间：终止时间 1976 年。

（4）资料分析：资料以男性为主作了多方面的分析。研究分析资料主要是看吸烟与不吸烟组，或依不同水平分组后，各组人群的肺癌死亡率及其差异，计算死亡率时，分母以各组的暴露人年计算。

5. 研究的结果　这项研究的结果以 1956 年第二次小结为例。

（1）男性 35 岁及以上吸烟者的肺癌死亡率为 0.9‰，不吸烟者肺癌死亡率为 0.07‰，其相对危险度为 0.9‰/0.07‰＝12.86。

（2）若按吸烟量来看，每日平均吸烟 1～14 支者，死亡率为 0.47‰，15～24 支者为 0.86‰，25 支及以上者为 1.66‰，其相对危险度分别为 6.71、12.28 和 23.71。由此可见，肺癌死亡率随每日吸烟量增加而上升，吸烟量愈多，患肺癌的危险性愈大。

（3）戒烟可降低肺癌的危险性，随着戒烟时间的延长，肺癌的死亡率也随之下降。即队列研究也观察到了一项自然预防试验的结果。

（4）吸烟方式与肺癌的关系，吸纸烟者死亡率最高（1.25‰），吸烟斗者最低（0.38‰）。

（5）城市吸烟者多，吸烟量也大，城市肺癌死亡率也高于农村。

（6）吸烟时烟吸入肺部的深度与肺癌发生多少也有关系，吸入愈深，发生肺癌的危险性愈大等。

6. 结论　吸烟与肺癌之间有因果关联。

（二）乙肝病毒感染与原发性肝细胞癌（PHCC）关系的队列研究实例

1. 明确研究目的和检验假设　验证乙肝病毒感染为 PHCC 发生的病因。

2. 确定研究因素　HBsAg，以 HBsAg（＋）作为 HBV 感染指标，酶标法半年内连续 2 次阳性者判定为 HBsAg（＋）。

3. 确定调查对象　江苏省海门市（PHCC 高发区，人口数 103 万，标化死亡率＞30/10 万）90 236 例当地居民，男 60 306 例，女 29 930。年龄 20～60 岁，男女之比为 2.01：1。

4. 资料收集和分析

（1）基线资料：用调查表了解年龄、性别、文化、婚姻、职业史、吸烟史、饮茶史、饮酒史、水源类型、主食类型等个人状况，HBsAg 检查情况、乙肝的其他感染指标、肝癌家族史、肝炎病史等。

（2）确定结局：研究结局是肝癌死亡。符合 PHCC 的诊断标准。

（3）随访调查

1）随访期及定期随访：从 1993 年至 2003 年，随访 10 年时间，每年进行一次随访观察。

2）随访内容：HBsAg 检查情况、乙肝的其他感染指标、肝炎病史及肝癌发生情况等。

3）观察终点：观察终点是肝癌死亡者，如果出现肝癌死亡者就不需对其继续随访。

4) 终止时间:终止时间 2003 年。

(4) 资料分析:资料作了多方面的分析。研究分析资料主要是看 HBsAg 阳性组与 HBsAg 阴性组肝癌死亡率及其差异,计算死亡率时,分母以各组的暴露人年计算。

5. 研究的结果

(1) 1993—2003 年队列共报告 PHCC 1 466 例,HBsAg(＋)组 PHCC 死亡 1 079 例,死亡密度为 774.90/10 万人年。HBsAg(－)组 PHCC 死亡 387 例,死亡密度为 49.58/10 万人年。其相对危险度为 15.63。归因危险度为 725.50(1/10 万人年),归因危险度百分比为 93.60％。

(2) 无论 HBsAg(＋)组与对照组男性 PHCC 死亡密度均大于女性,差异有统计学意义。

(3) HBsAg(＋)组与对照组 PHCC 死亡密度均随年龄的增大而增高,但暴露组在 40 岁年龄组以后男女性 PHCC 死亡密度均开始呈现明显升高趋势,而非暴露组 PHCC 死亡密度的升高趋势比暴露组明显推迟,提示在环境条件相类似的情况下,感染 HBV 可促使 PHCC 发病年龄提前。

(4) HBsAg(＋)、肝炎感染史、PHCC 家族史、职业史、吸烟史、饮茶史、饮酒史、水源类型、主食类型等 9 项统计指标,剔除不符合条件的样本,共 83 794 例的资料进入 COX 模型,进行/COX 比例风险分析。结果表明:HBsAg(＋)是海门市 PHCC 高发的最主要危险因素。

6. 结论　病毒感染与原发性肝细胞癌(PHCC)之间有因果关联。

第二节　队列研究的设计与实施

一、明确研究目的和检验假设

队列研究首先要明确研究的目的,即通过调查是检验病因假设、评价预防效果、考核医学干预效果,还是研究疾病的自然史。通过描述性流行病学调查,结合临床观察资料,发现一些病因线索,用病例对照的研究方法对可疑致病因素进行筛选,形成初步病因假设,在此基础上提出队列研究的检验假设,然后验证假设是否科学、正确,可以检验一种暴露与一种疾病的因果关联,也可以同时检验一种暴露与多种结果之间的关联。

二、确定研究因素

在队列研究中研究因素的确定是至关重要的,研究因素常被称为暴露因子或暴露变量,在研究中要考虑如何选择、规定和测量。一般在描述性研究和病例对照研究的基础上确定研究因素。有了明确的研究因素后,就要给研究因素一个明确的定义,尽量用客观、定量的指标来测量。

三、选择研究对象

从目标人群中选择具有代表性的、未患所研究疾病人群,根据是否暴露于某可疑因素分为暴露组和非暴露组。

1. 暴露组的选择

(1) 特殊暴露组:通常包括职业人群和特殊暴露人群。前者指职业暴露的人群,它在职业人群中引起疾病发病率或死亡率比一般人群中高得多,便于证实暴露因素与疾病的关系。如研究联苯胺与膀胱癌的关系时,选择染料厂工人;研究石棉粉尘与肺癌的作用,选择石棉工人。后者指暴露于特殊因素的人群,如选择接受过放射线治疗的人,原子弹爆炸地区的受害者,用以研究射线与白血病的关系。用这种人群作为研究对象,容易获得足够的病例数,省时省力,短时间内便会获得结果。

(2) 一个地区的全部人群或其样本:主要优点是便于随访,但对可疑病因必须有较高的暴露率,而所研究的疾病又有较高的发病率或死亡率,才适合于全部人群作为队列研究。如美国 Framingham 地区的高血压与心血管疾病的研究就是一个很好的例子。

(3) 有组织的人群团体:也可看做是一般人群的特殊形式,如医学会会员、工会会员或机关、团体和学校的成员。选择这样的人群主要是利用他的组织系统,便于有效地收集随访资料。如英国 Doll 和 Hill 进行吸烟与肺癌死亡关系的前瞻性研究,开始以 1951 年英国注册的所有开业医生(59 600 人中实际调查了 40 701 人)为调查对象,并获得成功。

不论何种队列都应选择暴露容易确定、随访较易、比较稳定的人群。

2. 对照组的选择 基本要求:保证与暴露组有可比性。

(1) 内对照:选择一组研究人群,将其中暴露于所研究因素的对象作为暴露组,其余即为非暴露组。用这种方式选择的对照称为内对照。例如在美国 Framingham 地区研究高血压与心血管疾病的关系时,即将研究人群中高血压者作为暴露组,无高血压者作为对照组。再如,在研究乙型病毒性肝炎与原发性肝癌的关系时,可把乙肝表面抗原(HBsAg)携带者作为暴露组,非携带者作为对照组。内对照的优点是选择对照较省事,可以无误地反映该研究对象的发病率情况而无偏倚。

此外,暴露人群也可根据暴露程度分成若干级别,以最低级别的人群作为对照。例如,饮水中的含氟量、人的血压值、血清胆固醇、尿糖的含量等,均可测得最低值,可以用最低数值范围的人群作为对照组。

(2) 外对照:职业人群及特殊暴露人群常需在该人群之外去寻找对照组,故名外对照。如以放射科医生为研究射线致病作用的暴露组时,可以不接触射线或接触射线极少的五官科医生为外对照。外对照的优点是观察随访时可免受暴露组的影响,缺点是需费力气去另外组织一项人群调查工作。

除上述方法外,也可采用该暴露组所对应的总人口作对照组,即总人口对照,它是外对照的一种。但使用这种所对应的人口为对照的时候,要注意该人群与暴露组人群在地理、时间上的一致性,不是随便与一个人群资料作比较,否则易引起偏倚。因为它实际上并未与暴露组平行地设立一个对照组,而是利用了整个地区的现成发病或死亡的统计资料,是人口率的对照。它的优点是对比资料容易得到,缺点是对比资料比较粗糙,往往不十分精确或缺乏比较的项目。

(3) 多重对照:设立多种对照,进行多重比较。即同时采用内对照和外对照。其优点是增加结果的说服力,避免只用单一对照组作比较时可能产生的偏倚。

无论采用哪类对照组,在对研究结果做出结论之前,都必须仔细评价暴露组与对照组中,除研究因素之外的其他可能影响疾病发生和死亡的因素或特征方面的可比性。

四、样本含量估计

队列研究的样本量由以下几个因素决定:

1. 一般人群(对照人群)中所研究疾病的发病率水平(p_0) 发病率越高,所需要研究的人数越少;相反,则所需要人数越多。

2. 暴露组发病率(p_1)与对照组人群发病率之差(p_1-p_0)　发病率之差越大,所需观察的人数越少。

3. 显著性水平　用 α 表示。显著性水平要求越高,需观察的人数越多。

4. 把握度($1-\beta$)　要求把握度越大,所需观察人数越多。

一般队列研究所需的样本数量比病例对照研究要大得多。估计队列研究所需观察的样本含量可用公式 4-1 来计算。

$$n=\frac{(z_\alpha\sqrt{2\bar{p}\bar{q}}+z_\beta\sqrt{p_0q_0+p_1q_1})^2}{(p_1-p_0)^2} \qquad (4-1)$$

式中 p_1 与 p_0 分别代表暴露组与对照组的预期发病率,$\bar{p}=(p_1+p_0)/2$;$\bar{q}=1-\bar{p}$;$p_1=RR\times p_0$;$q_1=1-p_1$;$q_0=1-p_0$;z_α 和 z_β 为标准正态分布下的面积,可查表求得。

例:欲进行一孕妇暴露于某药物与婴儿先天性畸形关系的队列研究。已知非暴露组孕妇先天畸形发病率(p_0)为 0.008,暴露于某药物的相对危险度(RR)估计为 2,要求 $\alpha=0.05$(双侧),$\beta=0.10$,求调查所需的样本量。

$z_\alpha=1.96,z_\beta=1.282,p_0=0.008,q_0=1-0.008=0.992$

$p_1=RR\cdot p_0=2\times0.008=0.016,q_1=1-0.016=0.984$

$\bar{p}=\frac{1}{2}(0.008+0.016)=0.012,\bar{q}=1-0.012=0.988$

将上述数据代入式 4-1:

$$n=\frac{(1.96\sqrt{2\times0.012\times0.988}+1.282\sqrt{0.016\times0.984+0.008\times0.992})^2}{(0.016-0.008)^2}=3\,892(人)$$

即暴露组与非暴露组各需 3 892 人。

如果考虑失访的可能性,尚需再加 10% 的样本量,即两组各实际需要样本数量为 $n=3\,892\times1.1=4\,281$ 人。

五、资料的来源与收集

1. 基线资料的收集　在研究对象确定以后,必须收集每个研究对象的基线资料,包括待研究的暴露因素的暴露状况,疾病与健康状况,年龄、性别、职业、文化、婚姻等个人状况,家庭环境、个人生活习惯及家族疾病史等。

获取基线资料的方式一般有下列四种:

(1) 查阅记录或档案:如医院的病案,常规的出生和死亡登记,各种人口资料与疾病发生的统计资料,工厂的工作档案,工作日记等。

(2) 访问调查:访问研究对象或其他能够提供信息的人,了解研究对象的暴露史和疾病史,以及其他有关资料。

(3) 医学检查:对研究对象进行体格检查和实验室检查,以获取有关资料。

(4) 环境调查与检测:如果研究疾病与环境因素、职业因素有关,则需对某些环境因素、职业因素进行定期监测,以获得有关测量资料。

2. 确定结局　结局是指随访观察中将出现的预期结果事件,也即研究者希望追踪观察的事件。结局可以是研究对象产生了所限定的疾病或死亡;也可以是某些血清指标、分子标志的变化等。不论是哪一种,都要订出明确的标准,并且规定明确的判断方法,这种规定自始至终不能改变,以免造成疾病的错分偏倚(misclassification bias)。

3. 随访调查　研究对象的随访是队列研究中一项十分复杂而又重要的工作,对暴露组和对照组应在同一时间、同一地区,采取相同的随访方法,且在整个随访过程中,随访方法应保持不变,直到观察终止期。

（1）随访期:对每个研究对象开始随访的时间以及随访时间的长短直接关系到队列研究的功效,因此开始随访和终止随访的日期应明确规定。随访时间的长短取决于暴露与疾病的联系强度,以及疾病潜伏期的长短。

（2）随访内容:一般与获取的基线资料内容一致,但收集的重点是结局变量。可使用制定的调查表随访,并贯彻始终,直至观察终止期,不得任意更改。

（3）定期随访:对研究对象的人口变动和疾病发生情况进行定期随访。如观察期短的,可在观察终止期一次搜集资料。而观察期长的,则需多次搜集资料。一般慢性病的随访间隔期可定为 1～2 年,并做疾病检查。除测定血压、尿糖、血脂外,还需对研究的疾病作有关的特殊检查。如果研究疾病的暴露因素是环境中的某些物理、化学、气象等因子或其他有关因素,除查阅卫生、气象部门记录外,还需要对某些环境因素进行定期监测,获得暴露水平的数据和资料的动态变化。

（4）观察终点:是指研究对象出现了预期的结果而不需对其继续随访。如观察限定的结局是冠心病或肺癌死亡,但研究的对象患了糖尿病,该对象就不能视为已达观察终点,而应继续进行追踪。又如,某对象猝死于脑卒中,已不能对其继续随访,此对象不能作为到达终点对待,应看做是失访的一种。

（5）终止时间:观察终止时间系指整个研究工作观察的截止时间。观察的终止时间可长可短,应以暴露因素作用于人体至产生疾病结局的一般潜伏期为依据,要在不失这个原则的基础上尽量缩短观察期,以节省物力和减少失访。因为随访的时间越长,失访率越高。

六、偏倚及其控制

队列研究与其他类型的研究一样,也会产生偏倚。一般说来,队列研究的偏倚较病例对照研究小,其偏倚的类型主要有以下三种:

1. 选择偏倚(selection bias)　在研究设计阶段时发生。主要由于选择研究对象及将研究对象分成观察组和对照组时采用的方法不正确造成的系统误差。

在队列研究中最常见的选择偏倚是失访偏倚(lost to follow-up),这是不可避免的。因为队列研究观察时间长,样本量大,总有些研究对象迁出、外出或不合作而退出研究,失访从本质上是破坏了原有样本的代表性,因而实质上属于选择偏倚。应尽可能提高研究对象的依从性,一项研究的失访率最好不超过 10%,否则研究结果推论应慎重。

2. 信息偏倚(information bias)　收集资料过程中,由于对暴露因素的有无或分级的规定不明确,就可能产生偏倚。另一种是在测量观察队列研究结果时,疾病的诊断或检验的结果都可能发生误差,尤其是只有临床诊断而缺乏特异性检查时更易发生这种偏倚。应正确应用资料收集的手段;采用盲法;加强资料质量控制。

3. 混杂偏倚(confounding bias)　在队列研究中,队列成员的年龄、性别等特征是最经常引起混杂作用的因素,应当注意分析。要依靠研究设计阶段利用限制和匹配的方法进行控制,研究者要有能力识别混杂作用的存在。分析时可利用分层分析和多因素分析予以调整,并计算标准化发病率与死亡率。

第三节　队列研究资料分析

队列研究主要是分析暴露于某因素与某病发生或死亡之间是否存在联系、联系程度的强弱、是否可能为因果联系等。队列研究基本数据可用四格表来归纳(表4-1)。

表4-1　队列研究资料归纳整理表

组别	病例	非病例	合计	发病率
暴露组	a	b	$a+b=n_1$	$Ie=a/n_1$
非暴露组	c	d	$c+d=n_0$	$Iu=c/n_0$
合计	$a+c=m_1(D)$	$b+d=m_0$	$a+b+c+d=N$	

式中 Ie 和 Iu 分别为暴露组的发病率和非暴露组的发病率。

一、率的计算

1. 累积发病率(cumulative incidence，CI)　如果随访观察期较短，观察人数变动较小，资料比较整齐的时候，可计算累积发病率。累积发病率等于观察期内发病的病例数(D)除以随访期开始研究的人数(N)。

$$CI=D/N \tag{4-2}$$

2. 发病密度(incidence density，ID)　如果随访观察期较长，观察的人数由于种种原因(失访、死于其他疾病、中途加入等)变动很大时，资料很不整齐，就不宜用累积发病率来计算其发病率。例如随访3例吸烟者的发病情况，观察期间为10年，观察终点为肺癌死亡。1例在观察3年期间失访，另一例在观察5年因心脏病死亡，只有第3例观察7年才死于肺癌，因此资料变得很不整齐。此时以总人数为单位计算发病(死亡)率是不合理的，因为提早退出研究者若能坚持到随访期结束，则仍有发病可能。此时需以观察人时为分母计算率，用人时(person time，PT)为单位计算出来的率带有瞬时频率性质称为发病密度。最常用的人时单位是人年(person year)，以此求出人年发病(死亡)率。

$$ID=D/PT \tag{4-3}$$

在理论上，人年的计算为观察人数乘以观察年数。比如10人观察10年为100人年，100人观察1年也为100人年。但实际应用时，人年计算较复杂。人年计算方法包括精确法、寿命表法、简化的近似法(以人群为单位计算人年方法)。目前，精确法是临床试验中首选方法，它是以个人为单位计算暴露人年。人年计算方法请参见有关统计书。

二、暴露与疾病联系强度的指标

最常用的指标有相对危险度和归因危险度。

1. 相对危险度及其可信限

(1) 相对危险度(relative risk，RR)也称率比(rate ratio)　是暴露组的发病(死亡)率与非暴露组发病(死亡)率之比，它表示暴露因素与疾病联系的强度。

$$RR=Ie/Iu \tag{4-4}$$

式中 Ie 和 Iu 分别代表暴露组和非暴露组的率。RR 的意义表示暴露组发病或死亡的危险是非暴露组的多少倍，$RR=1$，表示暴露因素与疾病无联系;$RR<1$，表示暴露因素是保护

因素;$RR>1$,表示暴露因素是有害因素;其值越大作为病因的意义越大。

（2）相对危险度的可信限:队列研究还可通过暴露和非暴露人群的病例及人时数计算相对危险度的可信限。计算相对危险度 95％ 可信区间的方法很多,常用的有 Woolf 法和 Miettinen 法。Miettinen 法 RR 的 95％可信区间为:

$$RR_U, RR_L = RR^{(1\pm1.96)/\sqrt{x^2}} \tag{4-5}$$

2. 归因危险度(attributable risk,AR) 也称特异危险度或率差(rate difference,AD),归因危险度是暴露组的发病(死亡)率与非暴露组发病(死亡)率之差。它表示完全由某因素所致之危险度。

$$AR = Ie-Iu \text{ 或 } AR = Iu(RR-1) \tag{4-6}$$

AR 的意义表示暴露与非暴露人群比较,所增加的疾病发生数量 ,AR 值越大,暴露因素消除后所减少的疾病数量越大,因此 AR 在疾病预防中很有意义。

3. 归因危险度百分比(attributable risk percent,$AR\%$) 也称病因分值(EF),它表示暴露者中因暴露所致的发病(死亡)率占暴露者发病(死亡)率的百分比。

$$AR\% = \frac{Ie-Iu}{Ie} \times 100\% \tag{4-7}$$

$$\text{或:} AR\% = \frac{RR-1}{RR} \times 100\% \tag{4-8}$$

4. 人群归因危险度(population attributable risk,PAR) 它表示测量在人群中暴露于某因素所致的发病(死亡)率。

$$PAR = It-Iu \tag{4-9}$$

式中 It 为全人群某病发病率或死亡率。

5. 人群归因危险度百分比(population attributable risk percent,$PARP$ 或 $PAR\%$)也称人群病因分值,它表示人群中暴露于某因素所致发病(死亡)率占人群发病(死亡)的百分比。$PAR\%$不仅考虑了暴露的 RR,而且与某因素在人群中的暴露率有关。

$$PAR\% = \frac{It-Iu}{It} \times 100\% \tag{4-10}$$

最后,将各危险度指标以实例计算作一归纳:

吸烟者肺癌年死亡率 Ie 为 0.96‰;

非吸烟者的肺癌年死亡率 Iu 为 0.07‰;

全人群的肺癌死亡率 It 为 0.56‰。

计算结果如下:

（1）$RR = Ie/Iu = 0.96‰/0.07‰ = 13.7$,说明吸烟者死于肺癌的危险性为非吸烟者的 13.7 倍。吸烟确系肺癌的危险因素(病因作用大)。

（2）$AR = Ie-Iu = 0.96‰ - 0.07‰ = 0.89‰$,说明吸烟者中由于吸烟所致的肺癌死亡率为 0.89‰。

（3）$AR\% = (Ie-Iu)/Ie \times 100\% = 0.89/0.96 \times 100\% = 92.7\%$,说明吸烟者中有 92.7％的肺癌死亡是由于吸烟引起的。

（4）$PAR = It-Iu = 0.56‰ - 0.07‰ = 0.49‰$,说明人群中吸烟所致的肺癌死亡率为 0.49‰。

（5）$PAR\% = (It-Iu)/It \times 100\% = 0.49/0.56 \times 100\% = 87.5\%$,说明人群中死于肺癌者有 87.5％是由于吸烟引起的。

第四节　队列研究的优缺点

一、优点

1. 由于研究对象暴露资料的收集在结局发生之前,并都是由研究者亲自直接观察获得的,所以资料可靠,不存在回忆偏倚。

2. 可直接获得研究人群的发病率或死亡率。可以计算 RR 和 AR 等反映疾病危险度的指标,可充分而直接地分析病因的作用。

3. 暴露在前,结局在后,因此符合时间顺序。确定暴露没有偏倚,获得的结论可靠,验证病因的能力较强,一般可证实因果联系。

4. 既可研究一种暴露因素与一种疾病的关系,也可研究一种暴露因素与多种疾病的关系;同时还可研究人群疾病的自然史。

5. 样本量大,结果稳定;在有完整资料记录时,可作回顾性队列研究。

二、缺点

1. 不适于发病率很低(低于 5‰)的疾病的病因研究。

2. 所需观察时间较长,对象不易保持依从性,容易产生各种各样的失访偏倚。如果失访率在 10％以上,就可能会影响研究结果。

3. 研究费时间、费人力、物力、财力,如果达不到预期效果,损失极大。况且一般只能研究一个或一组因素,不适宜对多种病因疾病的研究。

4. 准备工作繁重,设计工作要求严密,资料的收集和分析难度较大,特别是暴露人年的计算较复杂。

队列研究属于分析流行病学中的一种重要的研究方法,是由因找果的研究。通过随访直接观察,探讨危险因素与所研究结局之间的关系,主要用来研究一种暴露与多种结果之间的关联。与病例对照相比其检验病因假设的效能优于病例对照研究,因此在病因流行病学研究中被广泛应用。

SUMMARY

Chapter 4　Cohort Study

The cohort study is one of the most important analytical epidemiologic methods, which identifies and studies of human subjects from a defined population. These subjects have been unexposed, or exposed, orexposed in varying intensities, to a factor or factors suspected of influencing the probability of occurrence of a disease or other health outcomes such as death. The subjects are then followed up for a sufficiently long period of time to collect data on the outcomes. The incidence rates can then be estimated and compared in groups that differ in exposure status; the results are used to test the relationship between a risk factor and an outcome. As opposed to case-control and cohort study, a cohort study can test etiological hypothesis better. Thus, cohort studies are deemed the most rigorous epidemiological method for studying causes of disease.

思考题

一、名词解释

1. 队列研究 2. 发病密度 3. 相对危险度（RR） 4. 暴露

二、选择题 【A 型题】

1. 前瞻性队列研究与流行病学实验的根本区别是 （ ）

　　A. 是否人为控制研究条件 　　B. 是否设立对照组

　　C. 是否进行显著性检验 　　D. 是否在现场人群中进行

　　E. 是否检验病因假设

2. 与病例对照研究比较，前瞻性队列研究最明显的优点是 （ ）

　　A. 用于探讨疾病的发病因素

　　B. 疾病与病因的时间顺序关系明确，利于判断因果联系

　　C. 适用于罕见病的研究 　　D. 有利于减少失访偏倚

　　E. 设立对照组

3. 队列研究的最大优点是 （ ）

　　A. 对较多的人进行较长时间的随访 　　B. 发生偏倚的机会少

　　C. 较直接地验证病因与疾病的因果关系 　　D. 控制混杂因子的作用易实现

　　E. 研究的结果常能代表全人群

4. 对头胎的孕妇进行随访观察，询问并记录她孕期的吸烟情况，而后研究分析吸烟史与新生儿低出生体重的联系，这种研究类型是 （ ）

　　A. 临床试验 　　B. 横断面研究

　　C. 病例对照研究 　　D. 队列研究

　　E. 现况研究

5. 在进行队列研究时，队列必须 （ ）

　　A. 有相同的出生年代 　　B. 经过相同的观察期限

　　C. 居住在共同地区 　　D. 暴露于同种疾病

　　E. 有共同的疾病史

6. 关于前瞻性队列研究基本特征的叙述，下列哪项最恰当 （ ）

　　A. 调查者必须在研究人群发病或死亡发生前就开始研究，同时确定暴露状况

　　B. 调查者必须根据疾病或死亡发生前就已存在的暴露因素对研究人群加以分组，才能发现该人群中的新发病例或死亡人数

　　C. 调查者必须在研究开始时就分清人群队列

　　D. 调查者必须选择病例和对照，并测量暴露

　　E. 调查者必须比较队列中暴露组和非暴露组的发病率

三、简答题

1. 如何选择队列研究的暴露组和非暴露组？

2. 队列研究的优点和缺点有哪些？

3. 某吸烟与肺癌的队列研究获得以下资料，吸烟者肺癌年死亡率为 $Ie=96/10$ 万，非吸烟组肺癌年死亡率为 $Iu=7/10$ 万，全人群中肺癌年死亡率为 $It=56/10$ 万。试计算 RR 值、AR 值、$AR\%$、PAR、$PAR\%$，并分析各指标的流行病学意义。

4. 试述 RR 与 AR 的区别及其联系。

（吴秀娟）

第五章　病例对照研究

学习要求

掌握：病例对照研究的概念及特点；病例与对照的来源与选择；病例对照研究资料的整理、资料分析方法及各值的意义（资料的整理、暴露与疾病联系的显著性检验、暴露与疾病联系的强度计算、OR95％可信区间的计算）。

熟悉：病例对照研究的类型及用途；病例对照研究的基本步骤；病例对照研究的优缺点。

了解：样本含量的估计；病例对照研究的中偏倚的产生与控制。

病例对照研究（case control study）亦称回顾性研究（retrospective study），与队列研究同属分析性流行病学研究中两种重要的方法之一，主要应用于广泛探索疾病的危险因素和病因，已成为流行病学研究中最重要的研究方法之一。20 世纪中叶以来病例对照研究的理论、方法及应用得到空前发展，统计学方法和计算机软件的应用，极大地丰富了病例对照研究的内容。随着病例对照研究的应用范围不断扩大，方法本身也在不断完善，病例对照研究方法现已广泛用于病因及流行因素的探索、临床疗效评价、疾病预后研究以及干预措施与项目评价等。

Case control study is a study in which the risk factors of people with a disease are compared with those without a disease.

It is an epidemiological method that begins by identifying persons with the disease or condition of interest (the cases) and compares their past history of exposure to identified or suspected risk factors with the past history of similar exposures among persons who resemble the cases but do not have the disease or condition of interest (the controls).

The relationship of an attribute to the disease can therefore be examined by comparing affected and non-affected individuals with regard to the frequency or levels of the attribute in each group.

第一节　病例对照研究概述

一、病例对照研究的基本原理

病例对照研究是指按照是否处于疾病或某种状态，将研究对象分为病例组和对照组，分别追溯既往所研究因素的暴露情况，并进行比较，以推测疾病与因素之间有无关联及关联强度大小的一种观察性研究方法。

病例对照研究的基本原理是将研究的对象按疾病的有无分组，选择一组患所研究疾病的病人作为病例组，再选择一组未患该病的对象作为对照组，回顾调查两组人群过去某个（些）

因素的暴露情况。比较两组人群中在疾病发生之前有关可疑危险因素的暴露差异,比如暴露率和暴露水平的差异,以研究该疾病与研究因素的关系。如果两组的暴露率有差别,则可以认为研究的暴露与疾病之间存在着统计学上的联系。病例对照研究中的"病例"可以是某疾病患者,或具备某种特征及处于某种状态(如亚健康、自杀倾向、药物副作用等)的人,"对照"可以是未患该病的其他病人,或不具有所感兴趣状态的个体。其设计模式见图5-1。

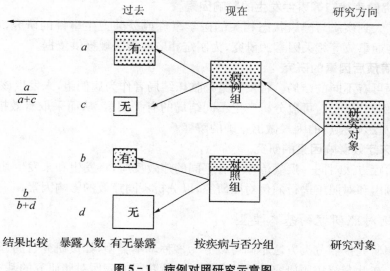

图 5-1 病例对照研究示意图

二、病例对照研究的特点

(一)观察方向

属于回顾性研究,病例对照研究的基本设计思路是收集研究对象过去的暴露情况,在时间顺序上属回顾性质,因此又称其为回顾性研究,这一点有别于队列研究和实验性研究。

(二)研究的方法

属于观察性研究,过去的暴露因素是客观、自然存在于研究对象中,而不是人为给予的,这一点可以与实验性研究相区别。

(三)研究对象的分组

病例对照研究要设立对照组,并按患该病的有无分为病例组和对照组,这一点与队列研究不同,由于分组也不是完全随机的,这与实验性研究不同。

(四)从"果"溯"因"

研究开始时已有确定的结果(患病和未患病),进而追溯与疾病有关的原因,即从研究疾病(果)与过去的暴露因素(因)关联强度来推断因素与疾病发生的关系,以寻找病因线索。

(五)结果分析

比较两组研究对象过去暴露率或暴露水平的差异,分析暴露与疾病的关系及关联的强度。

研究对象(participants of study):临床上一部分患该病的病人及另一部分未患该病的人。

病例组(case group):由患该病的对象组成的组。

对照组(control group):由未患该病的对象组成的组。

三、病例对照研究的用途

(一)广泛探索疾病发生的影响因素

从众多与疾病发生相关的可疑因素中,筛选相关因素,特别是对病因不明的疾病的可疑危险因素进行广泛探索是病例对照研究的优势。

(二)研究健康状态等事件发生的影响因素

将研究扩大到疾病与健康状态相关的医学事件或公共卫生事件的研究,可进行意外伤害,如自杀、交通事故等相关因素的研究,为制定相应政策法规提供依据。

(三)疾病预后因素的研究

同一疾病可有不同的结局。将发生某种临床结局者作为病例组,未发生该结局者作为对照组,进行病例对照研究,可以分析产生不同结局的有关因素,从而采取有效措施,改善疾病的预后,或者对影响预后的因素做出正确的解释。

(四)临床疗效影响因素的研究

同样的治疗方法对同一疾病治疗可有不同的疗效反应,将发生和未发生某种临床疗效者分别作为病例组和对照组进行病例对照研究,以分析不同疗效的影响因素。

四、病例对照研究的基本类型

病例对照研究按照分类方法不同可以分为多种基本类型,如按研究目的、研究特点、研究设计等分类。在此介绍按照研究设计的分类方法所获得的病例对照研究的基本类型。

按照研究设计可将病例对照研究分为非匹配病例对照研究和匹配病例对照研究两大类。

(一)非匹配病例对照研究

在设计规定的病例和对照人群中,分别抽取一定数量的研究对象,一般情况下所抽取的对照人数应等于或高于病例人数。对于病例和对照之间的关系无任何限制。

(二)匹配病例对照研究

匹配(matching)又称配比,指所选择的对照在某些因素(或)特征上与病例保持一致。目的是对两组进行比较时排除匹配因素对所研究因素的研究结果造成干扰,提高研究效率,从而更准确的体现所研究因素与疾病的关系。匹配分为频数匹配和个体匹配。

1. 频数匹配(frequency matching)又称成组匹配(category matching) 指对照组具有的某(些)因素或特征者所占的比例与病例组一致,即病例组与对照组之间在某些因素和特征的分布一致或接近。如病例组男女各占1/2或者年龄比例老、中、青为1∶2∶1,则对照组也应如此。

2. 个体匹配(individual matching) 指以病例和对照个体为单位进行匹配。每个病例匹配一个或几个对照,病例与对照配成对子(pair),使对照在某些因素或特征(如年龄、性别、职业等)方面与其相匹配的病例相同或基本相同。这些匹配的因素或特征称之为匹配因素(matching factor)或匹配变量(matching variables)。匹配可提高病例组和对照组的可比性,并能控制某些混杂因素。

匹配个体时,如病例与对照的比例一般为1∶1,通常称为配对(pair matching),是最常用的匹配形式。罕见的病例也可以是1∶R个对照,此时直接称为匹配。由于超过1∶4匹配时,研究效率增加缓慢且增加工作量较大,故而不建议采用。

匹配的因素多,可增加其可比性,并能控制某些混杂因素。但是如果把不必要的因素列入匹配,企图使病例与对照尽量一致,就可能增加工作难度,徒然丢失信息,结果反而降低了研究效率。这种情况称作"匹配过度"(over-matching),应当避免。如有两种情况不应匹配,一是疾病因果链上的中间变量不应匹配;二是只与可以病因有关而与疾病无关的因素不应匹配。

五、病例对照研究衍生的类型

近年来,在传统意义病例对照研究基础上衍生了多种改进的研究类型,如巢式病例对照研究、病例—队列研究、病例—交叉设计、病例—时间—对照设计及病例—病例研究等。下面介绍前两种衍生类型。

(一)巢式病例对照研究

美国流行病学家 Mantel 于 1973 年提出了病例对照研究的综合式设计,1982 年正式命名为巢式病例对照研究(nested case-control study, case-control study nested in a cohort)。它是将传统的病例对照研究和队列研究的一些要素进行组合后形成的一种研究方法,即在对一个事先确定好的队列进行随访的基础上,再应用病例对照研究(主要是匹配病例对照研究)的设计思路进行研究分析。

其设计原理是:首先设计一项队列研究,依据研究要求确定某人群作为研究队列,收集队列研究中成员的有关资料、信息及生物标本等,对该队列随访原设定的随访时限后,将发生在该队列内所研究疾病的全部新发病例组成病例组,在该队列内部为每个病例选取一定数量的研究对象组成比照组,对照应为在其对应的病例发病时尚未发生相同疾病的人,且按设定的匹配因素进行匹配,然后分别抽取病例组和对照组的相关资料及生物标本进行检查、整理,最后按病例对照研究的分析方法进行资料的统计分析及推论。

该研究方法与传统病例对照研究相比,首先,其主要优点在于病例与对照来源同一队列,因此减少了选择偏倚,两组的可比性较高。其次,该方法的暴露资料是在队列研究开始时(基线调查)或者随访过程中获得的,即疾病确诊前收集的,病例是在队列随访过程中产生的。这样可以降低回忆偏倚,符合因果推断的时间顺序,验证暴露与疾病关联时,论证能力更强。再次,该方法兼有队列研究及病例对照研究的优点,统计效率和检验效率较高,同时可以了解疾病发生的频率。

(二)病例—队列研究

病例—队列研究(case-cohort study)又称病例参比式研究(case-base reference study),也是一种病例对照研究与队列研究相结合的设计形式,是 Prentice 于 1986 年提出的一种新的设计方法。其产生的基础为流行病学的队列研究中常常会遇到,随访一段时间后只获得了少量病人,其他大多数研究对象只能得到截尾观察结果,这时如果要获得所有对象的协变量资料做统计分析,则需花费大量资源,因而需要考虑设计一种新方法进行权衡。

病例队列研究的基本设计思路是队列研究开始时,在队列中按一定比例随机抽选出一个有代表性的样本作为对照组,观察结束时,队列中出现的所研究疾病的全部病例作为病例组,与上组随机对照组进行比较。病例—队列研究与巢式病例对照研究的不同之处在于:①对照是在基线队列中随机选取的,不与病例进行匹配;②对照是在病例发生之前就已经选定,而巢式病例对照研究选择对照是在病例发生之后进行;③可以同时研究几种疾病,不同的疾病有不同的病例组,但对照组都是同一组随机样本。

六、病例对照研究实例

(一)研究背景

20世纪20年代后,许多国家,尤其是工业化国家,肺癌的死亡率增长比较迅猛。有人提出,吸烟、空气污染和其他危险因素是肺癌的病因,但也有人指出,越来越高的肺癌死亡率是由于寿命的延长、人口的老化和(或)肺癌诊断技术的提高等等,诊断技术的提高造成了肺癌检出率的提高。1948—1952年间,Doll和Hill运用病例对照研究方法对吸烟和肺癌的关系进行了探讨,然后于1951—1976年间,又用20余年的队列研究,确定了肺癌发生过程中,吸烟的病因学作用。

(二)研究对象

1. 病例组　选择1948年4月至1952年2月在伦敦及其附近的20多家医院确诊为肺癌的住院病人为病例组。

2. 对照组　每调查一例肺癌病人,同时匹配一例胃癌及肠癌等其他肿瘤病人作为对照,即1∶1配对。

3. 匹配条件　①年龄相差不超过5岁,性别相同;②居住地区相同;③家庭经济条件相似;④同期入院并住同一医院;⑤民族、职业、社会基层医治或者相似。对照可以与肺癌病人同一个医院选择,并注意不将病因可能相同的疾病作为对照。

(三)研究因素

主要研究吸烟因素与肺癌发生之间的关系,针对研究目的,制定了调查表,界定了吸烟者的概念,以及对调查对象是否吸烟、吸烟年龄、平均每日吸烟量、吸烟总量等进行调查。

(四)资料的收集与分析

用统一的调查问卷,经过统一培训的调查员采用相同的方式对病例和对照进行相关信息收集。且研究人员随机抽查了50例调查对象,在问过吸烟史6个月后,再次询问吸烟史,检验调查对象对吸烟史回答的可靠性。最终对所有收集资料用配对资料整理的方法进行统计分析。

(五)结果

两组比较,对照组,肺癌病人中吸烟者所占比重较大,平均每日吸烟量大,吸烟总量大等。全部研究对象的研究结果提示,吸烟是肺癌发生的危险因素($OR=2.97$,95% $CI=1.82\sim4.85$);两性群体中,男性吸烟率较女性高,男性资料结果显示吸烟和肺癌之间的关联强度高于女性($OR=8.71$,95% $CI=4.55\sim16.67$)。且随着吸烟量的增加,肺癌发生的危险性增大($\chi^2_{趋势}=40.01$,$P<0.05$)。这些结果先后在英国其他地区重复调查,均呈一致性。

(六)结论

吸烟与肺癌的发生有关,是肺癌发生的危险因素,但由于非吸烟者中也有肺癌发生,所以不能认为吸烟是肺癌发生的唯一因素。

第二节　病例对照研究的设计与实施

一、研究步骤

(一)提出假设

根据既往疾病分布的记载或现况调查得到的结果,结合相关文献的复习,提出该疾病的病因假设。

（二）制定研究计划

1. 明确研究目的　根据研究的目的选择适宜的对照形式,选择病例与对照比较的方法。

2. 研究方法的选择　可选用匹配(matching)或成组比较法,或两者均使用,如采用匹配法,须确定病例与对照的比例及匹配的条件。

3. 研究对象的选择　确定病例与对照的来源和选择方法,明确病例的诊断标准和诊断方法。总的原则是应保证从研究对象中能获得需要的流行病学资料,能代表将来打算把调查结果推及的目标人群。并需要说明研究对象人群的入选标准、来源、抽样方法、样本含量、有无对照组、对照组的选择条件、来源和选取方法。病人应该有严格的诊断标准,疾病的诊断标准应该是国际或国内公认的、统一的标准。

4. 样本大小的估计　首先要对病例组及对照组的暴露率以及研究的疾病与研究因素的比值比(OR)等进行估计,这些数据可根据文献的记载资料中获取。

5. 研究因素(暴露)的确定　调查的每一个变量必须规定明确的定义(概念定义或操作定义)。例如"疟疾患者"的概念定义可定为"患者体内有疟原虫者",但这不易测量,故"疟疾患者"可归定为"一次厚血片检查到疟原虫的患者",这就是操作定义,便于统一标准,易于测量。规定好测量的尺度和选择尺度的原则,尽量采用定量化和客观的指标,少采用定性和主观指标。测量变量的方法应先进、灵敏、特异、可靠、廉价,且安全易行。同时要考虑调查因素中的混杂因素及其混杂因素的控制。

6. 调查表设计　调查表的制定是流行病学调查研究中必不可缺少的内容,调查表设计的好与坏直接关系到调查研究的成与败。要制定出一份较好的调查表,需要具备较丰富的流行病学工作经验及专业知识,制定好的调查表最好在小范围内进行一次预调查(preliminary),以便发现不足,反复修改、完善后方可正式使用。

7. 偏倚及其控制　设计中要考虑整个研究过程中可能出现的偏倚,并预先设计好如何控制各种偏倚。

8. 调查的实施　应按照严格的设计,有步骤地进行。

9. 资料的整理与分析　数据整理可根据复杂程度与数量而采用手工或计算机。在设计阶段应概要说明收集的资料使用哪些描述性计算指标,分析的主要项目,整理分析表格,采用什么统计公式和模型,对调查结果要有充分估计可能发生的偏倚及其对结果的影响。这样,才有可能发现调查表设计及数据收集过程中存在的问题。

10. 所需费用的预算　在调查设计中应包括经费预算,做到精打细算,节约开支。经费来源有:上级行政机构、科研机构、各种资助单位和经常性经费开支。预算包括:①调查人员的经费开支;②购置必需的仪器设备;③消耗用品的开支(药物、试剂、调查表格等);④交通等后勤的开支;⑤其他。

11. 人员分工及与协作单位的协调。

（三）收集资料

收集资料包括培训调查员与预调查:制定培训手册和工作手册,对调查员进行培训考核,规范调查方法。小样本的预调查后应对整个研究计划(包括调查表)提出修改和完善的意见和建议。

（四）实施调查

严格按照已修改过的调查表与统一的调查方式进行,不得随意更改。

（五）资料的整理与分析

（六）提供研究报告

二、病例与对照的选择

病例与对照的选择，尤其是对照的选择，为整个研究的关键之一，研究的结论是否可靠，首先取决于对照选择是否合理。病例与对照选择的基本原则有两个，一个为代表性（representability），即所选择的病例应足以代表产生病例的靶人群中的病例，对照也应足以代表产生非病例的总体人群；二为可比性（comparability），即病例组与对照组在年龄、性别、职业等主要特征方面应无明显差别；另外，还要注意两组的均衡性。

（一）病例的选择

1. 选择病例的要求

（1）诊断明确：诊断要可靠，尽量使用该种疾病诊断的"金标准"。如对癌症病例最好的诊断标准是死体解剖或活组织检查，前者不易施行，所以尽可能采用病例诊断。

（2）可能的暴露存在：被选择的病例必须具有暴露于调查因素（可疑病因）的可能性，如研究口服避孕药与某些疾病的关系时，做过绝育术或因其他原因未服用避孕药的患者不应作为研究对象，否则也将产生偏倚。

2. 病例的来源

（1）一般人群：采用基于社区的人群研究（a population-based study；a community-based study），从社区人群中选择病例时，可以利用疾病监测资料或居民健康档案选择合格的病例。对于常见病也可以组织专门的调查（普查、抽样调查），从社区居民中发现该病的病例。从社区人群中全部患该病的病例总体中随机抽取的病例，其代表性好，但调查比较困难，耗费人力和物力。

（2）医疗单位：包括门诊和住院的病例，常采用基于医院的病人研究（a hospital-based study）。应选用一个时期内符合要求的连续病例，其比较合作，资料容易获得且比较可靠，对于罕见病的研究有时是唯一可行的方法。但是在医疗单位选择研究对象时代表性差，易导致选择偏倚。为减少偏倚，病例应尽量选择一个总体人群中不同地区、不同水平、不同种类医院中的同种病例。

3. 病例的种类　可分为如下三类：

（1）新发病例：也称发病病例（incident cases），发病时间短，更接近于病因暴露的时间，回忆暴露情况较准确，复查有关情况易获得，所以一般以新发病例作为研究对象为好。

（2）现患病例：也称老病例（prevalent cases），现患病例是发病病例中的幸存者，若幸存者与死亡者的危险因素有差别，选用现患病例可以发生错误结论。现患病例可能是存活多年的患者，患病后可能改变了环境和习惯，如遵医嘱戒了烟、酒等。所以调查时，回忆的情况不能反映真实的暴露。但病程短、死亡快的疾病可不一定区分新发或现患。

（3）死亡病例：死亡病例（the dead cases）的优点是可利用量大、确诊度高、获取方便。但不足之处是暴露史的回顾要由他人代述，可靠性较差。此外，倘若研究中需进行化验，也无法进行。

此外，病例的诊断必须准确，标准需统一。若有不同的病理类型，而不同的病理类型涉及的危险因素不一致时，则应根据不同的病理类型来选择病例。

（二）对照的选择

1. 选择对照的要求 对照必须来自于产生病例的总体。

2. 对照的确定 病例对照研究的关键是如何选择对照，对照必须是不患所研究疾病的人。对照最好是全人群的一个无偏样本，或是产生病例的人群中全体非患该病的人群的一个随机样本，以保证对照与病例具有可比性。但是在病例对照研究中，对照的选择往往比病例的选择更复杂、更困难。

3. 对照的来源 病例对照研究中的对照主要来源于：

（1）研究的病例所来源的人群，要保证除了研究的因素之外，对照的某些因素及特征必须与病例一致，同时对照应未患与研究因素相关的疾病。如研究吸烟与肺癌关系时，慢性支气管炎、支气管哮喘和肺结核的病例不宜作对照；研究胃癌的危险因素时，慢性胃炎及胃溃疡的患者不能作对照。

（2）选择其他病人作对照，容易选择，但代表性差一些，比较合作实际工作中常采用这类对照，但为避免偏倚，应选择多医院、多科室、多病种的病人作对照。

（3）可选用病例的亲友、同事、邻居和同学等，但研究职业性暴露因素与某疾病关系时，不能用同事作对照。

（4）可选用多重对照，即有病人对照，还有健康对照。这不仅扩大了对照的来源，而且减少了偏倚，增强了代表性。

三、样本含量的估计

（一）影响病例对照研究的样本因素

1. 人群中研究因素的暴露率（exposure rate） 包括研究因素在病例组中估计的暴露率（p_1）和在对照人群（对照组）中估计的暴露率（p_0）。可通过查阅文献或预调查获得。

2. 研究因素与疾病关联强度的估计值，或暴露的比值比（OR） OR 值越大，所需样本越小。

3. 显著性水平 α 第 I 类错误，即假阳性率，将 α 值定义为 0.05，即估计的错误，概率 $\leqslant$ 5%，错误率越低，样本越大。

4. 检验的把握度（$1-\beta$） β 为第 II 类错误，即假阴性率，把握度（power）即检验的效率，把握度 $=1-\beta$，如把握度 $=0.9$（$\beta=0.1$）则有 90% 把握发现暴露与疾病的联系。把握度越高，样本含量越高。

（二）样本量计算公式

非匹配或成组匹配的病例对照研究样本量估计，其公式为：

$$n=\frac{(Z_\alpha\sqrt{2\overline{p}\,\overline{q}}+Z_\beta\sqrt{p_0q_0+p_1q_1})^2}{(p_0-p_1)^2} \tag{5-1}$$

或近似公式：

$$n=\frac{2pq(Z_\alpha+Z_\beta)^2}{(p_1-p_0)^2} \tag{5-2}$$

$$p=(p_1+p_0)/2;q=1-p;q_0=1-p_0;q_1=1-p_1$$

p_1 可根据 p_0 与 OR 推算，

其公式为：

$$p_1=\frac{ORp_0}{1-p_0+ORp_0} \tag{5-3}$$

例 5－1：为研究某地区人群吸烟与肺癌的关系，欲进行一次病例对照研究。已知该地区一般人群中吸烟率为 30%，估计的 OR 为 5.0，α 定为 0.05，把握度定为 90%(0.9)，问此次研究各需要病例和对照为多少例？

$$p_0 = 0.3; p_1 = \frac{5 \times 0.3}{1 - 0.3 + 5 \times 0.3} = 0.68$$

$$p = (0.3 + 0.68)/2 = 0.49; q_0 = 0.7; q_1 = 0.32; q = 0.51$$

$$Z_\beta(0.10) = 1.282, Z_\alpha(0.05) = 1.96$$

$$n = \frac{(1.96 \times \sqrt{2 \times 0.49 \times 0.51} + 1.282 \times \sqrt{0.3 \times 0.7 + 0.68 \times 0.32})^2}{(0.68 - 0.30)^2}$$

$n = 34.25$，即病例和对照各需 34 人

例 5－2：如果上例 $p_0 = 0.3, OR = 2, n = ?$

$$p_0 = 0.3; p_1 = \frac{2 \times 0.3}{1 - 0.3 + 2 \times 0.3} = 0.46$$

$$p = (0.3 + 0.46)/2 = 0.38; q_0 = 0.7; q_1 = 0.54; q = 0.62,$$

$$n = \frac{(1.96 \times \sqrt{2 \times 0.38 \times 0.62} + 1.282 \times \sqrt{0.3 \times 0.7 + 0.46 \times 0.54})^2}{(0.46 - 0.30)^2}$$

$n = 191.37, N = 382$ 人

2. 1:1 个体匹配的病例对照研究样本含量

$$m = \frac{[Z_\alpha/2 + Z_\beta \sqrt{p(1-p)}]^2}{(p - 1/2)^2} \tag{5－4}$$

m 为病例和对照暴露不一致的对子数。

$$p = OR/(1 + OR)$$

$$N_{(对子)} = \frac{m}{p_0 q_1 + p_1 q_0} \tag{5－5}$$

例 5－3：为研究某地妇女口服某种药物与新生儿先天性心脏病的关系，欲进行一次 1:1 配对病例对照研究。已知该地妇女服此药的比率为 30%，估计的 OR 为 2.0，α 定为 0.05，把握度定为 90%。问此次研究共需要多少对研究对象？

$$p_0 = 0.3; p_1 = (2 \times 0.3)/(1 - 0.3 + 2 \times 0.3) = 0.46$$

$$q_0 = 0.7; q_1 = 0.54; p = 2/(1 + 2) = 2/3$$

$$m = \frac{[1.96/2 + 1.282 \times \sqrt{2/3 \times (1 - 2/3)}]^2}{(2/3 - 1/2)^2} = 90.36$$

$$n = 90.36/(0.3 \times 0.54 + 0.46 \times 0.7)$$

$N = 185.95$(对)

上例中如果 OR 为 4.0，样本含量需多少？

$$p_0 = 0.3; p_1 = 4 \times 0.3/(1 - 0.3 + 4 \times 0.3) = 0.63$$

$$m = \frac{[1.96/2 + 1.282 \times \sqrt{4/5 \times (1 - 4/5)}]^2}{(4/5 - 1/2)^2} = 24.76$$

$$n = 24.76/(0.3 \times 0.37 + 0.63 \times 0.7)$$

$N = 45.29$(对)

由此可见,估计的 *OR* 值越高,所需样本越小。

四、资料的来源与收集

资料的收集在病例对照研究中十分重要,若调查的方式方法不当,收集的资料就不可靠,将产生偏倚。资料的来源可从医院病案记录、疾病登记报告等摘录,然而大量的资料主要是通过对病例或对照的调查询问而获得。

询问调查是一项十分复杂而细致的工作,被调查者需要通过感受、回忆、思维、联想和反映等过程回答问题,所以在调查时要求调查者传达至被调查者的每一个信息必须明确,所调查的内容、调查的方式、方法对每一个被调查者应该相同。因此,需要拟定一张完善的调查表。并应在小部分研究对象中进行调查后,确认可行,再实施正式的调查。

第三节　资料的整理与结果分析

对调查获得的数据资料进行整理和分析。整理是指对收集的原始资料进行全面系统的核实及检查,以纠错补漏,尽可能提高资料的质量和完整性;进一步对资料进行分组、归纳或编码、录入统计学相关软件,建立数据库。分析则包括描述性分析和推断性分析。

一、描述性分析

(一)研究对象的一般特征描述

对研究对象的一般特征如年龄、性别、职业、民族、居住地、疾病临床类型等进行描述,计算出各种特征的构成及比重、在两组的分布情况,从而对资料的一般情况有一定的了解。

(二)均衡性检验

在描述性分析的基础上,对病例组和对照组的某些特征进行均衡性检验。比较暴露组与对照组除欲研究因素以外的各特征是否近似或齐同,来鉴定两组资料是否具有良好的可比性。对于个体配比的资料,可将对子拆开按成组资料进行这种描述性分析。常采用 *t* 检验、方差分析、χ^2 检验等。对两组间差异确有统计学意义的因素,在后续分析时应考虑其对研究结果可能的影响并加以控制。

二、推断性分析

(一)非匹配或成组匹配设计资料的分析

1. 分析步骤

(1)资料(四格表)整理:按两组暴露因素的有无及疾病的有无,用 2×2 四格表的形式表达(表 5-1)。

表 5-1　非匹配或成组匹配病例对照研究资料整理表

暴露	病例	对照	合计
有	a	b	n_1
无	c	d	n_0
合计	m_1	m_0	N

(2)暴露与疾病联系的显著性检验(χ^2 检验):检验病例组某因素的暴露率或暴露比例

(a/m_1) 与对照组 (b/m_0) 之间的差异是否具有统计学意义。检验此假设一般采用四格表 χ^2 检验(公式 5-6,5-7),如果两组某因素暴露率差异有统计学意义,说明该暴露与疾病存在统计学关联。

$$\chi^2 = \frac{(ad-bc)^2 N}{m_1 m_0 n_1 n_0} \tag{5-6}$$

当四格表中一个格子的理论数大于 1,但小于 5,且总例数大于 40 时,用校正 χ^2 检验:

$$\chi^2_{校} = \frac{(|ad-bc| - N/2)^2 N}{m_1 m_0 n_1 n_0} \tag{5-7}$$

四格表资料 χ^2 检验的矫正公式由英国统计学家 Yates F 1934 年提出,人们对 χ^2 检验的矫正进行了广泛的讨论,一般说来,病例对照研究资料分析的四格表中一个格子的理论数值均大于 5,所以从实际应用的效果看,不必进行矫正。

(3) 暴露与疾病联系的强度检验:关联强度(strength of association)常用相对危险度(relative risk,RR)测量。RR 为暴露组发病率或死亡率与非暴露组发病率或死亡率之比。但病例对照研究中无暴露组和非暴露组的观察人数,故不能计算发病率或死亡率,因而不能求得 RR,只能计算比值比(odds ratio,OR)来近似估计 RR。

OR 是指病例组的暴露(患病)比值与对照组的暴露(患病)比值之比,反映了病例组某因素的暴露比例为对照组的若干倍。

从表 5-1 可见,病例组暴露的概率为 a/m_1,无暴露的概率为 c/m_1,两者的比值(odds) $= (a/m_1)/(c/m_1) = a/c$。同理,对照组暴露与无暴露的比值 $= b/d$。

则比值比 $OR = (a/c)/(b/d) = ad/bc$

$$OR = \frac{ad}{bc} \tag{5-8}$$

在不同患病率和不同发病率的情况下,OR 与 RR 是有差别的,当疾病率小于 5% 时,OR 可以较好地反映 RR。

(4) OR95% 可信区间的计算:所计算的 OR 值是关联程度的一个点估计值,由于有抽样误差的存在,它不能反映总体 OR 值,故需用样本 OR 推测总体 OR 所在范围,即可信区间(confidence interval,CI),其上下限数值称可信限(confidence limit,CL)。常用 Miettinen 卡方值法和 Woolf 自然对数转换法计算 OR95% 可信区间。两种方法计算结果基本一致,Miettinen 法较 Woolf 法计算的可信区间范围较窄,且计算方法简单,较常用,在此仅介绍该方法。

Miettinen 卡方值法公式:

$$OR95\%CI = OR^{(1 \pm 1.96/\sqrt{\chi^2})} \tag{5-9}$$

计算时一般用不校正 χ^2 值。

通过 OR95% CI 的计算,说明有 95% 的把握说明总体 OR 所在的范围,根据可信区间是否包括 1 来推断暴露因素与疾病间关联强度的可靠性。如果 OR95% CI 不包括 1($OR>1$ 或 $OR<1$),说明如果进行多次病例对照研究,有 95% 的可能 OR 不等于 1,该项研究 OR 不等于 1 并非抽样误差所致,有理由认为研究因素是研究疾病的危险因素或保护因素;如果 OR95% CI 包括 1,说明如果进行多次病例对照研究,可能有 95% 的研究其 OR 值等于 1 或接近 1,也即研究因素与研究疾病无关。

2. 分析举例

例 5-4:一项关于妇女口服避孕药(OC)与心肌梗死(MI)的病例对照研究的结果表明,

病例 153 人,其中 39 人口服避孕药;对照 178 人,其中 24 人口服避孕药,请检验口服避孕药与心肌梗死有无联系(表 5-2)。

(1) 资料整理

表 5-2　OC 与 MI 关系的病例对照研究

OC	病例	对照	合计
+	39	24	63
-	114	154	268
合计	153	178	331

(2) 暴露与疾病联系的显著性检验

$$\chi^2 = \frac{(39 \times 154 - 24 \times 114)^2 \times 331}{63 \times 268 \times 153 \times 178} = 7.70$$

$\chi^2_{0.01} = 6.63$,由于 $\chi^2 = 7.70 > 6.63$,则 $P < 0.01$

结论:妇女口服避孕药与心肌梗死有联系。

(3) 暴露与疾病联系的强度检验

$$OR = \frac{39 \times 154}{114 \times 24} = 2.20$$

结论:妇女口服避孕药发生心肌梗死的危险性是未服药者的 2.20 倍,妇女口服避孕药是发生心肌梗死的危险因素。

(4) OR 95% 可信区间的计算

$$OR95\%CI_{L,U} = 2.20^{(1 \pm 1.96/\sqrt{7.70})} = 1.26 \sim 3.84$$

可信区间不包含 1,即可认为该 OR 值有显著性联系。

(二) 1∶1 配对设计资料的分析

本节主要介绍 1∶1 配对资料的分析。

1. 分析步骤

(1) 资料整理:见表 5-3。

表 5-3　病例对照研究 1∶1 配对资料整理表

对照	病例		合计
	暴露	无暴露	
暴露	a	b	$a+b$
无暴露	c	d	$c+d$
合计	$a+b$	$a+b$	N

(2) 联系的显著性检验

用 McNemar 公式计算:

$$\chi^2 = \frac{(b-c)^2}{b+c} \tag{5-10}$$

此公式适用于较大样本,对子数较少时(当 $b+c < 40$ 或有理论数小于 5 但大于 1 时)可用 McNemar 校正公式:

$$\chi^2_{(校)} = \frac{(|b-c|-1)^2}{(b+c)} \qquad\qquad (5-11)$$

（3）联系的强度检验

$$OR = c/b \qquad\qquad (5-12)$$

（4）OR 95％可信区间

$$OR95\%CI_{L,U} = OR^{(1\pm1.96/\sqrt{\chi^2})}$$

2. 分析举例

例 5-5：一项食管癌发病因素的研究结果表明，共调查了 93 对（1：1 配比），具体结果见表 5-4。

（1）四格表整理

表 5-4　吸烟与食管癌关系的 1：1 配对资料分析

对照	病例		合计
	暴露	无暴露	
吸烟	55	6	61
不吸	26	6	32
合计	81	12	93

（2）联系的显著性检验

$$\chi^2 = \frac{(26-6)^2}{26+6} = 12.50$$

校正公式得 11.28。

结论：男性吸烟与食管癌的发病有显著性联系。

（3）联系的强度检验

$$OR = 26/6 = 4.33$$

结论：男性吸烟患食管癌的危险性是不吸烟者的 4 倍，吸烟是食管癌发病的危险因素。

（4）OR 95％可信区间

$$OR95\%CI_{L,U} = 4.33^{(1\pm1.96/\sqrt{12.50})} = 1.92,9.76$$

结论：男性吸烟患食管癌的危险性是不吸烟者的 1.92～9.76 倍。

（三）分级资料的分析

如能将暴露分成若干个暴露水平（等级），可分析疾病与暴露的剂量反应关系。

1. 分析步骤

（1）资料整理：见表 5-5。

表 5-5　病例对照研究分级资料整理表

	暴露水平					合计
	0	1	2	3	4 …	
病例	$a_0(c)$	a_1	a_2	a_3	a_4	n_1
对照	$b_0(d)$	b_1	b_2	b_3	b_4	n_0
合计	m_0	m_1	m_2	m_3	m_4	N

（2）联系的显著性检验

$$\chi^2_{(1)} = \frac{(a_1 \times b_0 - b_1 \times a_0)^2 \times n_1}{(a_0 + a_1)(b_0 + b_1)(a_0 + b_0)(a_1 + b_1)} \quad (5-13)$$

$$n_1 = a_0 + a_1 + b_0 + b_1 \quad (5-14)$$

$$\chi^2_{(2)} = \frac{(a_2 \times b_0 - b_2 \times a_0)^2 \times n_2}{(a_0 + a_2)(b_0 + b_2)(a_0 + b_0)(a_2 + b_2)} \quad (5-15)$$

$$n_2 = a_0 + a_2 + b_0 + b_2 \quad (5-16)$$

（3）联系的强度检验

$$OR_{(1)} = \frac{a_1 b_0}{b_1 a_0} \quad (5-17)$$

$$OR_{(2)} = \frac{a_2 b_0}{b_2 a_0} \quad (5-18)$$

（4）OR 95％可信区间

$$OR95\%CI_{L,U} = OR_{(1)}^{\left(1 \pm 1.96/\sqrt{\chi^2_{(1)}}\right)} \quad (5-19)$$

$$OR95\%CI_{L,U} = OR_{(2)}^{\left(1 \pm 1.96/\sqrt{\chi^2_{(2)}}\right)} \quad (5-20)$$

2. 分析举例

例 5 - 6：1956 年 Doll 和 Hill 将男性每日吸烟数量与肺癌关系的研究结果发表，共调查 1 298 例，其中吸烟者 649 例。

（1）四格表整理：见表 5 - 6。

表 5 - 6　吸烟与肺癌关系的等级资料分析

	吸烟（支）/日				
	$0\sim$	$1\sim$	$5\sim$	$15\sim$	Total
病例	2(c)	33(a_1)	250(a_2)	364(a_3)	649(n_1)
对照	27(d)	55(b_1)	293(b_2)	274(b_3)	649(n_0)
合计	29(m_0)	88(m_1)	543(m_2)	638(m_3)	1 298(N)
χ^2	—	9.47	17.11	28.18	
OR	—	8.10	11.52	17.93	

（2）联系的显著性检验 significant test of association

$$\chi^2_{(1)} = \frac{(33 \times 27 - 55 \times 2)^2 \times 117}{(2 + 33)(27 + 55)(2 + 27)(33 + 55)} = 9.47$$

$$\chi^2_{(2)} = \frac{(250 \times 27 - 293 \times 2)^2 \times 572}{(2 + 250)(27 + 293)(2 + 27)(250 + 293)} = 17.11$$

$$\chi^2_{(3)} = 28.18$$

（3）联系的强度检验

$$OR_{(1)} = \frac{33 \times 27}{55 \times 2} = 8.10$$

$$OR_{(2)} = \frac{250 \times 27}{293 \times 2} = 11.52$$

$$OR_{(3)} = \frac{364 \times 27}{274 \times 2} = 17.93$$

（4）OR 95%可信区间

$$OR_{(1)}95\%CI_{L,U}=8.10^{(1\pm1.96/\sqrt{9.47})}=2.14\sim30.70$$

$$OR_{(2)}95\%CI_{L,U}=11.52^{(1\pm1.96/\sqrt{17.11})}=3.62\sim36.68$$

$$OR_{(3)}95\%CI_{L,U}=17.93^{(1\pm1.96/\sqrt{28.18})}=6.18\sim52.05$$

结论：随着每日吸烟量的增加，发生肺癌的危险性增高，呈明显的剂量反应关系。

（四）分层资料的分析

分层分析（stratification analysis）是把病例和对照或者暴露与未暴露人群，按不同特征（一般为可疑的混杂因素）分为不同层次，再分别在每一层内分析暴露与疾病的关联强度，从而可以在一定程度上控制混杂因素对研究结果产生的混杂作用。

例如，在某项研究中，认为性别是混杂因素，可以将资料按男性和女性进行分层，然后分别计算男性和女性中暴露与疾病的联系，从而排除性别的混杂作用，此即分层分析。

1. 资料的整理　分层分析时可将资料整理成表 5-7 的形式。

表 5-7　病例对照研究分层资料整理表

暴露	第 I 层的患病情况		合计
	病例	对照	
＋	a_i	b_i	n_{1i}
－	c_i	d_i	n_{0i}
合计	m_{1i}	m_{0i}	T_i

仍以表 5-2 的数据为例，考虑到年龄与 OC 暴露有关，也与 MI 有关，年龄可能是潜在性的混杂因素。所以按年龄分层，分为<40 岁和≥40 岁两层，进行分层分析，资料整理如表 5-8。

表 5-8　按年龄分层后 OC 与 MI 的关系

	<40 岁			≥40 岁		
	服 OC	未服 OC	合计	服 OC	未服 OC	合计
病例	21(a_1)	26(b_1)	47(m_{11})	18(a_2)	88(b_2)	106(m_{12})
对照	17(c_1)	59(d_1)	76(m_{01})	7(c_2)	95(d_2)	102(m_{02})
合计	38(n_{11})	85(n_{01})	123(n_1)	25(n_{12})	183(n_{02})	208(n_2)

2. 分析方法

（1）计算各层的 OR 值：

<40 岁层 OR 计算：$OR_1=\dfrac{21\times59}{17\times26}=2.80$

≥40 岁层 OR 计算：$OR_2=\dfrac{18\times95}{7\times88}=2.78$

两层的 OR 值均较不分层时的 OR（2.20）大一些。

分析非暴露组年龄与 MI 的关系列表 5-9。

$OR=0.48$，$\chi^2=7.27$，表明年龄与 MI 有关。

分析对照组中年龄与口服避孕药的关系，列于表 5-10。

表5-9 年龄与MI的关系			
OC	<40 岁	≥40 岁	合计
病例	26	88	114
对照	59	95	154
合计	85	183	268

表5-10 年龄与OC的关系			
OC	<40 岁	≥40 岁	合计
+	17	7	24
−	59	95	154
合计	76	102	178

$OR=3.91$，$\chi^2=8.89$，表明年龄与口服避孕药也有关。

根据混杂因素的概念，年龄与 MI 及 OC 暴露均有关，且年龄也不是 OC 与 MI 联系的中间环节，故可认为年龄是研究 OC 与 MI 关系时的混杂因素。在这种情况下，可采用分层分析方法控制年龄的混杂作用。当各层的 OR 值接近时，说明两组资料是同质性(homogeneity)的。

（2）计算总 OR 值：采用 Mantel-Haenszel 计算方法计算总 OR 值。

$$OR_{MN} = \frac{\sum (a_i d_i / t_i)}{\sum (b_i c_i / t_i)} \tag{5-21}$$

将表5-8的数据代入 $OR_{MN} = \dfrac{21 \times 59/123 + 18 \times 95/208}{26 \times 17/123 + 88 \times 7/208} = 2.79$

（3）计算总卡方值：

$$\chi^2_{MH} = \frac{\left[\sum a_i - \sum E(a_i)\right]^2}{\sum V(a_i)} \tag{5-22}$$

式中 $\sum E(a_i)$ 为 $\sum a_i$ 的理论值，

$$\sum E(a_i) = \sum m_{1i} n_{1i} / t_i \tag{5-23}$$

式中 $\sum V(a_i)$ 为 $\sum a_i$ 的方差，

$$\sum V(a_i) = \sum_{i=1}^{I} \frac{m_{1i} m_{0i} n_{1i} n_{0i}}{t_i^2 (t_i - 1)} \tag{5-24}$$

式中 I 为分层的总层数，i 为第几层。

将表5-8数据代入，计算得结果如下：

$$\sum a_i = 21 + 18 = 39$$

$$\sum E(a_i) = \frac{38 \times 47}{123} + \frac{25 \times 106}{208} = 20.3$$

$$\sum V(a_i) = \frac{38 \times 85 \times 47 \times 76}{123^2 \times (123-1)} + \frac{25 \times 183 \times 106 \times 102}{208^2 \times (208-1)} = 11.8$$

$$\chi^2_{MH} = \frac{(39 - 20.3)^2}{11.8} = 29.64$$

自由度 $=1$，$P<0.01$。

（4）计算总 OR 值95%可信区间：采用 Miettinen 法计算：

$$OR95\%CI_{L,U} = OR^{(1\pm1.96/\sqrt{\chi^2})}$$

将上述数据代入：$OR_{MH}95\%CI_{L,U} = 2.79^{(1\pm1.96/\sqrt{29.64})} = 1.93 \sim 4.04$

$OR_{MH}95\%CI$ 的上限为4.04，$OR_{MH}95\%CI$ 下限为1.93。

从以上的结果分析中可以看出，分层后的 OR_{MH} 为2.79，如不进行分层分析，则 OR 值为

2.20,说明由于年龄的混杂作用,低估了 OC 与 MI 的关联强度。

（五）多因素分析

病例对照研究往往涉及的研究因素较多,需要从多个因素中筛选出对疾病影响重要的因素。前述有关暴露与疾病关联强度的分析多为单因素分析,分层分析虽能分析一个以上因素,但分层较多时各层例数可能会很少,不能满足统计分析的需要,使其应用也受到限制。因此,用简单的单因素分析及分层分析方法不可能对多个因素与疾病的关系进行判断,也不可能同时对多个混杂因素加以控制。随着流行病学理论与方法及计算机技术的发展,统计软件已经广泛地应用于因素分析领域,如多元线性回归分析、主成分分析及因子分析、Logistic 回归分析、Cox 回归分析等,提高了研究的质量和效率。这些分析方法在病例对照研究中,用于探讨多个因素与疾病间的关系及控制混杂因素。

第四节　常见的偏倚及其控制

病例对照研究在设计、实施、资料分析乃至推论的过程中都可能会受到多种因素的影响,使研究结果与真实情况存在系统误差,即产生了偏倚(bias)。偏倚的存在歪曲了研究因素与研究疾病的关系,甚至得出完全错误的结论。因此应充分认识偏倚的可能来源,并尽可能减少和控制。一项完全没有偏倚的研究很难做到,但将偏倚控制到尽可能低的程度是完全有可能的。偏倚分为选择偏倚、信息偏倚和混杂偏倚。

一、选择偏倚及其控制

选择偏倚(selection bias)主要产生于研究的设计阶段,是由于研究对象的选择不当造成的,其主要表现为病例不能代表目标人群中病例的暴露特征,或对照组不能代表目标人群暴露的特征。

（一）常见的选择偏倚

1. 入院率偏倚(admission rate bias)　也叫伯克森偏倚(Berkson's bias)。在以医院为基础的病例对照研究中,常发生这种偏倚。因为所选的病例或其他病人对照仅是某种疾病病人中的一部分,而不是其无偏样本,而且由于医院的医疗条件、居住地区、社会经济文化等多方面的因素的影响,病人对医院以及医院对病人都有一定的选择性,使以医院为基础选择的病例代表性较差,从而产生偏倚。

2. 现患病例—新发病例偏倚(prevalence-incidence bias)　也称奈曼偏倚(Neyman bias)。病例对照研究中的研究对象往往是现患病例,而病例中的死亡病例、新发病例、轻型病例、不典型病例以及已痊愈病例由于不易收集等因素而未纳入研究对象。现患病例更多地提供了与存活有关的因素,或者是由于疾病而改变了的一些暴露特征,与新发病例所提供的暴露信息有所不同,其结果可能将存活因素等作为疾病发生的影响因素,歪曲了研究因素和研究疾病的关系。

3. 检出征候偏倚(detection signal bias)　也称暴露偏倚(unmasking bias)。某因素虽不是病因,但其存在有利于某些体征或症状出现,病人常因这些与致病无关的症状而就医,从而提高了早期病例的检出率,致使过高地估计了暴露程度,而产生的系统误差。

（二）预防与控制

减少选择偏倚,关键在于严密科学的设计。制定严格的研究对象选择条件,研究时尽可能选人群病例。如进行以医院为基础的病例对照研究,尽可能选择新发病例,最好能在多个医院选择一定期间内连续观察的病例的全部病例或其随机样本,在与病例相应的多个医院选择多病种对照或在人群中选对照。

二、信息偏倚及其控制

信息偏倚(information bias)或称观察偏倚(observation bias),主要发生于研究的实施过程中,资料的收集阶段。这种偏倚是由于获取了非真实的信息而产生的系统误差。

(一)常见的信息偏倚

1. 回忆偏倚(recall bias) 由于个人对暴露史或既往史回忆的准确性和完整性存在系统误差而引起的偏倚。病例对照研究主要依据研究对象对过去暴露史的回忆而获取信息,因此这种偏倚是病例对照研究中最严重的偏倚之一。多种因素均可导致回忆偏倚,如病程、所发生事件的重要性,调查者的询问方式、询问技巧等。

2. 诱导偏倚(inducement bias) 如果对病例与对照调查时,自觉或不自觉地采取不同的询问方法(方法、态度、广度、深度等)收集信息而产生的系统误差称诱导偏倚。

3. 报告偏倚(report bias) 研究对象因某种原因有意报告非真实信息而导致的偏倚为报告偏倚。

4. 错误分类偏倚(misclassification bias) 暴露情况及诊断结果划分发生错误会导致错误分类偏倚。原因可能是诊断标准不明确,暴露的执行定义不严格或研究者工作态度不认真产生。

(二)预防与控制

主要通过提高测量的准确性和可靠性。严格定义诊断标准及暴露,并规范执行,严格培训调查员,最好采用盲法调查,尽量采用客观的方法来获取信息。调查项目繁简得当、问题明确、指标客观、询问方式适当、态度认真、气氛融洽及被调查者心态平和等都是减少或避免信息偏倚的有效方法。通过随机抽取一定比例的研究对象进行重复调查而进行质量控制,也是减少信息偏倚的方法。

三、混杂偏倚及其控制

疾病的发生是多因素综合作用的结果,因素与因素、因素与疾病之间的作用是非常复杂的。当探讨研究因素与某种疾病的关系时,某个既与疾病有关联又与暴露有关联的因素可能歪曲研究因素与研究疾病之间的关系,这就产生了混杂偏倚(confounding bias)。通常在研究的设计阶段,可用随机化、限制、匹配的方法来控制混杂偏倚的产生;在资料的分析阶段,可用分层分析、标准化及多因素分析的方法控制和分析混杂偏倚的影响。

第五节 病例对照研究的优缺点

一、病例对照研究的优点

1. 所需样本量较小,特别适用于罕见病的研究。

2. 省时、省力、省钱,短时间内能得到结果,并较易于组织实施。

3. 适用于一种疾病与多种因素的研究,对于慢性病可以较快地得到危险因素的估计。

4. 适用于病因复杂,发病率低,潜伏期长疾病的研究。

5. 既可检验有明确假设的危险因素,又可广泛探索未知的危险因素。

二、病例对照研究的局限性

1. 不适合于研究人群中暴露比例很低的因素。

2. 获取既往暴露史是通过回忆获得,难免产生回忆偏倚。

3. 选择研究对象时,难以避免产生选择偏倚。

4. 不能计算发病率,故不能直接分析 RR。

5. 不能直接估计某因素与某疾病是否有因果联系,所以下结论应慎重。

【附】

病例对照研究和队列研究的优缺点比较

顺序	区别	病例对照研究	队列研究
1	对象来源	医院或社区	社区人群
2	对象性质	病人或健康者	健康者
3	对象分组	病例和对照组	暴露和非暴露组
4	研究方向	回顾性	前瞻性
5	样本量	相对较少	相对较大
6	花费	相对较少	相对较多
7	推理方向	从果溯因	从因推果
8	常见偏倚	回忆偏倚	失访偏倚
9	疾病自然史	不能观察	能观察
10	研究疾病	罕见病	常见病
11	分析指标	患病率、OR	发病率、RR
12	因素与疾病	一种疾病与多种因素	一种因素与多种疾病
13	因果关联	相对较差	可靠,有说服力

SUMMARY
Chapter 6　Case Control Study

The case control study is also called retrospective study, belonging to one of two important ways in analysis epidemiological study as well as cohort study. It is mainly applied to danger factors and pathogen which explore the disease extensively and has become one of the most important studies in epidemiology. The characteristics of the study: (1) retrospective study; (2) observational study; (3) establishing The control group; (4) from "result" to "reason"; (5) the relationship and associated strength between analyzable exposure and disease. The data sort and result analysis can be proceeded from two aspects: (1) the descriptive analysis, including the general feature description and the balanced test; (2) the inference analysis, normal analysis methods include non-matched or group-matched design data analysis, 1 ∶ 1 of paired data analysis, the classified data analysis, the hierarchical data analysis and the multi-factor analysis. The bias is apt to emerge in the process of study：(1) selection bias；(2) information bias；(3) confounding bias.

1. 病例对照研究的特点有哪些？
2. 病例对照研究的实施步骤包括哪些？
3. 病例对照研究怎样选择病例？其来源如何？
4. 病例对照研究怎样选择对照？其来源如何？
5. 影响病例对照研究样本的因素有哪些？各对样本有何影响？
6. 简述病例对照研究各类资料分析的基本步骤。
7. 简述病例对照研究成组匹配资料分析的基本步骤。
8. 简述病例对照研究 1∶1 配对资料分析的基本步骤。

（李志强）

第六章　临床试验

学习要求

掌握：临床试验的概念、基本要素和三项原则。

熟悉：随机对照试验。

了解：不同设计的突出特点；序贯试验的方法、步骤和评价；医德问题的重要性。

流行病学实验（epidemiological experiment）又称实验流行病学（experimental epidemiology）或干预研究（intervention study）是将受试对象随机分为干预组与对照组，干预组给予、对照组不给予研究者控制的干预措施（研究因素），随访并考核、比较两组结果的差异，以判断干预措施的效果。

流行病学实验有 4 个特征：

①设立对照组：实验流行病学研究中要设立均衡可比的对照组。

②随机分组：受试对象随机分配到干预组与对照组，以控制研究中的偏倚和混杂。

③有人为施加的干预措施：这是与观察性研究的一个根本不同点。

④属于前瞻性研究：实验方向是前瞻性的（即干预后随访未来的结果）。

满足以上四个特征的实验流行病学研究称为"真试验"。在一些研究中，由于受实际条件所限制，不能随机分组或不能设立平行的对照组，这种研究称为"类实验"。

根据研究目的和研究对象的特点，流行病学实验分为临床试验、现场试验和社区干预试验。

1. 临床试验（clinical trial）　受试对象是临床病人，接受干预措施基本单位是个体，随访判断疗效。

2. 现场试验（field trial）　受试对象尚未患病，接受干预措施的基本单位也是个体，随访

In 1747, James Lind , the Naval Surgeon on HMAS Salisburyconducted what was most likely the first-ever clinical trial when he investigated the efficacy of citrus fruit in cases of scurvy.

He randomly divided twelve scurvy patients into six pairs. Each pair was given a different remedy. He noted that the pair who had been given the oranges and lemons was so restored to health within six days of treatment.

According to Lind's 1753 Treatise on the Scurvy, the remedies were: one quart of cider per day, twenty-five drops of elixir vitriol (aromatic sulphuric acid) three times a day, two spoonfuls of vinegar three times a day, a course of sea-water (half a pint every day), two oranges and one lemon each day.

判断预防效果。

3. 社区试验(community trial)　接受干预措施的是未患病的社区群体,受试对象数量大、范围广,对照组不是随机设立的或者没设对照组,随访判断预防效果。应称其为类实验(quasi-experiment)或半试验(semi-experiment)。

本章专门讨论临床试验。

第一节　概　述

临床试验(clinical trial)是一种前瞻性、实验流行病学研究方法。选择一项药物或疗法作为干预措施;选择符合一定条件的病人作为受试对象,分为干预组和对照组;干预组给予干预措施、对照组不给予;最后比较两组疗效的差异(图 6-1)。

> Clinical trials are the best way for doctors to learn what is safe and effective in a new treatment.

临床试验如果设计合理、严格按照诊断标准和规定条件选择受试对象,并且设置对照、试验分组遵守随机化原则、采用盲法观察结果等防止偏倚,对评价预防、治疗药物或新疗法的效果考核,多能得出符合客观的科学性论断。与此相反,亦可因随机误差、系统误差,而得出与真实效果完全相反的错误结论。

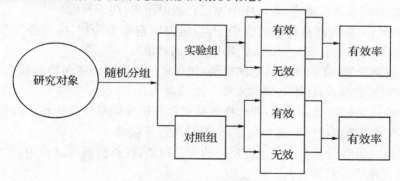

图 6-1　临床试验的流程

临床试验的主要用途有:①新药临床试验,新药在取得新药证书前必须经过临床试验,确定安全有效后,才能被批准进行批量生产,进入市场广泛应用。②临床上不同药物或治疗方案的效果评价。通过临床试验选择有效的药物或治疗方案,提高病人的治愈率,降低致残率和病死率,延长寿命并提高生活质量。

第二节　临床试验的设计与实施

一、临床试验的三个基本要素

研究因素、受试对象和试验效应是临床试验中的三个基本要素。

1. 研究因素(或称处理因素或干预措施)　一般是指要研究的治疗措施。受试对象一般是指按照规定条件选择参加临床试验的病人。对疾病的诊断必须根据明确的诊断标准,包括分型、分期、病情轻重、并发症等,也应作出明确的规定。试验效应是指研究因素在受试对象中产生的预期效应,运用判断效应的效果指标作出评价。

研究因素一般来自三个方面:

(1) 既往用观察法研究取得的、有良好效果的药物或疗法。

(2) 经过实验室和动物实验证实有效而无致癌、致畸、致突变作用的药物或疗法。

(3) 对他人临床试验所用的研究因素,验证疗效。临床试验设计中,应将研究因素的使用作出细致而具体的规定。例如化学药物应说明生产单位、批号、纯度、配制常规和用药剂量、次数等。

2. 受试对象

受试对象包括:①目标人群:亦称靶人群或参考人群,指打算将临床试验结果推广到的总体人群,一般指某病的所有病人。②实际人群:是指符合受试对象诊断标准的人群,一般指符合受试对象诊断标准的全部病人。③研究人群:是从实际人群中,根据入选条件,选择的一个样本,分为干预和对照两组受试对象(或称研究对象)。

上述三者的关系是:研究人群来自实际人群;实际人群又来自目标人群。临床试验的目的,是期望将试验结果应用到更大规模的人群中去。

受试对象的选择,一般要考虑如下几条原则:

(1) 有明确的选择受试对象标准和排除标准:选择受试对象要有统一标准,入选条件基本一致,分组后的两组具有较好的可比性。排除标准也不可少,对具有影响预后的干扰因素的受试对象,如同时患其他重病,有可能中途死亡或退出者,应予排除。

(2) 被选择的对象应能从临床试验中受益:研究因素如为药物,应当经过严格的动物实验,确属治疗效果明显而且安全可靠,才能用于受试对象。

(3) 选择发病频繁、症状明显的受试对象:如观察抗心律不齐的药物的效果时,受试对象应选近期发作频繁的病人,而不是偶尔发作一次的病人。

(4) 选择依从性好的受试对象:即选择服从试验安排并能坚持合作到底的受试对象。否则,受试对象不遵守规定或中途退出较多,会给结果带来偏倚。

(5) 不选择对研究因素易出现不良反应的受试对象:在新药临床试验中,常将老年、儿童和孕妇从受试对象中排除。

3. 试验效应　对试验取得的效果,应当作出恰当的结论(详见本章第四节)。

二、临床试验的四项原则

设置对照、受试对象随机化分组、盲法和重复是临床试验的四项原则。如果运用得当,可以避免、减少发生偏倚。

1. 对照原则　临床试验中的对照,是指不施加研究因素(干预措施)的受试对象。其诊断与其他条件均与施加研究因素的干预组的受试对象一样。对照的作用是对比、考核研究因素的效应,并可减少偏倚和误差。尤其对能自然痊愈的疾病;能自然缓解、时轻时重的慢性病;以及主要依靠主观性指标反映治疗效果者,更应设立对照。常用的对照包括:

(1) 标准对照(standard control):又称阳性对照(positive control),对照组采用代表当时高水平的治疗措施作为标准对照,以此与干预组研究因素的疗效进行对比。

(2) 安慰剂对照(placebo control):对对照组施加一些没有真正治疗效应的安慰剂,与干预组研究因素的疗效相对比。所谓安慰剂是一种没有药理活性的制剂,其色、形、味等方面均与试验的新制剂一样,使受试对象与医务人员都无法区分二者。用安慰剂作为新制剂的对照,其产生的对照组效应称之为安慰剂效应。影响安慰剂效应最重要的因素是受试对象对安慰剂的信任程度,即"心诚则灵"。安慰剂须与盲法合用,是消除心理暗示效应的重要方法,同时还可避免主观偏见造成的心理性测量偏倚。

使用安慰剂对照需注意如下两个问题:①当所研究的疾病尚无有效药物治疗的时候,使用安慰剂对照并不存在伦理问题。但当所研究疾病已有有效治疗药物时,用安慰剂对照就存在伦理问题。②当使用安慰剂对照不会延误病情,延误治疗时,才是合适的选择。安慰剂不适用于停用常规治疗后,有可能造成病情加重的受试对象。对此应用常规治疗措施与研究的干预措施作对照,即标准对照。

(3) 空白对照(no-treatment control):对照组不施加任何处理措施,以与干预组研究因素的疗效进行对比。

空白对照与安慰剂对照的不同在于空白对照没有给予任何干预措施,所以它是不盲的。空白对照的适用情况为:①处理手段特殊,安慰剂盲法试验不能执行。如试验组为放射治疗,外科手术等。②试验药物不良反应特殊,无法使受试者处于盲态。

(4) 自身对照(self control):受试对象不分组,是以研究因素治疗前后作对比。对每一受试对象,一般先施加标准对照的治疗措施或安慰剂或不加任何处理措施;其后,隔一定期限,待消除了前段治疗效应后,再施加研究因素,以对比、考核研究因素的效应。适用于慢性病的临床治疗试验。

(5) 交叉对照(crossover control):是一种特殊的自身对照,先把条件相近的受试对象配对,再随机分配其中之一先用措施 A,后用措施 B;另一受试对象先 B 后 A。结果半数受试对象先用 A,后用 B;另一半先用 B,后用 A。两种处理措施交叉进行。

(6) 历史对照(historical control):是以过去的研究结果与本次研究结果作对照。除了非研究因素影响较小的少数疾病外,一般不宜采用。用时应注意两组资料的可比性。

2. 随机原则　随机原则是临床试验的重要原则之一。随机不是随便,而是使每一受试对象都有同等的机会分到干预组或对照组。因此,对一切可能影响试验结果(干预组与对照组之间比较)的因素,也都有同等机会分到干预组或对照组。随机分组是减少和控制混杂作用的一种方法,但不能保证重要的混杂因素一定均衡可比。只有控制了主要混杂因素和其他偏倚的情况下,随机分组的临床试验,才能既有均衡可比,又是随机分配的。常用的随机分组:

(1) 简单随机分组:常用掷硬币、抓阄、随机数字表和计算器随机编码等。

(2) 区组随机分组:适用于受试对象先后就诊的实际情况,可以克服简单随机分组的缺点,能够保持两组人数相等。具体方法是将受试对象分为 4 人一区组,如果前 2 人被随机分在干预组(或对照组),后 2 人就自然地被分到另一组。若前 2 人被随机分在两个组,则第 3 人的随机数字决定后 2 人的组别,即第 3 人根据随机数字被分到干预组(或对照组),则第 4 人就进入另一组,这样可保证两组的受试人数相等。其后进入试验的区组,依此类推。另外,亦可将受试对象分作 6 或 8 人为一区组。

(3) 分层随机分组:根据受试对象的重要临床特征或预后因素,如年龄、病情,以及吸烟等危险因素,进行分层以后,再作随机分组。这样可以增进临床试验所获得的结果,具有较高的可比性和可信性。

3. 盲法原则　临床试验中,由于受试对象和研究者的心理影响及主观偏见,不论是在设计阶段还是在收集数据阶段,均不可避免地产生偏倚。如判断疼痛减轻情况,研究者可能暗示或启发干预组病人疼痛减轻;受试对象为了取悦研究者而夸大疗效(面子疗效);研究者主观上希望得到阳性结果而将轻病人分配到干预组;有时受试对象不是试验药物发生疗效,可能只因分在干预组受到更细致地观察和更热情地关照而发生效应(霍桑效应)等。为了避免发生这些偏倚,有效的办法就是盲法。盲法可分为单盲、双盲及三盲:

(1) 单盲(single blind):受试对象不知道自己的用药及分组情况,研究观察者知道谁用研究因素治疗、谁用对照治疗,即为单盲。

优点是:减少了来自受试对象的偏倚;简便易行;对受试对象的安全有利。缺点是:不能避免来自研究者的偏倚。

(2) 双盲(double blind):受试对象及研究观察者都不知道谁是干预组、谁是对照组。需要有个第三者来安排、控制整个试验,即为双盲。

优点是:减少了来自受试对象及研究观察者的偏倚,特别是在收集数据和分析数据时的偏倚。缺点是:较难实行;不适用于危重病人。

(3) 三盲(triple blind):除对受试对象及研究观察者实行盲法外,资料分析者也不知道谁是干预组或对照组,即为三盲。

优点是:可以使偏倚减到最低程度,使受试者的效应反应和评价结果更符合客观情况。缺点是:设计复杂,执行难度大,当受试对象并且突然发生变化时,难以及时掌握治疗情况,造成处理延误。

虽然三盲可更客观地进行分析评价结果,但是对此尚有不同看法,一般认为双盲较为理想。

非盲法的试验称为开放试验(open trail),是指受试对象及研究观察者都知道受试对象各自接受的治疗措施,此法应用范围甚广。有些临床试验,如干预措施为手术治疗、戒毒、戒烟和改良饮食习惯等行为改变;体育锻炼及功能训练等,都可采用非盲法。优点是:易于实施,试验过程中发现问题能够及时得到解决。缺点是:容易产生偏倚。

4. 重复原则　重复是指在相同的条件下重复试验的过程。重复是消除非实验因素的重要手段之一。重复包括三种情形:

(1) 这个试验的重复:确保试验的重现性,提高试验的可靠性。

(2) 用多个受试对象进行重复:它避免了把个别情况误认为是普遍情况,把偶然性和巧合的现象当成必然规律,以至试验结果错误地推广到群体。

(3) 同一受试对象的重复观察:确保了试验结果的精确度。例如,血压一般都测 3 次,以 3 次平均数作为最终结果。

三、确定受试对象人数

正确估计样本含量是临床试验设计中的一个重要问题。片面追求"大量观察",不仅造成人力、物力和时间上的浪费,而且给试验的质量控制带来困难。样本人数含量过少,造成检验效能(power$=1-\beta$)偏低,导致本来存在的差异,未能检验出来而出现非真实的阴性结果。下面介绍几种临床试验中常用的样本例数估计方法:

1. 两组均数比较

例 6-1:一临床试验,拟用新药治疗高脂血症,要求新药比老药平均降低血中胆固醇$\geqslant$0.5 mmol/L,才值得推广应用。文献资料:血中胆固醇的标准差为 1.3 mmol/L,估计每组最少观察多少受试对象($n_1=n_2$)才能得出两者差异的显著性?

本例:两均数的差值$\delta=0.5$;两总体标准差的估计值$s=1.3$;

单侧$\alpha=0.05$,$u_{0.05}=1.645$;$\beta=0.1$,$u_{0.1}=1.282$。

代入公式：$n=\dfrac{2(u_\alpha+u_\beta)^2s^2}{\delta^2}$

$n=2(1.645+1.282)^2\times1.3^2/0.5^2=115.8\approx116$

每组最少观察 116 例，两组最少观察 232 例。

2. 自身前后均数比较

例 6-2：上例临床试验，如采用交叉设计，即自身前后对照，其他各项要求不变。

代入公式：$n=\dfrac{(u_\alpha+u_\beta)^2s^2}{\delta^2}$

$n=(1.645+1.282)^2\times1.3^2/0.5^2=57.9\approx58$

每组最少观察 58 例，两组 116 例。自身前后对照可使受试对象观察例数减少一半。

3. 两组率的比较

例 6-3：用老药治疗慢性肾炎的近控率为 30%，要求试验新药的近控率达到 50% 才有推广使用的价值，两组合并率为 40%，估计每组最少观察多少受试对象（$n_1=n_2$）才能得出两者差异的显著性？

本例 $p_1=0.5$；$p_2=0.3$；$p=(0.5+0.3)/2=0.4$；

单侧：要求 $\alpha=0.05$，$u_{0.05}=1.645$；$\beta=0.1$，$u_{0.1}=1.282$。

代入公式：$n=\dfrac{(u_\alpha+u_\beta)^2 2p(1-p)}{(p_1-p_2)^2}$

$n=(1.645+1.282)^2\times2\times0.4\times0.6/(0.5-0.3)^2=102.8\approx103$

每组最少观察 103 例，两组最少观察 206 例。如采用交叉设计，即自身前后对照，受试对象例数也应减少一半。

第三节 临床试验常用的设计方法

一、随机对照试验

随机对照试验（randomized controlled trial，简称 RCT）是按照随机分配的方法，将受试对象分到干预组与对照组，干预组给予相应的研究因素（干预措施），对照组不给予。随访观察结果，进行科学的衡量与评价。RCT 是治疗性研究设计首选的金方案。RCT 方案通过随机分组、设立对照、实施盲法，可有效防止若干混杂或偏倚因素的干扰，同时能确保研究对象具有一定的代表性以及基线可比性等特点。因此，获得研究结果的真实性最佳，是临床试验的金标准方案。

RCT 的优点：随机分配避免了分组时可能存在的偏倚；随机分组可使除了干预措施外，凡影响效果的各种因素在两组中均衡可比，获得的结论较为正确；RCT 能满足统计学假设中随机原则的要求，使检验结果更能反映两组间存在的真实差异。缺点是：费人力、费财力、费时间；研究结果仅限于符合研究条件的受试对象，其代表性比较局限。

在现实生活中，不论国内、国外，都有把某种药物或疗法，虚假宣传忽悠得神乎其神，有效率几乎 100%。但是，当被人采用后，非但无效，反而造成严重恶果的事例，也时有报道。为正确决策提供科学依据，在评价新药物、新疗法的临床试验中，目前国际上认为理想与值得提倡的设计方案为随机双盲对照试验。这一设计方案是在 RCT 的基础上又采用了双盲法，特别适用于对疾病治疗效果、改善预后的评价,其试验结果易被同行认可。

二、交叉设计

交叉设计(cross over design,简称 COD)属自身前后对照试验,受试对象要接受前后两个阶段、两种不同的处理措施。把受试对象随机分为二组,前阶段:一组(A)受试对象用新疗法治疗;另一组(B)受试对象用对照处理措施。后阶段:两组对换,即(B)改用新疗法;(A)改用对照处理措施。

其优点是:一项试验能对两种不同处理措施进行评价比较;自身对照可以排除个体差异,对处理效果评价的结论,更具说服力;病例数量要求较少。缺点是:COD 有一严格的前提,即前阶段处理措施不能对后阶段处理措施有任何影响,这在临床实际中很难做到;前后两个阶段的治疗观察时间要相等,两阶段之间要有间隔时间(洗脱期);不适用于病程较短的急性病治疗效果的研究;COD 还应当采用盲法,否则,特别容易发生受试对象前阶段接受有效治疗后,便退出试验而严重影响研究结果。

三、序贯试验

序贯试验的突出特点是适应病人陆续就医的临床实际,每试验一例或一对受试对象以后,随即分析结果,一旦达到统计上的显著性,即当可以下结论时,就终止试验作出结论。这对病人有利,无效立即停止,有效及时推广。由于计算简便,即便对统计学知之甚少,进行这一试验也不会感到困难。登记分析者可以是不参加临床工作的人员,这样双盲法也可以不被破坏。序贯试验可分为:开放型(不预先肯定最多试验人数)与闭锁型(可预先确定最多试验人数)。根据观察指标的性质,序贯试验又可分为:质反应序贯试验(用定性指标,仅可归纳为阳性或阴性,如有效或无效、治愈或未愈等)和量反应序贯试验(测量指标可表示为连续量,如血压用 kPa;尿量用 ml 等)。根据单侧检验与双侧检验又可分为:单向序贯试验(欲了解干预措施是否优于对照措施)与双向序贯试验(欲了解干预措施与对照措施何者为优或无差别)。上述三种分类方法可互相结合应用。

四、历史性对照试验

又称不同病例前后对照试验,是以回顾性资料作为对照组,以现在开始的前瞻性资料作为干预组。由于给予干预组所有受试对象以新的治疗措施,比较容易实行;是和以前资料作对照,节省科研经费和时间。但是,对照组与干预组的受试对象为非同期病例,前后也不是同一受试对象,因而会给试验带来许多偏倚。一般只用于少数情况,如研究恶性肿瘤的生存率。由于非研究处理因素很弱,即一般治疗、心理因素、生活条件等,都难以影响疗效;而恶性肿瘤不同年代的诊断标准,又比较一致,误诊机会不大,适合采用这一试验。

五、非随机同期对照试验

受试对象的分组不是按照随机的原则,而是由临床医生决定。或者按照不同医院分组,如把 A 医院受试对象分在干预组,B 医院受试对象分到对照组。两组在随访、观察时间上,大体相同。这种试验最容易执行,而最大的缺点是两组受试对象缺乏可比性,所得结果难以置信。

六、无对照试验

不设立任何对照,仅把研究因素施予受试对象,随访观察结果,进行总结分析,称为无对照试验。除非病例十分罕见,治疗措施又很昂贵,一般不宜采用无对照试验。

第四节　临床试验效应的评价

临床试验效应的评价是临床流行病学的重要任务之一。评价内容主要包括两方面:其一,临床试验的研究因素对受试对象是否确实有效,即临床试验所获结论的真实性;其二,治疗方案在临床实践中是否适用,即临床试验所获结论的实用性。临床医生时刻面对许多治疗方案,既有自己本身的医疗实践经验,也有医学杂志上发表的众多论文,何者确实有效,何者非但无效,甚至有害,只有通过评价才能区分真伪,才能给患者经过严格验证确实有效的治疗。

一、评价原则

对于临床试验效应的评价有六条原则可供参考:

1. 结论是否是从随机对照临床试验中获得　评价治疗效果的真实性,首先注意结论是用那种方法获得的。随机对照试验考核的临床疗效比较可靠。

2. 是否如实报道了全部临床结果　必须如实报道所有的临床结果,包括正反两方面的,既报道疗效,又要报道治疗的副作用。

3. 是否详细介绍了受试对象的情况　详细介绍受试对象的情况有两个目的:一是便于对治疗效果进行评价;二是便于让其他医生也能掌握治疗方法或药物的应用指征。

4. 是否同时考虑到统计学意义和临床意义　统计学上差异具有显著性($P<0.05$),表明差异由抽样误差所造成的可能性低于 5%,因此 95% 以上可能性是确实存有差异,有统计学意义。$P<0.05$,也表示已排除无效假设,但有 5% 机会犯 α 错误,即假阳性错误;$P>0.05$,表示不能排除无效假设,但有 5% 机会犯 β 错误,即假阴性错误。评价治疗效果结论的真实性,需从临床意义和统计学意义两方面来考虑。

5. 治疗方案实用性的评价　评价治疗方案的实用性也很重要,虽然研究的结果是真实的、科学的,但在临床上不实用,那也毫无意义。

6. 下结论是否包括了所有的受试对象　是否对受试对象中的不合格者、不合作者和失访者,作了合理的处理? 这些问题将直接影响结论的真实性。如 1970 年 Fields 报道的临床试验,对比双侧颈动脉狭窄外科与内科治疗效果时,统计 167 例病人与只统计 151 例(失访16 例)病人,其结论是不一样的。Fields 在文章中说明:16 例失访病人经调查均系在刚入院时死亡或发生卒中而未进入分析的。16 例中的 15 例已分配到外科,其中 5 例死亡,另 10 例在手术中或手术后发生卒中。不计这 16 例,外科治疗显得较有成效;计入 16 例再进行分析,两组的差异则无统计学的显著意义了。如果 Fields 不说明这一情况,会被误认为外科手术较内科治疗为好。由此可见,分析结果时,应包括所有受试对象,否则就有可能得出错误的结论。

二、资料的收集与分析

为保证资料的真实性,应尽量防止来自受试对象和研究者的各类偏倚。在收集与分析资料的过程中,还可能由于排除及取消引起偏倚。

1. 排除(exclusion) 是指筛选受试对象时,有的病人符合疾病的诊断标准,但不符合受试对象的入选条件,而不被选入参加试验。病人可因年龄太大、病情太重或拒绝参加等,而被排除于试验之外。这将影响试验结果的外推,即试验结果仅限于年龄不太大的轻、中型病人,而不能推论到全部病人。

2. 取消(withdrawal)或称退出、离组、撤出 是指已经被分组的受试对象,在试验观察过程中,由于各种原因而不能再继续参加试验,即被取消。常见的原因有:

不合格(ineligibility):试验开始后,发现不符合入选条件的受试对象而被取消。应防止研究者特别注意取消干预组中疗效最差的不合格者,这种倾向往往导致疗效偏高的结论。

不依从(noncompliance):是指受试对象随机分组后,不遵守试验规定,即为不依从。干预组受试对象不依从,相当于退出干预组。对照组的受试对象不依从,私下接受干预措施,相当于加入干预组。在资料分析时,常将不依从者取消或按实际情况归组。对不依从是否存在,应进行估计和判断。不依从率高的治疗,即便疗效不错,也难推广应用。

失访(loss to follow-up):受试对象因迁走、与研究疾病无关的死亡、或受试对象本人退出试验等情况,致使无法随访时,即为失访。受试对象无一失访甚难,但对有失访可能者应予充分估计。或在随机分组前排除;或在失访时采取弥补措施,通过电话、信函或专访争取恢复随访。

临床试验的依从性包括两层含义,一是指临床实验在实施过程中按照试验设计方案执行的程度,即有无偏离原先设计的方案以及偏离的程度;二是指纳入试验并被随机分组的病例是否接受干预措施以及治疗和随访的完整性。依从性是评价随机对照试验报告质量的重要指标之一。临床试验应当报告依从性的问题,包括入组病例接受治疗的完整性、试验期间退出或失访的病例数及其原因。任何临床试验都不可能保证所有试验对象均完全按照试验设计方案的要求一个不漏地全部完成治疗或随访,必然存在依从程度的差异。

一般说来,对象为门诊病例的依从性较差,而住院病例的依从性较好;干预措施为疗程短、使用方便、副作用小的治疗依从性较好,疗程长、使用不便和副作用大的治疗依从性较差。临床试验在设计阶段应当考虑到依从性的问题,并制定一些提高或确保依从性的措施,如给参加试验的患者详细地介绍试验目的、治疗方案及随访的重要性,建立良好的医患关系,减少不必要的检查和辅助治疗,定期核查治疗实施情况等。但无论如何,退出与失访将是不可避免的。发表的试验文章中应明确报告符合纳入标准的病例数、实际参与随机分组的病例数、完成治疗和随访的病例数,并说明试验各个阶段病例离开试验的原因。患者退出临床试验的原因较多,如有的患者最初判断符合纳入标准,后因证实诊断有误或患者经试验知情后拒绝参加试验;有的病例分组治疗期间由于对试验药物毒副反应很大或病情恶化,改为对照药物或其他治疗;有的患者没有按照试验要求接受全程治疗,如没有按规定的剂量、服用方法或疗程用药;有的患者因搬迁离开当地或治疗中途转院等原因中断治疗;有的虽完成了治疗,但在随访期间失访或随访不全。上述原因在临床试验中较常见,试验者应当如实报告,不得省略或隐瞒。

随机对照试验中的意向性治疗分析(intention-to-treat analysis,ITT),是指参与随机分组的对象,无论其是否接受该组的治疗,最终应纳入所分配的组中进行疗效的统计分析。该项原则强调,只要是参与了随机分配的病例,就应当纳入最后的结果分析。因为随机分配的原则是确保组间的可比性,如果排除退出和失访病例,只对所谓"资料完整"者进行分析,就会破坏组间的均衡性。观察性研究结果表明,退出试验病例的疗效普遍比完成治疗病例的疗效要差。因此,施行意向性治疗分析,其目的在于减少偏倚带来的影响,使结果更加真实,下结论趋于保守。以往对于不依从的病例在结局分析中采取简单地排除,已被证明会夸大试验治疗的效果。如果接受试验治疗的患者因疗效不佳或出现毒副反应而退出试验,排除这些可能无效的病例就会造成偏倚,从而影响结果的真实性。

三、主要评价指标

资料分析采用统计处理方法,计算有关指标。统计分析包括统计描述、统计推断和临床和公共卫生意义的判断。常用的指标包括:有效率、相对有效率、治愈率、病死率、不良事件发生率、生存率等。

$$有效率 = \frac{治疗有效例数(治愈与有效例数)}{治疗总例数} \times 100\%$$

$$相对有效率 = \frac{干预组有效率 - 对照组有效率}{1 - 对照组有效率} \times 100\%$$

单纯计算有效率未涉及对照组,用相对有效率评价干预措施的效果更有意义。

$$治愈率 = \frac{治愈病例数}{治疗总例数} \times 100\%$$

$$病死率 = \frac{一定时期内因某病死亡人数}{同期患某病人数} \times 100\%$$

$$不良事件发生率 = \frac{发生不良事件病例数}{可供评价不良事件的总病例数} \times 100\%$$

$$n\,年生存率 = \frac{随访满\,n\,年存活病例数}{随访满\,n\,年的病例总数} \times 100\%$$

此外,还可采用卫生经济学指标进行评价,如成本效果比、成本效益比、成本效用比等。

第五节　临床试验中的医德问题

公元前四世纪的《希波克拉底誓言》是医学伦理学的最早文献,其要旨是医生应根据自己的"能力和判断"采取有利于病人的措施,保持病人的秘密。世界医学联合会通过的两个伦理学法典,即1948年的《日内瓦宣言》和1949年的《医学伦理学法典》,都发展了《希波克拉底誓言》的精神,明确指出病人的健康是医务人员要首先关心、具有头等重要地位的问题,医务人员应无例外地保守病人的秘密,对同事如兄弟,坚持医业的光荣而崇高的传统。1964年,《赫尔辛基宣言》要求涉及人体的医学研究必须尊重受试者自我保护的权利,应采取尽可能谨慎的态度以尊重受试者的隐私权,并将对受试者身体、精神和人格的影响降至最小,强调了病人利益放在首位,尊重病人价值和权利。

实验流行病学研究是涉及人体的研究,因此正确认识研究中涉及的伦理问题,保护研究对象的权利非常重要。在医学伦理学中有三个最基本的伦理学原则:尊重原则、公正原则、不伤害原则。

尊重原则:首先是尊重病人的自主权利(有权利就关于自己的医疗问题作出决定)。尊重病人或受试者的自主权利这一原则要求,医务人员或研究人员在试验或实验前取得前者的知情同意。受试者在作出接受实验的决定前,应知道实验的性质、持续时间和目的、方法和手段;可能发生的不方便和危害,以及对他的健康和个人可能产生的影响。但有些病人由于年幼、无知、智力低下、精神不正常等,降低或缺乏了自主作出合理决定的能力,这时医务人员应加以干涉,以便保护病人不受他们自己行动造成的伤害。

公正原则:指在形式上要求对在有关方面相同的人要同样对待,对在有关方面不同的人应该不同对待。这些有关方面可以是个人的需要、能力、已经取得的成就,或已经对社会作出的贡献、对社会可能作出的潜在贡献等。公正原则在讨论医疗卫生资源的宏观分配和微观分配时十分重要。

不伤害原则:要求医务人员不仅在主观上、动机上,而且在客观上、行动效果上对病人确有助益,又不伤害病人,即有义务不去有意地或因疏忽大意而伤害病人。

临床试验的受试对象是病人,实施临床试验的医务人员必须遵从医德,明知害大于益的药物或治疗方法,绝不允许用病人做实验。另外,对只经少数病例临床观察认为有效的药物和疗法,或者是经过药理学和毒理学实验证明有效而无毒害的药物,在推广应用之前,必须进行严格的临床试验。否则,盲目推广那些靠吹嘘、实际没有科学依据的虚假药物、疗法,轻则造成极大浪费,重则造成病人的更大痛苦,甚至死亡。

第六节　新药临床试验介绍

按照国家食品药品监督管理局颁布的《药物临床试验质量管理规范》中临床试验的定义,临床试验是指任何在人体(病人或健康志愿者)进行药物的系统性研究,以证实或揭示试验药物的作用、不良反应及(或)试验药物的吸收、分布、代谢和排泄,目的是确定试验药物的疗效与安全性。在国外,把参加临床试验的人员称作志愿者,国内一般称为"受试者",志愿者里面有健康的人,也有病人,这主要看是参加什么样的试验。我们平时接触最多的试验,还是由病人参加的,目的在于考察新药有没有疗效,有没有副作用的试验,换另一种更直白的说法,就是在一个新药正式上市前,医生让病人服用(使用)这个新药,当然这必须得到病人的同意,经过一定的疗程后,看看这个药的疗效和副作用情况。临床试验最重要的一点就是必须符合我们的伦理要求,就是说参加试验的是人,必须尊重他(她)的人格,参加试验必须符合参加试验者的利益,在这种前提下,试验才能做。而且在试验期间,参加者可以不需要任何理由,而不再继续进行试验,他(或她)的选择,包括医生在内的所有人都无权干涉。总之,精心设计、操作的临床试验,是提高人类健康,寻找新的治疗药物和方法最快最安全的途径。

一、Ⅰ期临床试验

包括初步的临床药理学、人体安全性评价试验及药代动力学试验,为制定给药方案提供依据。包括:耐受性试验:初步了解试验药物对人体的安全性情况,观察人体对试验药物的耐受及不良反应。药代动力学试验:了解人体对试验药物的处置,即对试验药物的吸收、分布、代谢、消除等情况。

1. 试验开始前必须获得国家食品药品监督管理总局(简称 CFDA)药物临床试验批件。
2. 临床研究方案设计,记录表编制,SOP 制定。
3. 伦理委员会审定Ⅰ期临床研究方案、知情同意书、病例报告表等试验相关文件。
4. 研究人员培训,Ⅰ期病房的准备。
5. 通过体检初选自愿受试者,然后进一步全面检查,合格者入选。
6. 试验开始前,对合格入选的受试者签订知情同意书。

7. 单次给药耐受性试验。

8. 多次给药耐受性试验。

9. 数据录入与统计分析。

10. 总结分析。

二、Ⅱ期临床试验

治疗作用初步评价阶段。其目的是初步评价药物对目标适应证患者的治疗作用和安全性,也包括为Ⅲ期临床试验研究设计和给药剂量方案的确定提供依据。此阶段的研究设计可以根据具体的研究目的,采用多种形式,包括随机盲法对照临床试验。Ⅱ期试验必须设对照组进行盲法随机对照试验,常采用双盲随机平行对照试验(Double-Blind, Randomized, Parallel Controlled Clinical Trial)。双盲法试验申办者需提供外观、色香味均需一致的试验药与对照药,并只标明 A 药 B 药,试验者与受试者均不知 A 药与 B 药何者为试验药。如制备 A、B 两药无区别确有困难时,可采用双盲双模拟法(Double-Blind, Double Dummy Technique),即同时制备与 A 药一致的安慰剂(C),和与 B 药一致的安慰剂(D),两组病例随机分组,分别服用两种药,一组服 A+D,另一组服 B+C,两组之间所服药物的外观与色香味均无区别。

三、Ⅲ期临床试验

治疗作用确证阶段。其目的是进一步验证药物对目标适应证患者的治疗作用和安全性,评价利益与风险关系,最终为药物注册申请的审查提供充分的依据。试验一般应为具有足够样本量的随机盲法对照试验。

Ⅲ期临床试验中对照试验的设计要求原则上与Ⅱ期盲法随机对照试验相同,但Ⅲ期临床的对照试验可以设盲也可以不设盲进行随机对照开放试验(randomized controlled open labeled clinical trial)。某些药物类别,如心血管疾病药物往往既有近期试验目的如观察一定试验期内对血压血脂的影响,还有长期的试验目的如比较长期治疗后疾病的死亡率或严重并发症的发生率等,则Ⅱ期临床试验就不单是扩大Ⅱ期试验的病例数,还应根据长期试验的目的和要求进行详细的设计,并做出周密的安排,才能获得科学的结论。

四、Ⅳ期临床试验

Ⅳ期临床试验为新药上市后由申请人进行的应用研究阶段。其目的是考察在广泛使用条件下的药物的疗效和不良反应、评价在普通或者特殊人群中使用的利益与风险关系以及改进给药剂量等。

Ⅳ期临床试验技术特点:

(1)Ⅳ期临床试验为上市后开放试验,不要求设对照组,但也不排除根据需要对某些适应证或某些试验对象进行小样本随机对照试验。

(2)Ⅳ期临床试验病例数按 SFDA 规定,要求>2 000 例。

(3)Ⅳ期临床试验虽为开放试验,但有关病例入选标准、排除标准、退出标准、疗效评价标准、不良反应评价标准、判定疗效与不良反应的各项观察指标等都可参考Ⅱ期临床试验的设计要求。

第七节　随机对照试验实例

人尿激肽原酶治疗急性脑梗死多中心随机双盲安慰剂对照试验

【目的】　在Ⅱ期临床试验初步有效基础上,进一步验证人尿激肽原酶治疗急性脑梗死的有效性和安全性。

【方法】　多中心随机双盲安慰剂3:1平行对照设计;起病48小时内急性脑梗死患者为入选对象;剂量为0.15 PANU/d慢速静脉滴注,共3周。

【结果】　共入组466例,完成意向治疗数据集分析的446例,其中治疗组330例,对照组116例。治疗前两组基线差异无统计学意义。治疗1周时,治疗组欧洲卒中量表(ESS)增分率已优于对照组;3周时治疗组ESS较治疗前增加55.1%±33.0%,而对照组增加44.7%±32.8%,$P=0.0022$;等级疗效有效率治疗组为71.21%,对照组为52.59%,两组比较,Fisher确切概率$P=0.0004$。3个月回访者374例,治疗组(280例)中Barthel指数≥50者高于对照组(94例),$P=0.0228$。与试验药物肯定有关或可能有关的不良反应发生率为7.74%。4例严重不良反应,其中2例死亡,但判定与研究药物无关;另2例发生血压突然下降,考虑与合用血管紧张素转换酶抑制剂和尤瑞克林滴速过快有关,及时给予升压药物后,血压很快回升,未留不良后果。其他不良反应有恶心呕吐、胸闷心慌、头胀痛、脸潮红、心悸等,程度较轻,多数无需特殊处理。

【结论】　尤瑞克林能有效地改善急性脑梗死的神经功能缺损。

【关键词】　激肽释放酶类;脑梗死;随机对照试验

缺血性脑卒中(脑梗死)在我国部分城市的发病率尚在逐年增高,对之有特效的治疗方法至今还很有限。人尿激肽原酶(human urinary kallidinogenase):注射用尤瑞克林,是从健康男性尿液中提取的糖蛋白。人尿激肽原酶能扩张脑缺血部位微动脉,改善脑组织微循环,缩小脑梗死。临床前试验显示,尤瑞克林静脉滴注能明显缩小大鼠大脑中动脉阻断引起的脑梗死,改善神经功能障碍。经国家食品药品监督管理局(SFDA)批准,尤瑞克林于2000年开始进行临床研究。健康志愿者单剂量耐受性试验表明,0.3 PNAU(para nitroanilin unit,指在37℃ pH=8.0的条件下,1分钟水解1umolVal-Leu-Arg-PNA所需的人尿激肽原酶量)以下为安全范围,0.45~0.75 PNAU也安全但宜慎用。我们的Ⅱa期临床试验比较0.15和0.30 PNAU两剂量组的疗效,发现0.15 PNAU组比0.30 PNAU组不良反应少,而疗效差异不大。Ⅱb期临床试验,共入组203例起病48小时内急性脑梗死病例,进行随机双盲安慰剂2:1平行对照试验,以尤瑞克林0.15 PNAU,每日1次,3周为1疗程。结果显示尤瑞克林组的欧洲卒中量表(ESS)评分明显高于安慰剂组,且未有严重不良反应发现。经SFDA批准,于2003年9月至2004年12月进行Ⅲ期临床试验。现将结果报道如下。

【资料和方法】

一、方法

研究采用多中心、随机、双盲、合用基础治疗的3:1安慰剂平行对照。

1. 病例对象　18~57岁间,起病48小时内的轻-中度颈动脉系统首发完全性血栓性脑梗死住院患者;经头颅CT排除脑出血;签署书面知情同意书。年龄75岁以上,ES评分中意识水平(6分,心源性栓塞,进展型脑梗死和椎-基底动脉系统血栓形成,脑肿瘤和全身各系统或脏器较重疾病(包括严重精神病)以及对多种药物有过敏史者除外。

2. 样本量的确定和分组　本试验采用 3 : 1 的对照试验。以 $a=0.05$,把握度 0.80,按符合方案集(PP 集)的 ESS 有效率尤瑞克林组 60%,安慰剂组 40% 估计,尤瑞克林组至少需样本 213 例,安慰剂组 71 例。考虑到法规要求和可能的脱落病例,故设计入组尤瑞克林组 360 例,安慰剂组 120 例。由 SAS 统计软件用分层随机化法产生随机数字表,并进行分组。同时为每个随机号准备药物和应急信件,一起发往各试验中心。

3. 药物与用法　注射用尤瑞克林和安慰剂都由广东天普生化医药股份有限公司无偿提供(凯力康,批号:20030306,规格:0.15 PNAU/支,有效期至 2005 年 3 月;安慰剂属无尤瑞克林活性的物质,外观和标签与尤瑞克林一样)。注射用尤瑞克林用法:1 支,加入生理盐水50 ml 内,静脉滴注每日 1 次。),共 21 天为一疗程,安慰剂用法与尤瑞克林一样。基于伦理方面考虑,全部入组病例都用经乙基芦丁注射液(江苏武进制药厂生产),作为基础用药200 mg,加入 5% 葡萄糖液或生理盐水 500 耐内静脉滴注,每日 1 次,共 21 天,由广东天普生化医药股份有限公司统一提供。治疗期间禁用类固醇及其他脑梗死治疗药物。

4. 观察指标及频度:①神经功能缺损指标采用 ESS,治疗前、治疗中每周和治疗结束各计分 1 次。日常生活活动能力(ADL)指标采用 Barthel 指数(BI),除与 ESS 同步计分外,治疗结束后 3 个月再随访 1 次。②血压和脉率监测:治疗开始第 1~3 天,在注射前及注射后15 分钟、30 分钟和 60 分钟各测血压、脉率 1 次,如无明显波动,自第 4 天开始改为注射前、后各测量 1 次。③实验室检查:包括血、尿常规,肝、肾功能,空腹血糖,血脂及心电图等,治疗前后各 1 次。④用药后第 8 天复查 CT 观察梗死灶有无出血。⑤所有患者在治疗后 3 个月时行生存和 ADL 随访。

二、疗效评定

疗效以终止点进行,下列情况视为终止点:(a)死亡;(b)治疗第 21 天结束时,或虽未满21 天而 ESS 评分已大于 90 分、ADL 评分大于 95 分者。

1. 主要疗效评价指标　以 ESS 增分率[增分率=(治疗后计分-治疗前计分)/(100-治疗前计分)×100%]表述,增分率达 86%~100% 为基本痊愈;46%~85% 为显著进步;17%~45% 和 16% 以下分别为进步和无效。基本痊愈和显著进步的病例为有效病例,以此计算有效率。

2. 次要疗效指标　以 BI 指数表示。①极严重功能缺陷:0~20 分;②严重功能缺陷:25~45 分;③中度功能缺陷:50~70 分;④轻度功能缺陷:75~95 分;⑤无功能缺陷:10 分。如以 4 级疗效评定,则无或轻度功能缺陷为基本痊愈;功能缺陷较治疗前提升 2 档为显著进步;功能缺陷较治疗前提升 1 档或无提升则分别为进步和无效。

3. 安全性评价　密切观察血压波动、实验室指标和不良反应/严重不良反应。因不良反应而中止者,仍应参加安全性评价。

三、数据管理及统计学分析

病例报告表(CRF)由监察员严格检查与核对,用 EPIData(2.0)软件,双份输入计算机;按统计分析计划先行盲态检查;揭盲后使用 SAS 统计软件包对资料进行两组可比性比较,两组各疗效指标比较以及安全性比较。根据指标的性质分别采用 t 检验、卡方检验(或确切概率)、wilcoxon 秩和检验;疗效比较使用校正中心效应后的 Cochran-Mantel-Haensel(CMH)

法;安全性分析将分别比较两组各种不良反应的发生率及总发生率(确切概率)。

结果

至 2004 年 12 月止,共入组病例 466 例,尤瑞克林组 349 例、安慰剂组 117 例,其中 10 例因不符合入组标准而剔除;35 例脱落(10 例脱落时没有随诊记录,25 例在脱落前至少有 1 次随诊记录),进入意向治疗数据集(ITT)分析的 446 例(尤瑞克林组 330 例,安慰剂组 116 例)。进入完成治疗数据集(PP)分析的 421 例(分别为 311 和 110 例)。

(一)依从性分析

尤瑞克林组 330 例,平均用药量占计划用药量的 96%±15%,而安慰剂组 116 例则占 97%±13%,二组相比,$t=0.2686$,$P=0.7884$,说明二组的依从性都是好的。

(二)基线资料

尤瑞克林组 330 例的平均年龄为(26.0±10.2)岁,男性占 57.8%;安慰剂组 116 例的平均年龄为(62.3±9.9)岁,男性占 67.24%,二组比较 P 值均>0.05。治疗前二组基线情况见表 6-1,从表 6-1 可见两组的基线情况是均衡的,具有可比性。

表 6-1 治疗前两组间的基线情况比较

项目	尤瑞克林组 $n=330$	安慰剂组 $n=116$	t 值	P 值
既往史计分	7.3±2.6	7.4±2.5	0.59	0.55
伴发疾病计分	6.3±4.5	6.3±4.2	0.03	0.98
梗死面积(cm2)	4.4±5.2	4.5±5.2	0.09	0.93
距发病时间	25.6±13.2	24.5±11.8	0.73	0.46
疗前 ESS(分)	61.3±11.3	59.0±12.5	1.83	0.07
疗后 BI(分)	45.8±17.7	42.6±19.8	1.61	0.11

(三)有效性分析

1. ESS 评分及 ES 增分率 从图 6-2 可见,尤瑞克林组患者的 ES 平均增分率从治疗后第 1 周开始即高于安慰剂组,一直持续到治疗 3 周结束,其差异有统计学意义。表 6-2 列出了 ITT 集两组在治疗后 3 周结束时的 ESs 平均评分和增分率的比较,差异明显。PP 集结果基本一致,治疗后 3 周尤瑞克林组 311 例,平均增分 57.75%±31.60%,安慰剂组 110 例,增分46.35%±32.73%,$t=2.7726$,$P=0.0058$。

表 6-2 两组治疗前和治疗 4 周后的 ESS 评分及增份率比较

分组	例数	ESS 评分		ESS 增分率
		治疗前	治疗 3 周后	
尤瑞克林组	330	61.3±11.3	82.2±14.1	55.1±33.0
安慰剂组	116	59.0±12.5	76.0±17.3	44.7±32.8
t 值		1.83	3.83	3.08
P 值		0.07	0.001	0.002

按 ES 增分率估计有效率,治疗后 3 周结束时,尤瑞克林组中接近痊愈者 42 例 (12.73%),显效 193 例(58.48%),好转 55 例(16.67%)和无效 40 例(12.12%);安慰剂组中相应为 11 例(9.48%)、50 例(43.10%)、33 例(28.45%)和 22 例(18.97%),二组确切概率 $P=0.0012$;尤瑞克林组共 71.21%有效,安慰剂组 52.59%有效($P=0.0004$)。PP 集分析,有效率分别为 75.24%和 5.45% ($P=0.0002$)。

2. BI 分值比较　治疗前尤瑞克林组和安慰剂组 BI 为 45.76±17.65 和 42.59±19.75;治疗开始后 1 周,二组评分都有增加,分别为 59.12±2.51 和 49.78±24.03,尤瑞克林组高于安慰剂组($P=0.003$);治疗 3 周结束后二组 Bl 分别为 79.0±23.28 和 67.80±27.04($P=0.0028$)(见图 6-3)。

按 BI 计算等级疗效显示,尤瑞克林组的接近痊愈和显效共计为 230 例(69.70%),而安慰剂组相应为 59 例(50.86%,$P=0.004$),两组差异具有统计学意义。PP 集分析结果分别为 73.31%和 53.64%($P=0.002$),差异也具有统计学意义。

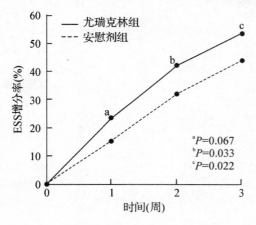 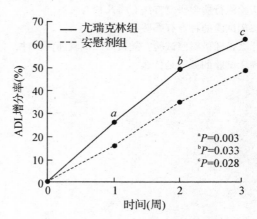

图 6-2　两组各时点 ESS 增分率(ITT)　　图 6-3　两组各时点 ADL 增分率(ITT)

【结论】尤瑞克林能有效地改善急性脑梗死的神经功能缺损。

SUMMARY
Chapter 6　Clinical Trial

A clinical trial is the direct comparison of two or more treatment modalities in human groups. The principal strength of this approach derives from assigning treatments to patients by randomization, thereby tending to balance the study groups with respect to both known and unknown prognostic factors. Before enrolling patients in a clinical trial, the investigator can determine the baseline and follow-up information that will be required on all subjects. Procedures can then be put in place to enable the researchers to collect data in a fairly complete and accurate manner. The investigator can also allocate subjects to desired dose levels rather than relying on physician or patient preferences. When blinding of the evaluators or patients is feasible, the assessment of clinical outcomes is less likely to be influenced by knowing which treatment was used.

However, randomized controlled clinical trials are subject to certain constraints.

Restrictive criteria for inclusion of subjects may produce a very homogeneous study population, which may restrict the ability to extrapolate results to patients with other characteristics. Clinical trials—particularly those involving chronic processes—may require years of follow-up to determine the outcome of treatment. A prolonged observation period leads to higher costs, increases the likelihood that patients will be lost to follow-up, and delays the time at which a treatment recommendation can be made. Nevertheless, a definitive conclusion about treatment benefit often requires years of observation.

1. 什么是实验流行病学研究？
2. 实验流行病学研究方法有哪几种？
3. 临床试验的特点有哪些？
4. 什么是随机对照试验？随机对照试验如何设计？
5. 临床试验的原则是什么？

（陆益花）

第七章　病因与病因推论

学习要求

掌握：疾病病因的概念；病因推导的步骤；疾病因果联系的判断标准。
熟悉：疾病发生的基本条件；建立病因假说的逻辑推理方法。
了解：病因模型；充分病因、必要病因以及病因与疾病的联系。

病因（cause of disease）的研究非常重要，只有明确病因才能进行正确地诊断、治疗。因此，基础医学、临床医学和流行病学均很重视疾病病因的研究。当然，不同的学科在病因研究中的角度不同，所起的作用也不同，但是任何一个学科都很难单独完成，如果各学科能相互协作，互为补充，则能更深入了解病因问题。流行病学是从预防和控制疾病、促进健康出发，从群体的角度去探讨机体和环境中各种因素在疾病发生中的作用。利用流行病学方法探索病因成功例子很多，如英国伦敦宽街霍乱流行与水、德国发生的海豹状短肢畸形与"反应停"、Doll 和 Hill 吸烟与肺癌的研究、上海皮炎流行与桑毒蛾的幼虫等等。流行病学在病因研究中的作用：一是提供病因线索，二是验证病因假设。

第一节　病　因

一、病因概念

随着科学的发展，认识水平的提高，人们对于病因的认识也不断地提高。古代人将疾病归因于鬼神、上帝和天意，靠求神拜佛或祈祷，消灾除病。此后，我国祖先创立了阴阳五行学说，将疾病的发生与外界环境中的物质——金、木、水、火、土联系起来。19 世纪末，随着微生物学的发展，人们认为每一种疾病都是由某种特异的微生物引起，不同的微生物可导致不同的疾病。例如，结核杆菌引起结核病，痢疾杆菌引起细菌性痢疾等。这就是"特异病因学说"，也称之为疾病的"单一病因论"。

当时的郭霍氏原则（Koch）被认为是确定病因的经典模式。其要点是：①该种微生物只能发现于该种疾病的病人，不能发现于其他疾病的病人或健康人。②该病原体能从患者体内获得纯培养。③纯培养的微生物能引起实验动物患相同疾病。④能从患该病动物中分离到相同病原体。Koch 原则在解释传染病病因中起了巨大的作用，而成为医学观点的生物医学模式的组成部分。随着医学科学的发展，这一原则对许多现象和许多疾病无法解释，例如结核病，感染结核杆菌并不一定会得结核病，因为除了结核杆菌外，缺乏营养、居住拥挤、过度疲劳、贫穷和遗传因素等都可以影响结核病的发生。带菌者或带毒者的发现与第一条原则也不符合，尤其是一些非传染性疾病、原因不明的疾病更不能用郭霍氏原则来解释。例如吸烟、高血压、高胆固醇血症都可以引起冠心病（许多因素作用而引起一种疾病）；吸烟与肺癌等多种癌症、冠心病等有关（一种因素与多种疾病有关）。单一病因论将病原体作为病因，忽视了环境和机体自身的作用，同时也忽视了心理和社会因素的作用。因此，目前人们对病因的认识发展成"多病因学说"，这种医学观点的发展，即现在被称为社会—心理—生物医学模式。

20 世纪 80 年代，美国著名的流行病学家 A. M. Lilienfeld 给病因的定义为："那些能使人们发病概率增加的因子，就可以认为有病因关系存在；当它们之中一个或多个不存在时，疾病频率就下降"。

病因就是引起疾病发生的诸因素的综合。在慢性非传染性疾病和未明原因的疾病中称为危险因素，它是使疾病发生的概率（危险）升高的因素。如高血压使心脑血管疾病发生危险性增加，因此高血压就是心脑血管疾病的危险因素。

> "All scientific work is liable to be upset or modified by advancing knowledge. That does not confer upon us a freedom to ignore the knowledge we already have or postpone the action that it appears to demand at a given time".
> ——Sir Austin Bradford Hill(1965), pioneering medical researcher who discovered the link between smoking and cancer.

二、疾病发生的多因性

疾病的发生是多因素作用的结果，这些因素有必要病因（necessary cause）和充分病因（sufficient cause）之分，类似于逻辑学上的必要条件和充分条件。

必要病因即必须具备的病因，缺乏这种因素时不会引起该病，这个因素称为必要（必需）病因。例如没有霍乱弧菌感染就不会发生霍乱。充分病因即足够病因，诸多因素的综合作用才能引起该病，这些综合因素就是充分病因。例如有霍乱弧菌感染并不一定会得霍乱，因为除了霍乱弧菌外，其他因素如缺乏营养、居住拥挤、过度疲劳、贫穷和卫生条件差等都可以影响霍乱的发生。霍乱是由上述诸因素（充分病因）综合作用的结果，其中包括必要病因霍乱弧菌。

按必要病因和充分病因将病因分为四类：①既是必要病因又是充分病因，可直接引起疾病。如，火→烧伤。但这种情况几乎不存在。②只是必要病因而不是充分病因，如前述的霍乱，霍乱弧菌只是必要病因，必须与辅助因素联合构成充分病因时才能发生霍乱。倘若排除这些辅助因素，就可阻止霍乱的发生或减轻其危害。由此可见，必要病因一般包含在充分病因之中，此情况在传染病和未明原因的疾病中常见。③只是充分病因而不是必要病因，单独可以引起疾病，但引起的疾病并非该充分病因作为唯一的病因。如脾脏肿大可能由许多彼此各不相关的原因引起，贫血→脾脏肿大，白血病→脾脏肿大。但这种情况实际上也不存在。现代流行病学病因观认为，无论是必要病因还是充分病因都有其局限性。④许多疾病特别是慢性非传染性疾病既未发现充分病因，又未发现必要病因。例如，吸烟可以引起肺癌，有人反驳不是每个吸烟者都会得肺癌，即吸烟不是充分病因；但也不是每个肺癌病人以前都吸烟，即吸烟不是必要病因。对绝大多数病因而言，它们即不是必要病因，也不是充分病因，只是多病因中的一个危险因素。

认识了疾病的多因性，摆脱了特异病因学说的局限性，会使我们的思路更加开阔，有利于对病因进行深入研究。

三、疾病发生的基本条件

任何疾病的发生必须具备致病因子、宿主和环境三项基本条件(也称三要素)。三个要素同时存在,相互作用,处于平衡状态时则机体健康。只有在一定条件下平衡失调才能发生疾病。

1. 致病因子(agent)

(1) 生物因素:包括有毒动、植物(河豚、毒菌),细菌、病毒及其他微生物、寄生虫、动物传染源和媒介节肢动物等。

(2) 物理因素:声、光、热、电、噪声等物理因子超过正常范围的数量或强度时均可引起疾病,此外还有损伤。

(3) 化学因素:化学产品和工业"三废"污染环境或经农药、药品、食品添加剂、化妆品等形式危害人体健康,可以引起急、慢性中毒及三致作用。各种营养要素(蛋白、脂肪、碳水化合物、维生素、微量元素等)过多或不足时,在一定条件下均可致病。

(4) 社会心理因素:社会动荡、失意、高度紧张等社会心理因素在一定条件下,可以通过神经系统、内分泌系统而引起疾病,例如精神病、高血压、冠心病、艾滋病等。艾滋病被称为"变态的社会病"(同性恋、双性恋、异性恋)。

2. 宿主(host)　宿主有多方面的因素与疾病有关,例如遗传、免疫状况、年龄、性别、民族、生理状态、性格等。

(1) 遗传因素:遗传因素与疾病的关系越来越受到人们的重视,它从两方面影响机体:一是引起遗传病,二是影响宿主的易感性。

(2) 免疫状况:它对疾病的发生起着重要作用,尤其在传染病方面。免疫力强的人能抵抗病原微生物的侵袭,不感染疾病。但人的免疫功能在成年后随着年龄的增长而下降,免疫识别能力和免疫反应能力也会削弱,这可能是肿瘤发病率随年龄增长而增加的原因之一。

(3) 人的性格、气质和适应能力:三者与某些疾病的发生有关。如"A 型性格"的人冠心病患病率较高,"B 型性格"的人冠心病患病率较低。人体的适应能力是机体功能潜在的调节能力,如从平原到高原地区,有些人发生高原反应,有些人不发生,这就是机体的适应能力。

(4) 行为:许多不良行为与人类的疾病有关。常见的不良行为有吸烟、酗酒、吸毒、不正当性行为等。

3. 环境因素(environment)　人类生活的自然环境和社会环境对疾病的发生具有重要作用。病因和宿主均处于环境中,三者相互作用从而决定疾病是否发生。

(1) 自然环境:包括气象因素与地理因素。①日照:日照中的紫外线有助于维生素 D 的合成。在阳光不足的环境中生长的小儿可因维生素 D 缺乏而患佝偻病;日照过强则可引起皮肤损伤,甚至引起皮肤癌。②气候:包括温度、雨量、湿度、风向、大气压等。其中有的可以是直接病因,如中暑;有的则是间接影响传播媒介的发育、繁殖和活动及病原体在媒介体内的生长,从而使疾病具有季节性特征,如流行性乙型脑炎。③海拔高度:高原地区气温低,日照强,氧气浓度低,初到高原地区者可因低氧血症而患高原病。④地理因素:包括地形、地貌、土壤、水文等因素。地理因素可影响一个地区的水和土壤中的微量元素过多或缺乏,从而造成地方病。

(2) 社会环境:是社会、政治、文化的综合,包括社会经济水平、文化、社会制度、职业、居住条件、生活习惯、社会安定与动荡、战争与和平、宗教信仰等。

人类胚胎在母体内就受到环境的影响。环境因素不但影响人类的生活、生产甚至可以影响人类的遗传。环境因素不仅影响病因的存在、分布及强度，而且还影响宿主对病因的易感性、暴露机会、方式和程度，从而影响疾病的发生。据估计，人类癌症的80％～90％归因于环境因素。

四、病原、宿主和环境的相互关系

现代流行病学病因观认为疾病是由于来自环境和宿主本身多方面的因素综合作用所致。目前多因论具有代表性因果模式有流行病学三角、轮状模型和病因网三种。

1. 流行病学三角（epidemiology triangle）　该模式考虑引起疾病发生的致病因子（病因）、宿主、环境三个要素，疾病的发生与否是三要素相互作用的结果，即在一个等边三角形上致病因子、宿主、环境各占一个角（图7－1）。在正常情况下，三者通过其相互作用保持动态平衡，人们呈健康状态。一旦三者中的一个要素或其他要素发生变化，当强度超过了三者所能维持平衡的最高限度时，平衡即被破坏，疾病发生。例

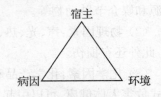

图7－1　流行病学三角模式

如在环境因素不变的情况下，病因比重增加，如A型流感病毒发生变异出现新的亚型时，则平衡遭破坏，可致流感流行。流行病学三角模式考虑到发病的三要素，较全面，但对于慢性病和非传染病无特异病因则不好解释。将它修改后出现了疾病的轮状模型。

2. 轮状模型（wheel mode）　流行病学三角模式将病因、宿主和环境截然分开，并强调等量齐观，显然有不妥之处，因此，20世纪80年代，人们提出了疾病的轮状模型（图7－2），该模式强调健康和疾病是宿主与环境相互作用的产物，中心是宿主，核心为遗传因素，环境分为生物、理化、社会环境三部分。宿主对环境有适应的一面，也有不适应产生疾病的一面。宿主和病因都在环境的包围之中，同时受到环境因素的作用，处于动态平衡中，一旦环境、宿主或病因的某一方面或几方的变化强度超过了互相维持平衡的限度，疾病就发生。

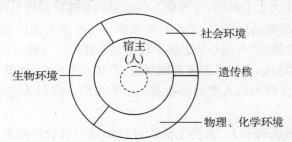

图7－2　人与环境互相作用关系的轮状模式

3. 病因网（web of causation）　强调疾病的发生受多种因素的影响。多病因学说承认事物之间的相互联系，把与发病有关的各种因素均看做是疾病的病因（危险因素或影响分布的因素），不同的致病因素与疾病之间构成不同的链接方式，即病因链（chains of causation）。多个病因链相互联结、相互交错，即形成一张复杂完整的病因网。与发病因素越近的因素与疾病的联系越强，越远的因素与疾病的联系越弱。消除其中主要因素可使发病率下降，因此控制病因网中的因素可以控制和预防疾病。比如高血压是由许多因素引起的（肥胖、抽烟、家族遗传史，不从事体力活动等），这许多因素就形成许多病因链，多个病因链交错连接起来就形成病因网，而导致此病的发生。具备因素越多，得高血压的概率就越大。

第二节　病因推论

流行病学病因推论的步骤：①建立假设：通过描述流行病学方法（横断面研究、纵向研究、生态学研究），提出病因线索，建立病因假设。②验证假设：用分析流行病学（病例对照研究、队列研究）或实验流行病学验证假设。③因果推断：对疾病与暴露之间的关联作出是否为因果关联的推断。

形成一个好的假设对整个病因推断过程尤为重要。要想做好这一步，除了要掌握下述的逻辑推理方法外，更重要的是研究者要有深厚的专业知识背景，对研究对象及其环境也要有深刻的了解。

一、假设的建立

提出假设是病因研究的起点，流行病学往往通过描述疾病"三间"分布的特征为基础，结合临床、生物学知识提出病因假设。在形成病因假设的思维中，常应用19世纪著名哲学家 J. S. Mill 的逻辑推理方式。

1. 求同法 （method of agreement）　不同的场合或事物，找出它们的共同点。例如，以1988年上海市甲肝暴发流行调查为例，用求同法发现许多年龄、性别、职业、饮用水水源都不完全相同的病人共同特点是生食毛蚶。结果也证明甲肝病毒感染是由于生食毛蚶引起。

2. 求异法 （method of difference）　在相似的事件或事物之间找不同点。如肺癌发病率高的人群与发病率低的人群的吸烟率不同，因而提出吸烟可能是肺癌病因的假设。

3. 共变法 （method of concomitant variation）　如果某因素出现的频率和强度发生变化，某病发生的频率与强度也随之变化，则该因素很可能是该病的病因。这种方法的理论基础是因果效应的剂量反应关系，如果实际研究中观察到暴露因素与发病率的变化趋势一致，则表明两者间可能存在因果联系。例如，在上述甲肝的例子中，发现甲肝的发病率与生食毛蚶的量有相同的变化趋势。其中，两个指标的峰值之间的时间差也恰好为甲肝发病的平均潜伏期（约30天），说明两者之间有很强的关系。

4. 类推法 （method of analogy）　如果某种病因不明疾病的分布与某已知病因疾病的分布有某种一致，则可考虑有某种共同的危险因素。例如，非洲 Burkitt 淋巴瘤的地区分布与黄热病、疟疾重叠，因而推测 Burkitt 淋巴瘤可能与虫媒传播的疾病有关。以后在该病组织中发现了 EB 病毒，但是 EB 病毒不是虫媒病毒。由于以后又发现本病与疟疾分布相符，因此联想本病与疟疾是否有关，从而提出一个假设：当 EB 病毒感染正常组织时常不致病或偶尔引起传染性单核细胞增多症，但当 EB 病毒感染了被慢性疟疾引起的免疫性改变的淋巴细胞时，就可能产生恶性淋巴瘤。此一假设与现有的流行病学调查及实验结果相符合。

5. 排除法（method of exclusion）　在可疑的致病因素中逐一排除，剩下的最后一个因素则可能是病因。例如，1972年上海桑毛虫皮炎大流行中，调查组在排除了工厂废气、植物花粉和纤毛、吸血节肢动物、其他毒蛾后，最后怀疑是桑毒蛾的幼虫所致。最终也证实了这一假设。

二、病因与疾病的联系

两个（多个）事物或变量间存在着统计学相依性的程度称联系（association）。联系不一定是因果关系，判断一种疾病与变量和特征是否有联系时，首先要判断有否统计学联系，然后再判断联系的性质。统计学联系有三种情况：一是人为联系；二是间接联系；三是因果联系。

1. 人为的（虚假的）联系　它不是客观事物间本质的联系，这是在调查研究工作中有意或无意造成的假象。在试验设计时,未考虑设对照组、观察指标不客观、样本代表性差等造成的表面有统计学联系,实为虚假的联系。例如:有人用病例对照研究方法探讨冠心病与喝咖啡的关系,提示喝咖啡可能是冠心病的一个原因,但进一步调查显示,该研究所选的对照不是全部非冠心病病例的一个无偏倚样本,从而导致了喝咖啡与冠心病有关的"假关联"结果,因此,只有确信方法正确,各种可能偏倚均得到有效控制时,才能排除虚假联系的可能性。

2. 间接联系　当因素 A 与因素 B 有联系,因素 B 与疾病 C 也有联系时,如果 A 与 C 因此也相继有联系,则 A 与 C 的联系是间接联系。分为:

(1) 间接虚假联系:因素 A 与疾病 C 的联系,仅仅是由于它们与一共同潜在因素 B 有联系所致。改变因素 A 不会改变疾病 C 的频率,除非改变 A 会影响到 B。A 与 C 发生的联系称为间接虚假联系。(二次联系)。如:吸烟(B)与饮酒(A)和肺癌(C)都有联系,于是饮酒(A)和肺癌(C)发病率也相继发生联系。这种相继的联系都是间接联系,均系吸烟(B)这个混杂因素的作用而引起的间接虚假联系,故不可能通过戒酒而使肺癌发生率降低(图 7-3)。

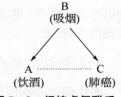

图 7-3　间接虚假联系

(2) 间接病因联系:因素 A 通过中间或干扰因素 B 与疾病 C 发生联系,改变因素 A 会引起疾病 C 频率的变动,称为间接因果联系。如:性紊乱(A)易引起宫颈糜烂(B),B 又易引起宫颈癌(C),故可以通过控制性紊乱降低宫颈癌的发生率(图 7-4)。

3. 因果联系(直接)　直接的而不需要通过第三变量来联系,称为直接的因果联系。在排除了虚假的联系和间接的联系之后,两事件间的联系才有可能是因果联系,才可能进行病因推导。有因果联系的两事物中,变动一事件则另一事件随着发生变动。例如:维生素 C 与坏血病。缺乏维生素 C 导致坏血病发生,补充维生素 C 坏血病就减少或不发生。

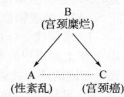

图 7-4　间接病因联系

三、判断因果联系的标准

在病因推导时必须先排除虚假联系及间接虚假联系。这两种联系是由各种偏倚(bias)、混杂(confounding)、机遇(chance)而引起。病因推导步骤可以图 7-5 表示。

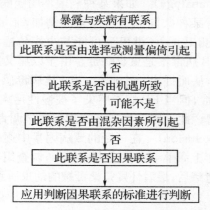

图 7-5　确定一可能的病因与疾病关系的步骤

在排除虚假联系及间接虚假联系后,有联系的因素才有可能是因果联系。判断两因素之间是因果联系还必须符合几项标准。这几项标准是美国卫生署长用于判定吸烟是肺癌的病因(美国公共卫生署,1964),以后 Hill(1965)又加以发展。现在这个标准已成为公认的标准及方法。根据它们的概念可归纳如表 7-1 所示。

表 7-1　因果联系的判定标准

项　目	内　容
联系的强度	因果的联系强度（RR）如何
联系的重复性	是否在其他研究中有相似的结果
时间关系	因必早于果（此点为必需的）
联系的合理性	此联系是否与其他知识（如作用机制、动物实验的证据）相符合
剂量反应关系	是否暴露于可能的病因量增加，就有果（疾病）的增加
分布的一致性	暴露因素与疾病有相似的"三间分布"
实验证据	增加或去掉一个可疑病因是否增加或减少疾病的发生
研究设计	证据是否来自论证强度大的研究设计

引自：Beaglehole b, et al. 1993

1. **联系的强度（strength of association）**　评价联系强度的主要指标是相对危险度（RR），在病例对照研究中可用比值比（OR）表示。如果某因素与某疾病的联系强度越强，成为因果联系的可能性越大。如果设计和分析都正确，且得出的 RR 或 OR 值在 2.5 以上时，则按一般经验很难完全用混杂或其他偏倚来解释。一般可按表 7-2 所列相对危险度的大小来估计联系的强度。例如上海市甲型肝炎暴发流行的资料，①根据 1 208 对配对资料，大多数患者发病前 2～4 周内有生食毛蚶的暴露史（88.2%），远比对照组（41.8%）要高，OR＝10.21，表明暴露与发病联系强度大。②本次流行前市区居民食用毛蚶的人数估计有226 万，食用毛蚶的人群罹患率为 11 920/10 万，未食用毛蚶的人群罹患率为 520/10 万，其相对危险度 RR＝23.06，也表明暴露与发病有很强的联系。

表 7-2　相对危险度（RR）数值范围在暴露与疾病联系上的意义

RR 值范围	意　义
0～0.3	高度有益
0.4～0.5	中度有益
0.6～0.8	微弱有益
0.9～1.1	不产生影响
1.2～1.6	微弱有害
1.7～2.5	中度有害
＞2.5	高度有害

（引自 Greenberg，1984）

2. **联系的重复性（consistency of association）**　指不同的研究者在不同时间、不同地点、用不同的研究方法均可获得相同或类似的结果。重复出现的次数越多，结果越有意义。如上海的甲型肝炎暴发流行，①1979 年和 1983 年，此地区因生食毛蚶曾引起甲肝的暴发流行。②不同地区和不同研究者均获得相同结论。

3. **联系的时间性（temporality of association）**　"因"一定先于"果"，是因果判定中的一个必要条件。此外，"因"与"果"之间还要有一定的"潜伏期"。这种时间顺序关系有时易于判断，如上海的甲型肝炎暴发流行大多数患者（88.2%）发病前 2～4 周内有生食毛蚶的暴露史。但有时难于判断，尤其在可疑病因的暴露与疾病同时出现在一个人身上时，如在横断面研究中，发现肝癌病人往往同时有较高的 HBsAg 阳性率、糖尿病病人往往有心血管疾病，谁是因,谁是果,必须持审慎态度。

由于自然界中毫无因果联系的关系很多,在先的不一定是因。古人云:"鸡鸣而天晓"就是一个例子。因此,单是时序证据,只是一个较弱的病因证据。

4. 联系的合理性(plausibility of association) 是指某因素作为某病的病因,在科学上应"言之有理",即能用现代医学理论进行合理性解释,则可增加因果联系的证据。但是如果缺乏合理性解释,也不能否定因果联系的存在,因为有时受科学水平的限制,可能目前还没有合理性解释,应允许人们等待时间给以肯定或否定。例如,百余年前 Snow 调查伦敦霍乱大流行时,认为污染的水是引起霍乱流行的因素,但由于当时瘴气学说盛行而得不到支持,30年后霍乱弧菌的发现才证实了他的假设。再如上海的甲型肝炎暴发流行主要经过食物传播,食物主要因为生食或半生食毛蚶引起。毛蚶等贝壳类动物在大量过滤水的过程中可使污染水中的 HAV 浓缩 5~15 倍,病毒可在其体内长期生存。食用时用开水冲烫不能杀死 HAV,而生食更易感染,上海人有生食或半生食毛蚶习惯。另外,从上海市的毛蚶中检出了甲型肝炎病毒,绝大多数病人为甲型肝炎病毒感染,并且电镜下两种来源的病毒颗粒的形态、大小完全一致。

5. 剂量反应关系(relationship of dose response) 当暴露因素可以定量或分为等级时,随着某因素暴露剂量的增加,人群发生某病的危险性增加,则因果联系的强度增大,可认为该因素与该疾病之间存在剂量反应关系。如上海的甲型肝炎暴发随着毛蚶销售量的增加,甲型肝炎发病率也增加,毛蚶与甲型肝炎呈现明显的剂量反应关系。

6. 分布的一致性(consistency of distribution) 如果暴露因素与疾病有相似的"三间分布",则因果联系的可能性大。例如,上海的甲型肝炎暴发毛蚶的销售范围与发病地区一致。

7. 实验证据(experimental evidence) 实验在病因研究中的地位很重要。它包括检验技术、实验流行病学、动物实验。在因果关系的判断中,如果有相应的实验证据,则说服力大大提高。如上海的甲型肝炎暴发后市政府明令禁止毛蚶的销售和食用后,疾病的发病率迅速下降。根据以上证据可以判定:上海市的此次病毒性肝炎暴发疫情的直接病因是生食了被病毒污染的毛蚶水产品引起的。

8. 研究设计 各种研究设计对于证实病因的能力,是个很重要的要考虑的问题见表7-3。设计良好的随机对照试验可得到最好的证据,但是可行差,在因果联系研究中很少应用。主要是用观察性研究。在观察性研究中队列研究可将偏倚控制在最低,但此法应用也较少,因在病因研究中可行较差。最常用的是病例对照研究,在病因研究中可行性好,但此法易有偏倚,论证强度中等。现况研究由于不能提供时间顺序,论证强度较差,在因果联系研究中应用较少。生态学研究在确定因果联系上可信度最低,但有时只能用生态学研究(如饮水含氟量、大气污染等)。

表 7-3 研究设计与因果论证强度和实施的可行性

研究性质	研究设计	因果论证强度	实施的可行性
病因/危险因素	随机对照试验	++++	±
	队列研究	+++	++
	病例对照研究	++	+++
	现况研究	+	++++
	生态学研究	±	++++

因果联系的判断中,并不一定要求八条全部满足,满足的条件越多,则因果联系的可能性越大,误判的可能性就越小。但当满足的条件较少时,也不能否定因果联系的存在,尚需进一步考证。

SUMMARY

Chapter 7　Cause and Causal Inference

　　A cause of disease is a factor which can increase the probability of disease. One or some of the factors absent can reduce the probability. Modern epidemiology emphasizes on multifactorial causation，which has important public health implications for disease prevention and control. The three consecutive steps used in epidemiology from generating to verifying hypotheses of causation include descriptive，analytic and experimental studies. Judgment of the causal relationship between two factors must conform to the eight standards，which has become a recognized standards and methods.

一、名词解释

　　1. 病因的概念；2. 必要病因；3. 充分病因

二、选择题【A 型题】

　　1. 对病因含义最确切的表达是　　　　　　　　　　　　　　　　　　　　　（　　）

　　　　A. 病原微生物　　　　B. 物理因素　　　　C. 化学因素　　　　D. 心理因素

　　　　E. 凡能使人们发病概率增加的因素

　　2. 在病因研究的轮状模型中,强调宿主与下列哪种因素的关系　　　　　　　（　　）

　　　　A. 生物因素　　　　B. 环境因素　　　　C. 物理因素　　　　D. 精神因素

　　　　E. 化学因素

　　3. 从疾病生态学的角度来看,与疾病发生有关的三大因素是　　　　　　　　（　　）

　　　　A. 病人、病原携带者、非病人　　　　　　B. 遗传、营养、身体锻炼

　　　　C. 易感性、传播途径、传染源　　　　　　D. 宿主、环境、病原物

　　　　E. 理化因素、生物学因素、社会经济因素

　　4. 夏季因气温高,雨量多,蚊媒密度升高而引起的蚊媒传染病的流行属于　　（　　）

　　　　A. 在流行病学三角模型中环境因素不变,病因比重增加

　　　　B. 宿主因素发生变化,宿主比重增加

　　　　C. 病因、宿主环境三要素保持动态平衡

　　　　D. 环境因素发生变化,导致病因比重增加

　　　　E. 环境因素发生变化,导致宿主比重增加

　　5. 1988 年,上海市发生甲型肝炎大流行,病毒主要通过生食毛蚶而侵入人体,毛蚶为病因的工作假设是通过下列哪种方法找出的　　　　　　　　　　　　　　　　　（　　）

　　　　A. 共变法　　　B. 排除法　　　C. 实验法　　　D. 求异法　　　E. 求同法

　　6. 在建立病因假设的时候,所用的逻辑思维法则通常不包括下列哪一项　　　（　　）

　　　　A. 求同法　　　B. 求异法　　　C. 共变法　　　D. 排除法　　　E. 演绎法

三、简答题

　　1. 简述病因推导的步骤。

　　2. 举例说明因果联系的判断标准。

（吴秀娟）

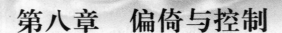

第八章 偏倚与控制

偏倚是在流行病学的整个研究过程中（从研究设计到项目执行的各环节）出现的系统误差及对结果解释的片面性而造成的，导致研究的结果与真实情况存在一定偏差，有时相去甚远，以致还可能得出错误结论。由于偏倚的本质是系统误差，可发生于研究的各个环节，有方向性，理论上可以避免，但即使加大样本并不能使之减少。如果造成事实，则无法消除其影响。因此，必须在流行病学研究中能够明确认识偏倚并加以控制。

第一节　偏倚的概念

一、偏倚概念

对研究所得观察资料的推理偏离真实值或自样本人群所得暴露变量与结局变量的联系不能反映目标人群的暴露变量与结果变量间的真实联系即谓之偏倚（bias）。

二、偏倚有方向性

偏倚是一种系统误差，由于系统地向一个方向发生偏差而不能反映真实情况。它或偏向正方向，可使原来的真实值被夸大；或偏向负方向，可使原来的真实值被缩小。

第二节　偏倚分类

在流行病学研究过程中出现的偏倚有 10 种以上，将它们可以归纳为选择偏倚、信息（测量、观察）偏倚及混杂（混淆）偏倚三类。

一、选择偏倚

选择偏倚（selection bias）是在研究对象选取过程中，由于选取方法不当，导致入选对象与未入选对象之间在某些特征上存在系统误差，由此造成的偏倚称为选择偏倚。选择性偏倚在各类流行病学研究中均可出现，以在病例对照研究中最为常见，主要有以下几类：

1. 入院率偏倚（admission rate bias）亦称伯克森偏倚（Berkson bias）　当以医院病人作为研究对象时，由于病人的疾病严重程度不同、就医条件不同、人群对某一疾病的了解和认识程度不同等诸多其他特征因素的差异，使病人在不同或相同的医院出现不同的住院率，从而可能会掩盖或夸大某因素与某病的真实联系。因此在以医院选取住院病人作为研究对象时，特别要注意疾病入院率的不同，以免引起偏倚。

2. 患病率发病率偏倚（prevalence-incidence bias）　亦称（现患病例－新发病例偏倚）也叫奈曼偏倚（Neyman bias）：用病例对照方法研究病因时，所收集的患者肯定都是存活的，即同时纳入新、旧病例而不包括死亡病例和那些病程短的病例。存活的病人同已死亡者在所研究的因素等特征方面往往有系统差异，同样新病例和现患病例间也有这类系统差异从而酿成。例如，在使用病例－对照研究探讨肺癌的病因时，会因病人患肺癌后戒烟，导致吸烟因素的病因作用被抵消。

3. 检出症候偏倚（detection signal bias）又叫揭露伪装偏倚　指某因素与所研究的某疾病在病因学上虽无关，但由于该因素的存在而引起该疾病症状或体征的出现，从而使患者及早就医，接受多种检查，导致该人群某疾病有较高的检出率，以至得出该因素与该疾病相关联的错误结论。由虚假联系造成的偏倚称为检出症候偏倚。例如，曾有学者以病例对照方法研究发现子宫内膜癌与绝经期服用雌激素有关。其后发现该结论是由检出症候偏倚所致，因为服用雌激素可以刺激子宫内膜生长，易导致子宫出血。这是因为绝经期妇女服雌激素造成子宫不规则出血，其到医院就诊比较频繁，使子宫内膜癌病例被发现机会大大增加，不服用雌激素者子宫内膜癌常无明显症状，其发现机会较少。显然，因为子宫出血就诊增多，提高了子宫内膜癌被检出机会，此类偏倚即检出症候偏倚。

4. 无应答偏倚（non-response bias）　在流行病学研究中，无应答者指调查研究中那些因各种原因不回答、不能回答或不愿意回答所提出问题的人。如果无应答者在某些重要的特征或暴露方面与应答者有差别，并超过了一定比例，就会产生无应答偏倚。因此从应答人群中得出的有关研究因素与疾病的联系不能反映两者间的真实联系，在研究中必须如实说明应答率，并评价其对结果可能造成的影响。

5. 志愿者偏倚（volunteer bias）　有志愿参加观察的研究者与非志愿者在关心健康、注意饮食卫生及营养食疗、禁烟禁酒、坚持锻炼等暴露方面有差别，因志愿者常被入选为观察对象，而非志愿者常被落选，志愿者的特征或经历不能代表目标人群。由此造成的偏倚称为志愿者偏倚。

二、信息偏倚

信息偏倚（information bias）或称测量偏倚（measurement bias）亦观察偏倚（observation bias）：流行病学在研究的信息资料收集过程中，由于来自研究对象、调查者或者来自用于测量的仪器、设备、方法等导致测量暴露或结局的有缺陷，使各比较组所获得的信息产生系统误差，称为信息偏倚。常见的类型：

1. 回忆偏倚（recall bias）　指研究对象在回忆过去的暴露史或既往史时，因其记忆失真或回忆不完全，使回忆的准确性或完整性与真实情况间存在的系统误差而引起偏倚。是病例对照研究中最常见的一种偏倚。回忆偏倚产生的原因与许多因素有关，如病例组可能回忆仔细（特别是当怀疑某因素与某病有关时，如吸烟、被动吸烟与某些癌的关系，服雌激素与子宫内膜癌等），而对照组回忆则可能不那么仔细。加之调查员在调查两组的方式上有差异，如病例组给予暗示而产生回忆偏倚。

2. 报告偏倚(reporting bias)　在研究收集信息时，由于某些原因研究对象有意做假所造成，即有意的夸大或缩小某些信息而导致的偏倚，亦被称作说谎偏倚。例如，当暴露因素涉及研究对象的劳保、福利、生活方式或隐私，如吸烟、家庭收入、性行为时，被研究者会以种种原因而隐瞒或编造有关信息，从而影响提供信息的准确性，导致报告偏倚的发生。

3. 诊断怀疑偏倚(diagnostic suspicion bias)　研究人员若事先已知研究对象的暴露情况，在主观上怀疑他们已患某种疾病，于是对暴露和未暴露者在诊断疾病过程中采取了不可比的做法。例如，当研究者认为口服避孕药与下肢血栓性静脉炎有关时，对服口服避孕药的妇女，仔细检查其有无下肢血栓性静脉炎，而对未服口服避孕药的妇女则不仔细检查其有无下肢血栓性静脉炎，就可能得出二者有联系的结论。但实际上可能是偏倚所致，主要是发生在前瞻性研究中。此种偏倚也可以来自于研究对象。

4. 暴露怀疑偏倚(exposure suspicion bias)　研究者若事先了解研究对象的患病情况或某结局，主观上认为某病与某种因素有关联时，在病例组和对照组中采用不同的方法或使用不同深度和广度的调查方法探索可疑的致病因素。对病例组多次认真的询问某因素的暴露情况，而不认真的询问对照组的情况。如上例，研究者认为下肢血栓性静脉炎与口服避孕药有关，对有下肢血栓性静脉炎的妇女仔细询问其口服避孕药的历史，而对未有下肢血栓性静脉炎的妇女则不仔细询问其口服避孕药的历史，从而造成暴露怀疑偏倚。

5. 归类错误偏倚(misclassification bias)　又称错分偏倚。每项病症所用的客观诊断试验或仪器设备的灵敏度和特异性均不能是100%，故产生误诊和漏诊，从而发生错分，将病例错分入对照组，非病例错分入病例组。错分有无差异性错分(nondifferential misclassification)和差异性错分(differential misclassification)两种(图8-1)。无差异性错分是指病例组和对照组受到同等程度错分，使偏倚趋向无效值。差异性错分是指病例组和对照组错分的程度不均衡、不一致，使结果发生正或负偏倚。

无差异性错分

	研究真实数据			错误分类数据	
	高脂肪膳食	低脂肪膳食		高脂肪膳食	低脂肪膳食
心肌梗死	60	40	心肌梗死	48	52
对照	40	60	对照	32	68
$OR=(60\times60)/(40\times40)=2.3$			$OR=(48\times68)/(52\times32)=2.0$		

差异性错分

	研究真实数据			错误分类数据	
	高脂肪膳食	低脂肪膳食		高脂肪膳食	低脂肪膳食
心肌梗死	60	40	心肌梗死	60	40
对照	40	60	对照	32	68
$OR=(60\times60)/(40\times40)=2.3$			$OR=(60\times68)/(40\times32)=3.2$		

图8-1　无差异性错分和差异性错分的示意图

在图 8-1 中,无差异性错分示例中,病例和对照均有 20％的高脂肪膳食者低报了脂肪摄入量,病例组和对照组受到同等程度错分,导致 *OR* 估计值比真值低。在差异性错分示例中,所有病例正确回忆了膳食脂肪摄入状况,而只有 80％对照正确报告了他们的膳食脂肪摄入状况,病例组和对照组错分的程度不均衡、不一致,导致 *OR* 被高估。

三、混杂偏倚

在流行病学研究中,估计研究的暴露因素与疾病之间的联系时,由于一个或多个既与疾病有密切关系,又与暴露因素有密切联系的潜在危险因素的影响,从而歪曲(掩盖或夸大)了所研究因素与疾病之间的真实联系,称为混杂偏倚(confounding bias)。这个潜在的因素称为混杂因素。例如,在研究吸烟与肺癌的关系时,如果未控制性别、年龄因素,可使吸烟与肺癌的联系被低估或高估,从而产生混杂偏倚,年龄、性别就是混杂因素。混杂偏倚常常在资料分析阶段显露出来,因而一旦认识后是可以设法纠正的。混杂偏倚在分析性研究、实验性研究中均可发生,已在分析性研究中为常见。

混杂因素的基本特点:①混杂因素必须是所研究疾病的危险因素;②混杂因素与所研究的暴露因素有统计学联系;③混杂因素不应是暴露因素与疾病因果链中的一个中间环节。

混杂偏倚可向正、负两个方向发展。正混杂指由于混杂因素的作用,使暴露因素与疾病之间的关系被人为夸大。负混杂指由于混杂因素的作用,使暴露因素与疾病之间的关系被人为减少。

第三节 偏倚的控制

一、选择偏倚的控制

存在选择偏倚的资料,一般情况下很难予以校正,因而影响研究的真实性。选择偏倚主要应通过适当的研究设计与实施予以控制。发生在病因研究的设计阶段。主要因为设计不周,不能以加大样本量加以减少,一旦形成之后即无法弥补,很可能需要重新进行。因此,从设计之初就要考虑到各个环节可能出现的偏倚,而加以防止。

1. 在设计方案及研究方法的选择上,应当选择论证强度大的设计方案 无论采用何种研究方法,研究者对在研究过程中可能产生的选择偏倚的环节事先应有充分的了解,如研究方案、研究方法。为减少选择性偏倚必须有一个周密严谨的设计方案。首选的设计方案应是随机对照设计方案;有严格的诊断标准和纳入标准的队列研究方案也较好。由于病例对照研究在临床较易执行,因此随机对照设计方案使用较多。对研究过程中可能出现的偏倚要有充分的了解,在设计时考虑周全。

2. 严格掌握研究对象的纳入和排除标准,保障较好的代表性 所有纳入的研究对象必须符合事先设立的纳入标准和排除标准,已使其能更好地代表所出自的总体。病例对照研究中尽量选用新发病例,以避免存活因素的影响。为了减少无应答对结果的影响,尽量取得研究对象的合作;可增大样本量,提高应答率和降低失访率以减少偏倚,使样本有较好的代表性。

3. 采用多重对照 指以一种以上的对照与观察人群(组)比较、分析。从多个医院选取对象或选用多组对照。

4. 随机化原则　是消除选择偏倚最好的方法,它可以平衡掉两组各种可能影响疾病发生的因素,也平衡掉各种我们可能未知的影响因素。

二、信息偏倚的控制

主要发生在病因研究的资料收集阶段。在资料的收集过程中完全避免信息偏倚是不可能的,但是我们可以通过对调查表的严谨设计和对调查员的严格培训来提高资料在各比较组间的准确性和可靠性,以控制和减少偏倚的出现。

1. 盲法收集信息　根据研究内容,收集研究所需信息时尽可能地采用盲法。盲法是消除信息偏倚的有效方法,可以减少来自研究者和被研究者的偏倚。如双盲。

2. 严格信息标准　对拟进行的研究要制定严格、明确的资料收集方法。尽量用定量的、客观的指标来收集资料,以增加资料的准确性,减少主观因素的影响。若调查是收集资料的唯一方法时,尽量使用封闭式问题。研究中使用的仪器、设备应予校准,试剂、试药应符合测试要求。

3. 采用调查技巧避免回忆偏倚　对敏感问题进行调查时,应尽量采用敏感问题调查技术或方法。在调查中要熟练掌握调查方法及相关调查指标、提高问题含义的准确性、收集资料的范围可以广泛些,以减少主观因素的影响。

4. 严格质量控制　技术要规范,严格设计调查表,调查方法要统一,对调查人员进行培训。实验的仪器、设备要经过效验。要对同一对象进行两次调查,或以不同方式调查同一问题,以检验被调查者资料的准确性与所记录的一致性。

三、混杂偏倚的控制

可发生在病因研究的设计阶段和资料分析阶段。根据专业知识事先找出可能存在的混杂因素,在设计时注意去掉这些混杂因素。混杂出现在两组分配不均匀的情况,因此,尽量做到齐同对比以防止混杂因素的作用。

1. 限制(restriction)　是指在研究设计时对某些潜在的混杂因素,通过研究对象的入选标准予以限制。对纳入的研究对象限制在特定的客观标准范围内,减少彼此间的差异。如避孕药与心肌梗死,限年龄为 35～44 的女性。结论有很大局限性,外推至一般人群受限。

2. 配比(matching)　是指在为研究对象选择对照时,针对一个或多个潜在的混杂因素,使其与研究对象相似,从而消除这一(些)混杂因素对研究结果的影响。在病例对照研究中,可使病例与对照组有良好的可比性,消除某些潜在的混杂因素的影响。研究者常以年龄、性别和职业作为配比条件,因为这些因素是最常见的混杂因素。配比条件越多,寻找对照就越困难,但应注意防止过度配比。

3. 随机化(randomization)　是指以随机化的原则与技术使研究对象以同等的几率被分配在用于比较多各组之中,使潜在的混杂变量在各组间分布均衡,从而排除其混杂作用。一般只在实验性研究中用随机化方法来控制混杂,使混杂因素在各比较组间分布均衡,以免影响结果的准确性。

4. 分层分析(stratification analysis)　分层是将科研资料按某些影响因素分成数层(亚组)进行分析。分层是最常用的检出和控制偏倚的方法之一,特别是有潜在的混杂偏倚时。使用分层分析方法即可以评价在各层中暴露与疾病的联系,又可以整体估计经分层排除混杂后暴露与疾病的联系。

5. 多因素分析(multivariate analysis) 当欲控制的混杂因素较多时,由于样本量的限制,分层分析不适应,此时可采用多因素分析。如 Logistic 回归、Cox 回归等。

6. 标准化分析(standardization analysis) 当比较两个率时,如果两组对象内部构成存在差异足以影响结论,可用率的标准化加以校正,亦即使可能影响结果的因素受到同等的加权,则这两个率可比,无偏倚,这种方法称为标准化。率的标准化分直接标准化和间接标准化两种方法,详见有关统计书。

SUMMARY
Chapter 8　Bias and Their Control

Validity in research is referred to the closeness of the observed results to the truth or the degree to which an inference drawn from a study reflect the truth. The concept opposite to validity is bias or systematic error; the larger bias is, the lower the validity is. In epidemiological studies, bias can in general be classified into three categories: selection bias, information bias and confounding bias. This chapter describes at some length the concepts, types, measurement and control of bias.

1. 流行病学研究中的选择偏倚在病例对照研究设计时可通过哪些措施避免?
2. 如何控制流行病学中出现的混杂偏倚?

（张训保）

第九章 诊断试验与筛检

学习要求

掌握：诊断试验的概念及评价，筛检的概念。

熟悉：诊断试验策略，筛检效果的评价。

了解：筛检的种类和评价，筛检原则和目的，提高诊断试验效率的策略，截断值确定的策略，筛检试验的评价。

第一节 诊断试验与评价

一、概述

诊断试验（diagnostic test）是指应用物理学的、生物化学的、血清免疫学的检查，临床检查和医疗器械检查，对疾病和健康状况提供信息的试验。相比于筛检试验，诊断试验是进一步把病人与可疑有病但实际无病者区别开来。

对诊断试验的检验效能与应用价值作出科学评价，有利于临床医生合理选择诊断试验，正确解释其试验结果；同时也有利于新的诊断试验的推广，提高诊断水平和工作效率。一种好的诊断方法应真实、可靠、快速、安全、无损伤、费用低，但任何一种诊断方法都不是十全十美的。总有一定的局限性。随着医学的迅速发展，诊断技术日新月异、种类繁多。因而对每一项诊断试验进行评价显得更为重要。如诊断原发性肝细胞癌（HCC）的方法很多，病理组织学诊断最真实可靠，但病人有痛苦、心理负担也重，试验要求有较高的技术条件。而血清学诊断，如甲胎蛋白（AFP）定量与 γ-丙氨酰转移酶（GGT-II）测定，病人无痛苦、快速易行。能否用血清学方法代替病理学检查进行 HCC 诊断，最重要的是看血清学方法的真实性与可靠性如何。

诊断试验的评价方法也适用于评价：①筛检试验；②病史资料，如评价心绞痛病史诊断冠心病，滑脉诊断早孕等；③临床诊断标准。

二、诊断试验指标

诊断试验指标可以分为以下三种类型。

1. 主观指标　　指由被诊断者的主诉而确定的，如不舒服、头晕、头痛、食欲不振、失眠等等。这些指标最容易受被诊断者的主观影响而改变。如病人信任某医生给他服用了好的安眠药（可能根本不是安眠药），他可能就认为自己睡得好（实际上也许和往常一样）。因此，仅凭被诊断者主观感觉的指标，作为诊断指标常常很难反映真实情况。

2. 半客观(或半主观)指标 指根据诊断者的感觉而加以判断的指标,如肿物的硬度,肺部啰音的多少,脉象弦、滑等等。因为由诊断者主观判断,不同诊断者常易出现不同的判断。应用时,必须严格规定标准。

3. 客观指标 能用客观仪器加以测量的。很少依赖诊断者及被诊断者的主观意识判断,所以是比较最可靠的。在这类指标中,被观察者死亡的结果是一个绝对客观的指标,是不易弄错的。用仪器测定的结果,如体温计测的体温,胸部 X 线片观察肺部及胸骨病变,用血压计测定血压等等。这些都是客观记录下来的,但其结果是由观察者去判断的,虽然各观察者之间的差别不应该太大,但也存在不一致的机会。因此在应用一般客观指标时,也应该严格规定其详细的标准,以便得到可靠的结果。

三、诊断试验的评价

1. 真实性(validity) 真实性又叫效度,是测量值与实际值相符合的程度,亦即反映客观事物的准确程度。评价试验真实性的常用指标是灵敏度和特异度,漏诊率和误诊率可以从灵敏度与特异度推算出来,故也用作真实性的评价指标。

表 9 - 1 诊断试验结果

诊断试验结果	金标准试验结果		合计
	病人	非病人	
阳性	a(真阳性)	b(假阳性)	a+b
阴性	c(假阴性)	d(真阴性)	c+d
合计	a+c	b+d	a+b+c+d

(1) 灵敏度(sensitivity):又称敏感性,真阳性率。该指标是指在有病者中,被该项试验判断为有病的比例。

$$灵敏度 = \frac{a}{a+c} \times 100\% \qquad (9-1)$$

灵敏度反映该项诊断试验正确判断病人的能力。其值越大,则漏诊的可能性越小。

(2) 特异度(specificity):又称真阴性率。该指标是指在无病者中被该项试验判断为无病的比例。

$$特异度 = \frac{d}{b+d} \times 100\% \qquad (9-2)$$

特异度反映该项诊断试验能正确排除患某病的能力。其值越大,则误诊的可能性越小。

(3) 假阳性率(false positive):又称误诊率。该指标是指在无病者中,被该项试验错判为有病的比例。

$$假阳性率 = \frac{b}{b+d} \times 100\% = 1 - 特异度 \qquad (9-3)$$

假阳性率愈大,反映该项试验误诊者越多,误诊率和特异度互补,误诊率越高,则特异度越低。

(4) 假阴性率(false negative):又称漏诊率。该指标是指在有病者中,被该项试验错判为无病的比例。

$$假阴性率 = \frac{c}{a+c} \times 100\% = 1 - 灵敏度 \qquad (9-4)$$

假阴性率越大,反映该项试验漏诊者越多。漏诊率和灵敏度互补,漏诊率越高,灵敏度越低。

(5) 一致性(agreement):该指标是指试验结果的真阳性和真阴性人数占受试者总人数的比例。

$$一致性 = \frac{a+d}{a+b+c+d} \times 100\% \qquad (9-5)$$

真阳性和真阴性值越大,一致性越接近于 1,假阳性和假阴性值越小,该项试验价值越高。

(6) 似然比(likelihood ratio):是诊断试验的结果在病人中出现的概率与非病人中出现的概率之比。包括阳性似然比和阴性似然比。

阳性似然比是诊断试验阳性结果在病人中出现的概率(真阳性率)与在非病人中出现的概率(假阳性率)之比。

$$阳性似然比 = [a \div (a+c)] / [b \div (b+d)] \qquad (9-6)$$

阴性似然比即为假阴性率与真阴性率之比。

$$阴性似然比 = [c \div (a+c)] / [d \div (b+d)] \qquad (9-7)$$

似然比是评价诊断试验真实性的重要综合指标,阳性似然比越大越好,它表明阳性结果的正确率高。阴性似然比越小,提示阴性结果的正确率越高。

(7) 预测值(predicative value):又称预检值、预告值。检验结果的正确率,指诊断试验结果与实际符合的概率。预测值是评价诊断试验与筛检效益的指标。它包括阳性预测值和阴性预测值。

阳性预测值是阳性试验结果中实际患病者的百分率,即试验结果阳性者的患病概率。该值越大越好。

$$阳性预测值 = \frac{a}{a+b} \times 100\% \qquad (9-8)$$

阴性预测值是阴性试验结果中实际未患病者的百分率,即试验结果阴性者未患该病的概率,该值越大越好。

$$阴性预测值 = \frac{d}{c+d} \times 100\% \qquad (9-9)$$

(8) 约登指数(Youden's index):用灵敏度与特异度之和减 1 表示。约登指数也称为正确诊断指数。理想的约登指数为 100%。

$$约登指数 = \left(\left(\frac{a}{a+c} + \frac{d}{b+d} \right) - 1 \right) \qquad (9-10)$$

其指数范围从 0~1,约登指数越大,其真实性亦越大。

例 9 - 1 某医院共收治 360 名疑似心肌梗死病人,经临床及心电图(ECG)等检查,确诊 230 名心肌梗死病人。又对每个疑似病人进行肌酸磷酸激酶(CPK)含量测定,结果见表 9 - 2,试评价 CPK 诊断心肌梗死的真实性。

表 9 - 2 肌酸磷酸激酶试验结果

CPK	心肌梗死病人	非心肌梗死病人	合计
阳性	215(a)	16(b)	231
阴性	15(c)	114(d)	129
合计	230	130	360

$$灵敏度 = \frac{a}{a+c} \times 100\% = 215/230 \times 100\% = 93\%$$

$$特异度 = \frac{d}{b+d} \times 100\% = 114/130 \times 100\% = 88\%$$

假阳性率 = 1 − 特异度 = 1 − 88% = 12%

假阴性率 = 1 − 灵敏度 = 1 − 93% = 7%

$$一致性 = \frac{a+d}{a+b+c+d} \times 100\% = 329/360 \times 100\% = 91\%$$

阳性似然比 = $[a \div (a+c)]/[b \div (b+d)] = (215 \div 230)/(16 \div 130) = 7.6$

阴性似然比 = $[c \div (a+c)]/[d \div (b+d)] = (15 \div 230)/(114 \div 130) = 0.074$

$$阳性预测值 = \frac{a}{a+b} \times 100\% = 215/231 \times 100\% = 93\%$$

$$阴性预测值 = \frac{d}{c+d} \times 100\% = 114/129 \times 100\% = 88\%$$

约登指数 = （灵敏度 + 特异度）− 1 = (93% + 88%) − 1 = 0.81

在评价某项诊断试验的真实性时，通常要先选择一种标准诊断试验方法为规范标准，即金标准（gold standard）。金标准就是可以明确肯定或排除某种疾病的最可靠的诊断方法，包括活体组织检查、手术和尸体解剖等。上例在对 CPK 试验评价前首先用临床及 ECG 等诊断方法作为金标准，将 360 名受试者区分为 230 名心肌梗死病人和 130 名非心肌梗死病人。

理想的诊断试验要求灵敏度和特异度都相当高，但当诊断试验的测量指标是连续变量时，不同的阳性标准有不同的灵敏度和特异度。若提高其灵敏度，必导致特异度下降，反之亦然（表 9-3）。从表中可以看出，若以血糖水平 5.04 mmol/L（90 mg/dl）作为诊断糖尿病标准，则病人漏诊相当少，但误诊较多，故这个实验灵敏度很高，但特异性却太差。

表 9-3　不同血糖水平标准的诊断试验灵敏度和特异度

血糖水平 mmol/L(mg/dl)	灵敏度（%）	特异度（%）
5.04(90)	98.6	7.3
5.60(100)	97.1	25.3
6.16(110)	92.9	48.4
6.72(120)	88.6	68.2
7.28(130)	81.4	82.4
7.84(140)	74.3	91.2
8.40(150)	64.3	96.1
8.96(160)	55.7	98.6
9.52(170)	52.9	99.6
10.08(180)	50.0	99.0
10.64(190)	44.3	99.8

（引自 LilienfeldAM，1980）

预测值受试验方法的灵敏度、特异度以及受检对象中疾病现患率（prevalence rate）的影响。当现患率一定时，随着灵敏度的升高，特异度下降，假阴性率下降，阴性预测值升高，阳性预测值下降;随着特异度的升高,灵敏度下降,假阳性率下降,阳性预测值升高,阴性预测值下降。当灵敏度、特异度一定时,随着现患率的升高,阳性预测值升高,阴性预测值下降。随着现患率的下降,阴性预测值升高,阳性预测值下降。所以,在评价诊断试验时,应充分考虑以上诸因素的影响。

(9) ROC 曲线:受试者工作特征曲线(receiver operator characteristic curve,ROC 曲线),表示一个特定的诊断方法对区别特定的患者组与非患者组样本的检测性能。该曲线表示不同诊断水平的真阳性率对假阳性率的函数关系。

其评价方法是以灵敏度和假阳性率为两个轴的取值做的图性,通常用于测定值为连续或等级数据,常用于确定最佳临界值,也可用于比较两种和两种以上诊断试验的诊断价值。

具体做法是:以试验灵敏度为 y 轴,以假阳性率为 x 轴,由不同决策界值产生图中各个点,采用线段连接图中所有的点,绘制而成的线图(图 9-1)。主要特点有综合了灵敏度和特异度两个指标;不受患病率的影响;考虑了所有可能的诊断临界值的影响;全面客观地评价诊断试验的准确性;描述了诊断试验区分事件发生与不发生的固有能力。

表 9-4 心脏瓣膜影像判断结果

试验阳性定义	a	b	c	d	灵敏度	假阳性率
>0.58	0	0	10	10	0.0	0.0
>0.13	5	0	5	10	0.5	0.0
>0.07	6	2	4	8	0.6	0.2
>0.05	8	3	2	7	0.8	0.3
>0.03	9	4	1	6	0.9	0.4
>0.00	10	7	0	3	1.0	0.7
≥0.00	10	10	0	0	1.0	1.0

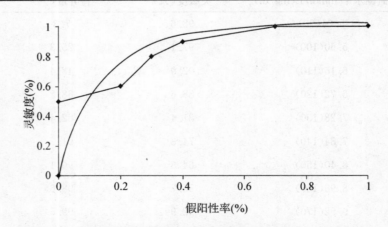

图 9-1 心脏瓣膜影像数据判断瓣膜受损的 ROC 曲线(拟合曲线)

最佳诊断界值的确定:ROC 曲线上最靠近左上角的点所对应的灵敏度和特异度都是较大的。该点为 ROC 曲线的正切线与曲线相交的点,常以此点所对应的诊断界值作为最佳诊断界值。Youden 指数最大的点就是最佳诊断界值。通过解拟合 ROC 曲线的方程寻找该点。

2. 可靠性(reliability) 又可称为信度或可重复性。是诊断试验在完全相同的条件下,进行重复操作获得相同结果的稳定程度。可靠性主要是检验测量随机误差的大小,其评价指标在计量资料用标准差和变异系数表示,在计数资料可用观察一致率与卡帕(k)值表示。

(1) 变异系数(coefficient of variation):也称离散系数。即标准差(s)与均数($\bar{\chi}$)之比,用百分数表示。

$$变异系数 = \frac{标准差}{均数} \times 100\% \tag{9-11}$$

该变异系数是针对同一标本(对象)的重复测量值而言,一般要求变异系数应小于10%。

(2) 观察一致率或符合率(agreement rate):两名观察者对同一事物的观察或同一观察者对同一事物两次观察结果一致的百分率。前者称观察者间观察一致率,后者称观察者内观察一致率。

$$观察一致率 = \frac{观察符合例数}{观察总例数} \times 100\% \tag{9-12}$$

例9-2 两名医生分别判读100例眼底图,记录结果(表9-5)。

表9-5 两名医生对100张眼底图诊断结果

B医生	A医生		合计
	轻或无视网膜病	中或重视网膜病	
轻或无视网膜病	46(a)	10(b)	56
中或重视网膜病	12(c)	32(d)	44
合计	58	42	100

$$观察者间观察一致率 = \frac{46+32}{100} = 78\%$$

(3) 卡帕值(kappa value,简称):是实际一致率与最大可能一致率之比,它是评价临床观察一致性符合程度的常用指标,可以用四格表直接计算。

$$\kappa = \frac{2(ad-bc)}{(a+b)(b+d)+(a+c)(c+d)} \tag{9-13}$$

据表9-5数据

$$\kappa = \frac{2(46\times32-10\times12)}{56\times42+58\times44} = 0.55$$

应用 κ 值判断观察者间或观察者内观察同一批结果一致性的符合程度。Landis 和 Koch(1977)提出六级划分:0.81~1.00 为完全符合;0.61~0.80 为基本符合;0.41~0.60 为中等符合;0.21~0.40 为一般符合;0.00~0.20 为少许符合;<0.00 为缺乏符合。Fleiss(1981)则建议三级划分:0.75~1.00 为符合很好;0.40~0.74 为一般符合;0.01~0.39 为缺乏符合。κ 值与前面的观察一致率相比,是校正了机遇一致部分。

影响可靠性评价的因素(变异的来源)有三个方面。

(1) 实验所用的试剂、仪器或实验条件的变异:试验方法可受试剂质量、配制方法、温湿度等因素影响。仪器也可受外环境因素(如温度、湿度、安静、振动等)的影响,使测量值发生误差。所以,在进行诊断时必须对仪器、药品、条件等等有严重的规定。

(2) 观察者的变异、观察者内变异(不同观察次数间)和不同观察者间变异:如同一观察者在不同的观察时间观察同一批标本时,因观察者的自身稳定性不好而导致观察结果的不一致。不同观察者间检测技术的不一致也可导致结果的不同。

(3)调查对象的生物学变异:如同一个人的血压,既使用同一种方法,同一个血压计,同一人测量,也可因测量时间的不同而出现测量结果的变异。

因此,在开展诊断试验前,必须高度重视试验方法,严格遵循试验步骤,对试剂、仪器进行标化和校正,控制同一环境,培训工作人员,以减少上述各种变异。

3. 真实性与可靠性间的关系　真实性和可靠性间有一定关系(图9-2)。A既真实又可靠,B真实但不可靠,C不真实但可靠,D既不真实也不可靠。故要求在评价一个诊断试验时,真实性和可靠性两类评价指标均不可忽视。

第二节　诊断试验策略

研究诊断试验策略(diagnostic strategies)的目的,是使临床医生积极主动地提高诊断试验的灵敏度和特异度,对病人迅速准确地作出判断。

一、截断值的确定

1. 截断值(cut-off value)　所谓截断值就是正常与异常值之间的界限值。在诊断试验中,临床医生常用各项指标的截断值去判定该项检查结果是属于正常还是异常。

临床上的正常值,确切说应是正常范围。这是因为个体差异(即观察测量值彼此之间的离程度)是医学及一切生物科学普遍存在的现象,故只要在一定范围内的值均为正常值。正常范围通常分为单侧界限和双侧界限,前者用于只考虑高于正常或只考虑低于正常就算作异常的指标;后者用于过高、过低时均作为异常的指标(体温等)。在诊断试验中,通常将正常范围定为均数±2倍标准差,在该范围内为正常,反之则异常。

2. 截断值确定的策略　截断值的确定,应以灵敏度和特异度最高,误诊率和漏诊率最小的理想,但从以上介绍过的内容看,这点很难办到。因为提高灵敏度必以降低特异度为代价,降低试验误诊率必然要使漏诊率增大,反之亦然(图9-2)。

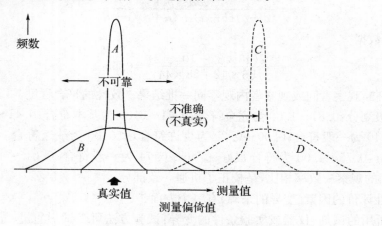

图9-2　真实性与可靠性之间的关系

(引自 Fletcher R H,1987)

目前,临床上确定与判断截断值的方法主要有生物统计学方法、临床判断法、以疾病预后严重性规定的数值和 ROC 曲线法等。

从图 9-3 可以看出,不论截断值取 a、b、c 任何一点,都有误诊(α)和漏诊(β)存在的问题。若在 b 点,则 α 增大,β 缩小;若取 c 点,则 α 缩小,β 增大;若取 a 点,则 $\alpha=\beta$,这时误诊率和漏诊率基本相等。

若为了证明确实患有某种疾病,或用于鉴别诊断时,应尽可能排除误诊,此时要求缩小误诊率,提高截取值标准,凡希望尽可能无遗漏地把病人找出来,则应缩小漏诊率,降低截断值标准;若希望误诊率和漏诊率都较小,一般可把截断值定在误诊率＝漏诊率的位置上。

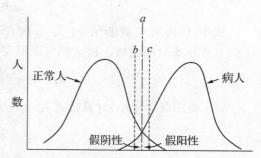

图 9-3　正常人与糖尿病人血糖值分布
（病人曲线要比正常人低一点）
（引自 Lilienfeld AM.,1980）

案例介绍:有人对 500 名健康人和 120 例肝病病人测定其肝大指数,其实例数值见表 9-6。试问正常与异常肝大指数截断值应如何确定?

表 9-6　健康人和肝病病人的肝大指数分布

肝大指数(cm)	健康人数	肝病病人数	肝大指数(cm)	健康人数	肝病病人数
4.8～	3		7.8～	15	
5.0～	12		8.0～	12	
5.2～	24		8.2～		12
5.4～	43		8.4～		12
5.6～	51		8.6～		9
5.8～	62		8.8～		10
6.0～	96		9.0～		4
6.2～	91		9.2～		5
6.4～	63	1	9.4～		4
6.6～	31	0	9.6～	2	
6.8～	17	3	9.8～	1	
7.0～	6	3	10.0～	6	
7.2～	1	4	10.2～	0	
7.4～		8	10.4～		1
7.6～		8	合计	537	83

注:健康人:$\bar{x}_1=6.08$,$S_1=0.45$

肝病病人:$\bar{x}_2=8.38$,$S_2=0.81$

（引自中国医学科学院卫生研究所主编《卫生统计学》,1987）

诊断策略考虑有以下三种情况:

（1）要求误诊率小：计算公式为

$$u=\frac{C-\bar{X}_1}{S_1} \tag{9-14}$$

式中：C 为所求截断值 $\bar{x}_1$ 为 6.08，S_1 为 0.45。现令误诊率 $\alpha=1\%$（单侧即 $P/2$ 为 0.01），查正态分布曲线下横坐标与面积表，$u=3.090$，将数据代入公式：

$$3.090=\frac{C-6.08}{0.45}，则 C=7.47$$

（2）要求漏诊率小：计算公式为

$$u=\frac{x_2-c}{s_2} \tag{9-15}$$

式中，c 为所求截断值，$\bar{x}_2=8.38$，$S_2=0.81$。现令漏诊率 $\beta=1\%$（单侧即 $P/2=0.01$），查正态分布曲线下横坐标与面积表，$u=2.326$，将数据代入公式：

$$2.326=\frac{8.38-C}{0.81} \quad C=6.50$$

（3）要求误诊率和漏诊率都小：计算公式为

$$\frac{c-x_1}{s_1}=\frac{x_2-c}{s_2} \tag{9-16}$$

式中数据同上，这种情况一般定 $\alpha=\beta$，c 与两个均数之间 u 值应相等，用上式求出 $c=6.90$，此时 $u=1.82$，同表查出 α 及 β 的数值，即 $\alpha=\beta=3.4\%$。

二、联合试验

任何一项诊断试验都不会是非常完善的，其灵敏度和特异度均不会达到 100%。在临床工作实践中，为了确定某种疾病的诊断，可采用联合诊断试验，用多项试验以提高灵敏度与特异度。

1. 并联试验（parallel test）　并联试验亦称为平行试验，这是一种同时做几项诊断试验，其中有任何一项试验为阳性，即可诊断为患某病的一种诊断方法。并联试验与单项试验相比较，可以是提高诊断试验的灵敏度和阴性预测值，从而减少漏诊；但同时它又会降低特异度和阳性预测值，使误诊增多。在临床工作中，当必须迅速作出诊断时，或目前尚无一种灵敏度很高的试验，或有某种灵敏度高但费用昂贵安全性较差时，可用几种灵敏度不太高的试验方法做并联试验，以提高灵敏度（表9-7）。

表9-7　单项试验与联合试验的灵敏度、特异度和预测值比较

试验	灵敏度（%）	特异度（%）	阳性预测值*（%）	阴性预测值*（%）
A	80	60	33	92
B	90	90	69	97
A 或 B（并联）	98	54	35	99
A 或 B（串联）	72	96	82	93

注：* 患病率为 20%

（引自 Fletcher R H，1987）

2. 串联试验（serial test）　串联试验又称系列试验，这是一种依次的几项试验，是否作下一个试验要根据上一个试验结果来决定，在一系列多项试验中，每一次试验均为阳

性时,最后才判为阳性。串联试验与单项试验相比较,可以提高诊断试验的特异度、阳性预测值,减少误诊。但另一方面,它会降低灵敏度和阴性预测值,使漏诊增多。在临床工作中,当不必迅速作出诊断时,或目前对该病的几种诊断试验特异度均不太高时,或某些昂贵或不安全的试验必须做时,可用串联试验。串联试验的策略,是首先使用特异性较高的试验,以减少需要做下一个试验的人数,可以节省人力、物力和财力,减少漏检工作量,提高诊断效益。对昂贵的或不太安全的试验,可以放在后面做,这样可以达到节省和减少损伤的目的。如果某病很少见,或者病死率很高,或一旦查出后能明显改善疾病的预后,则初筛时可选用高灵敏度的诊断试验方法,以减少漏诊,而后第二项试验再选用高特异性方法。

3. 并联试验和串联试验混合进行　这是根据指标的性质,将并联和串联试验联合起来应用,以提高诊断的准确度。如有 4 项指标,可定为 3 项阳性才能判断为阳性;或第 1 项阳性,加上任何 1 项阳性时可判断为阳性。否则即诊断为阴性。

三、提高诊断试验效率的策略

1. 建立专科门诊　不少省、市级医院都建立了专科门诊、有的设立了专科医院,这一措施有利于有相同症候、同类疾病的人集中到专科医院或专科门诊去就医。有的病人早已在基层医院诊查,但诊断一直不明确,治疗效果不明显,他们会主动地到有关专科医院专科门诊求医。另一方面,专科医院或专科门诊,大都有较雄厚的人才和技术及设备的实力,可以发挥他们的长处。造诣深、水平高的专家,加上掌握有先进技术和设备的实力,必然会大大提高诊断效益。同时专科临床医生可以有目的地选用阳性预测值的诊断试验方法,去更多地确诊病例。

The public and clinicians frequently endorse cancer screening tests based on the argument that early detection leads to better survival. The intuitive appeal of this reasoning has led to widespread use of screening technologies that have not been fully tested and even of some that have been associated with substantial harm. . .

——Barnett S. Kramer (JNCI Editor)

2. 转诊和会诊　转诊和会诊是临床医疗工作中常见的一种诊断形式。所谓转诊一般是由基层医疗单位向省、市级医院转送病人。被转诊的病人由于已在基层医疗单位诊治过,而后基于某种原因才被转诊的,所以被转诊的病人具有较高的确诊机会。加之一般接受转诊病人的医疗单位,在人才、技术和医疗检测手段及设备上占有优势,他们有更大的可能性去提高危重及疑难疾病确诊的可能性。会诊通常是指由院内或院外专家同行一起诊治同一病人。医院以外的专家可以是同级医疗单位,亦可以是上级医疗单位;院内可以是同专业,亦可以是不同专业的专家进行会诊。通过会诊可以集思广益,从而提高疑难、危重病例的诊断水平。

3. 特殊临床表现人群　不同的疾病有不同的临床症状和体征,临床医生可根据疾病的某些特殊临床表现,去有目的地做一些诊断试验,这必然可以提高其阳性检出率,有利于对疾病的确诊。例如,对高热、头、腰、眼眶痛,面、颈、上胸潮红者,选做流行性出血热病毒抗原或抗体检查,可以大大提高其确诊率。对小年龄组儿童,发生除外伤外的急性软瘫者,选做抗脊髓灰质炎病毒 lgM,可大大提高脊髓灰质炎确诊率。

4. 利用筛检试验的策略　利用筛选检试验进行早期诊断,是诊断试验提高诊断效率的重要策略。若某种疾病在其一地区高发,为了更有效地进行诊治工作,以期达到早期发现,多发现病例的目的,常可以采用对该地区整体人群进行筛检试验。若是为了及时地发现和诊治可疑疾病的病例,可以对某单位人群,某些行业的从业人员进行定期地健康检查;或对患病率较高的高危人群,如特殊暴露人群和职业人群,进行疾病筛检。例如,长期暴露在 X 射线环境下,易发生致畸致癌;从事石棉业工作的工人易发生肺癌;从事染料作业的工人易发生膀胱癌等。对这样一些高危人群进行筛检,会提高诊断效率。此外,临床医生在日常临床工作中,进行搜索病例的某些诊断试验,亦会达到早期发现病人的目的。

5. 根据临床工作需要选择诊断试验策略 临床工作实践中,常用某些诊断试验去发现疾病,即使对那些不典型或缺乏特异性症状和体征的人,亦能发现他们所患之病,对这种诊断试验的要求,应选用灵敏度高的诊断试验,当然特异度也不能太低,否则会发现很多假阳性病人,不利于对真正病人的发现。

第三节 疾病筛检

疾病筛检(disease screening)是指应用简便快速的试验或检查方法,从外表健康的人群中找出那些患有疾病或有某种缺陷的人,并进一步确诊和及时治疗。它属于二级预防策略。

疾病的筛检程序,随病种、筛检目的不同而异。在制订计划时,除应当选择适宜的试验或检查方法外,还必须制定筛检程序(图 9 - 4)。

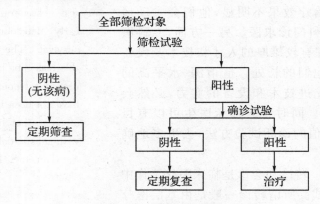

图 9 - 4 筛检模式图

如果某病非常少见,或者病死率很高,而早期检出能明显地改善其预后,在这样的情况下,一般首先以灵敏度高的诊断试验来初筛。灵敏度高,虽然假阳性可能较多,但假阴性较少,因而漏诊者少。然后对所有的阳性者再用特异高的诊断试验做第二次筛检,则阳性结果表明是患该病的病人。

一、筛检原则

1. 筛检应针对危害严重的疾病或缺陷 如发病率或死亡率都相当高、易致伤残的疾病,遗传性疾病,严重的生理缺陷,或已构成重大的社会卫生问题等。

2. 对筛检疾病的进一步诊断应有确诊方法、有效的治疗措施、足够的领先时间 如某种疾病的筛检试验,没有足够的领先时间,则不可能达到早期发现疾病的目的,不可能取得更好的治疗效果和满意的预后,那么该项筛检试验是没有实际应用意义的。

3. 适宜的筛检试验方法　用于筛检试验的方法,应该是操作简便而易标准化,所需费用经济,方法安全可靠,易为受试者接受;有较高的灵敏度和一定的特异度。

4. 被筛检疾病的自然史明确　因为只有对该病的自然史有明确的了解,才能准确预测筛检措施的效果。

二、筛检目的

1. 早期发现病人　早期发现病人可以达到二级预防的目的。如宫颈细胞学检查,可以早期发现宫颈癌;筛选高血压,然后加以控制,从而达到预防冠心病、脑卒中的发生,降低病死率和后遗症。

2. 发现有高危因素人群　发现有高危因素人群,可以对该人群进行一级预防。例如,筛检孕妇中的乙型肝炎携带者,以便及早对其新生儿进行乙型肝炎的被动免疫或主动免疫预防;应用羊膜腔穿刺术采取羊水细胞培养与染色体检查,可以在出生前发现染色体异常疾病(先天性愚型、代谢缺陷),以便早期流产,防止产出有缺陷的婴儿。

3. 疾病监测　长期地、定期地对某种疾病进行筛选,可以早期发现病例。例如定期在原发性肝癌高发的家庭成员中,用甲胎球蛋白(AFP)定期进行筛选,可以早期发现肝癌病例。

> Criteria for Use of a Screening Test
> - Significant burden of disease in population
> - Preclinical stage is detectable and prevalent
> - Early detection improves outcome (mortality) with acceptable morbidity
> - Screening tests are acceptable to population, inexpensive, and relatively accurate
> - Effective treatment available for detected disease

三、筛检种类

1. 人群筛检(population screening)　人群筛检是指采用某种或某些试验方法,对一般人群进行检查,以找出其中患病可能性较大的人,并对其进一步诊断和治疗,这亦称之为整群筛检(mass screenig)。例如,对某一地区的一般人群,用尿糖试验方法进行筛检,以找出一般人群中可疑糖尿病病例,然后对尿糖阳性者再进一步用其他诊断方法确诊,以便对患者及时治疗。亦可以对一个人群的某个亚群或某个特征人群进行筛检,这称为选择性筛检(selective screening)或目标筛检(targeted screening)。

2. 定期健康检查(periodical health examination)　定期健康检查也是一种筛检,它是用某种或某些诊断方法对某一特定人群(如某一特殊暴露人群、高危人群或某一单位职业人群)进行定期体格检查,以早期发现病人,及时给予治疗。

3. 病例搜索(case finding)　病例搜索是指临床或卫生医生在自己的日常工作中,运用某种或某些诊断试验方法对单个个体进行检查,以期发现病例或可疑病例。例如,临床医生在接待门诊病人时,可加做某些诊断实验,借以发现与主诉无关的其他疾病。医生在现场工作中,可用简易的试验发现某种疾病或缺陷。

此外,根据所用的筛检方法的数量多少,筛检也可分为:①单项筛检(single screening),指用一种筛检方法检查一种疾病;②多项筛检(multiple screening),在筛检中同时应用多种方法进行筛检,可以同时筛检多种疾病。

四、筛检试验的评价

筛检试验是在高危人群中发现可疑病例的试验方法,诊断试验是用以确定或排除疾病的试验方法,其评价指标基本相同,主要从真实性和可靠性等方面进行评价。详见本章评价诊断试验的指标。

五、筛检效果评价

1. 发现病例和缺陷的例数　一项好的筛检试验,应能发现一些原来未被识别的病人和缺陷,发现例数愈多,筛检效果愈好。当然,能最终发现的新病例和缺陷人数受筛检试验灵敏度高低及患病率大小的影响。可应用阳性预测值来进行估计。

2. 对疾病结局的影响　通过筛检而最后确诊的病例,理论上应较产生症状后就医而诊断的病例发现得早。早期发现病例导致治愈率、转阴率和生存率的提高或死亡率的下降,是筛检的另一种效益。

3. 预测值　包括阳性预测值和阴性预测值,它是反映筛检结果与客观实际相符合的概率,该两值愈大愈好。

4. 成本效益分析(cost-benefit analysis)　成本是指用于筛检所花费的全部费用,而效益是指通过筛检所取得的经济效益和社会效益。经济效益是指由于开展筛检所能取得的节省费用,社会效益是指给社会和社会活动,给人们的精神和健康带来好处,从而进一步提高生活质量和卫生服务质量。

六、筛检规划评价的偏倚

1. 领先时间偏倚(lead time bias)　所谓领先时间,是指筛检发现病例的时点与不进行筛检时病人出现临床症状后才得以诊断时点的这一段时期(图9-5)。通常以筛检发现病例生存期的延长来评价筛检的价值。在评价治疗效果时,如果筛检发现的病例生存期长于未经筛检的病程时,还应考虑是否是由于领先时间所致的偏倚所致,它实际上不是因治疗后终点后移,而仅仅是起点提前导致生存期更长的假象。

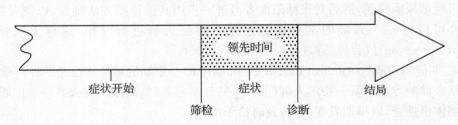

图9-5　早期诊断赢得的领先时间

(引自 Fletcher R H,1987)

2. 病程长短偏倚(length bias)　一般癌症患者如其临床前期较长,则其临床期亦较长,其生存期也可能较长,而在较长的临床前期被筛检出的可能性也较大。反之,临床前期较短,则其临床期也较短,病程短的癌症患者死亡发生亦较早,故在临床前期被筛检出的可能性亦较小,表现出生存期亦较短。在评价治疗效果时,应考虑到病程长造成虚假的治疗后生存期长的偏倚。

SUMMARY
Chapter 9   Diagnostic Test and Screening

The presumptive identification of unrecognized disease or defect by the application of tests, examinations or other procedures which can be applied rapidly. The goal of diagnostic test is secondary prevention, detect disease before clinical point for cure or improved outcome and get people with disease into appropriate treatment. The main design steps of diagnostic test are selection of objectives, sample size and assessing the validity and reliability. How to assessment of diagnostic test? Validity, reliability, predictive value is the main index. Validity of diagnostic test is the ability of a test to distinguish between who has a disease and who does not have the disease. Two main components are sensitivity and specificity. ROC curve (Receive Operator Characteristic curve) can show the relationship between sensitivity and specificity intuitively. Reliability (Repeatability) of diagnostic test shows that the test is reliable or repeatable. We can use the following index: intra-subject variation (variation within individual subjects); variance, standard deviation, C. V. etc; inter-observer variation (variation between those reading the test results) and agreement, Kappa value.

1. 简述诊断试验的概念、指标和评价。
2. 举例说明评价诊断试验真实性和可靠性的常用评价指标。
3. 简述影响预测值的因素有哪些。
4. 简述提高试验效率的方法有哪些。
5. 简述串联和并联试验对灵敏度、特异度和预测值有何影响。
6. 简述疾病筛检原则、种类和评价。

（徐继承）

第十章　传染病流行病学

学习要求

掌握: 传染病流行过程的三个基本环节(传染源、传播途径、易感人群),疫源地的概念及形成、消灭的条件。

熟悉: 传染病的预防和控制,儿童基础免疫,预防接种的定义和种类。

了解: 影响传染病流行过程的两个因素(自然因素、社会因素),传染病的预防和控制的策略,预防接种的实施,扩大免疫规划,计划免疫监测与评价,冷链系统。

传染病流行病学(infectious disease epidemiology)是流行病学的重要组成部分,是研究传染病在人群中的发生、流行过程和传播规律,探讨影响传染病流行的因素,制定预防和控制传染病流行的策略与措施的一门学科。随着科技发展、医学进步,经过一个多世纪的努力,传染病防治已取得举世瞩目的成就。特别是近半个世纪以来,随着免疫接种计划的落实,卫生状况的改善和疾病控制的国际合作,全球消灭了天花,脊髓灰质炎的消灭亦指日可待,一些常见传染病、寄生虫病的发病率和死亡率在各个国家均有不同程度的下降。但尽管如此,传染病迄今仍然危害着人类健康,尤其是第三世界国家,传染病仍是社区居民最常见的高发性疾病和居民主要死亡原因。

古老的传染病未能有效控制,如结核、霍乱、疟疾、性病等又呈现死灰复燃的趋势,新发现的传染病则不断出现。近20年来,世界上已发现30余种,其中包括艾滋病、军团病、各种病毒性出血热、O_{139}霍乱、大肠杆菌O_{157}：H_7出血性肠炎、疯牛病和禽流感等。被称为"超级癌症"的艾滋病,其传播速度之快、死亡率之高,引起世界震惊。某些非洲国家艾滋病的流行几乎影响到整个民族存亡。而21世纪亚洲有可能成为艾滋病流行最严重的地区,如不尽早采取措施,后果很难预料。

我国传染病预防和控制已取得巨大成就。建国之初消灭了霍乱,60年代初期又消灭了天花、人间鼠疫等,传染病基本得到控制;脊髓灰质炎已接近基本消灭目标;麻疹、内白喉、百日咳、破伤风等病的发病率明显下降。我国死因谱也由以传染病为主转向以心脑血管病、肿瘤和伤害为主。但是,传染病迄今仍然是我国严重的公共卫生问题之一,近几年我国发生的新发、突发传染

Infectious disease epidemiology monitors the occurrence of infectious diseases and develops strategies for preventing and controlling disease. In addition to knowing basic epidemiologic methods, infectious disease epidemiologists need to be familiar with the features of important infectious diseases as well as laboratory techniques for the identification and quantification of infectious agents.

病不断涌现，如传染性非典型肺炎、人感染的高致病性禽流感、手足口病、甲型 H1N1 流感、H7N9 甲型流感等，给传染病的防制带来严峻挑战，因此，传染病防制在相当长一段时间内仍是我国卫生防疫工作的重点。

第一节　传染病的流行过程

一、传染病发生与传播的基本条件

任何传染病都是由其特异病原体引起的，通常把能引起宿主致病的各类微生物统称为病原体(pathogen)，主要包括病毒、细菌、立克次体、衣原体、支原体、螺旋体、真菌和寄生虫等。如霍乱是由霍乱弧菌引起，疟原虫引起疟疾等。而传染病的发生与传播则是病原体与宿主相互联系、相互作用的结果，但是病原体存在并不意味着一定发生传染病。

宿主(host)是指自然条件下能被传染性病原体寄生的人或其他活的动物。病原体在宿主内寄生的时间往往是有限的。多数情况下宿主死亡则病原体随之死亡；或宿主产生特异免疫，病原体就难以生存。不过病原体在长期进化过程中，不仅适应了宿主内寄生，也适应了宿主间转移，在宿主死亡或产生免疫之前，病原体必须从体内排出，只有这样病原体才能作为一个生物种得以延续。

传染又称感染，是病原体对人体的一种寄生现象。传染过程(infection process)是指病原体进入机体后，病原体与机体相互作用、相互斗争的过程。传染过程可有各种不同的表现，这些表现可以通过感染谱(spectrum of infection)反映出来，根据宿主对病原体反应的轻重程度不同，主要包括以隐性感染为主的、以显性感染为主的和以死亡为主的三种类型(图 10-1)。

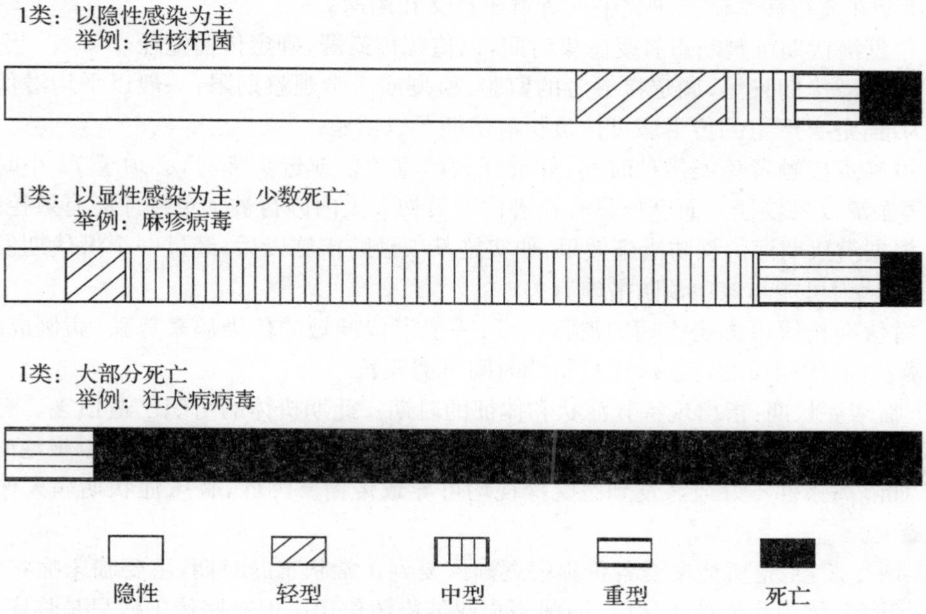

图 10-1　传染过程的感染谱

二、流行过程的生物学基础

流行过程(epidemic process)是传染病在人群中发生、蔓延的过程。具体地说，就是病原体从已感染者排出，经过一定传播途径，又侵入易感者而形成新的感染，并不断发生、发展的过程。其过程必须具备三个条件，即传染源、传播途径和易感人群，统称流行过程三环节。只有三个环节同时存在并相互联系才能形成传染病的流行过程。它不是一个纯生物学的现象，其过程经常受自然因素和社会因素的影响。如采取有效措施，切断其中任一环节，其流行过程即告终止。

(一)传染源

传染源(source of infection 或 reservoir of infection)是指体内有病原体生长、繁殖，并能排出病原体的人和动物。包括病人、病原携带者和受感染动物。

1. 病人作为传染源　传染病病人是重要传染源。因为病人体内存在大量病原体，而且具有某些症状有利于向外扩散，如麻疹、白喉等一些呼吸道传染病的咳嗽，霍乱、痢疾等一些肠道传染病的腹泻等均可大量排出病原体，增加易感者受染机会。同时有些传染病如麻疹、水痘无病原携带者，病人是唯一传染源。

传染病的病程经过，一般分为潜伏期、临床症状期和恢复期。各期作为传染源意义不同，主要取决于是否排出病原体及其数量和频度。

(1) 潜伏期(incubation period)：指病原体侵入机体至最早临床症状出现这一段时间。不同传染病潜伏期长短不一，短至数小时，长至数月，甚至数年。即使是同一种传染病，其潜伏期也不尽相同，但大多数局限于一定范围。潜伏期长短受很多因素影响，如病原体侵入的数量、毒力、侵入途径及机体状态。主要与病原体在机体内繁殖时间有关。

潜伏期在流行病学调查研究中具有重要意义和用途。

1) 根据潜伏期可判断患者受感染时间，以追踪传染源，确定传播途径。

2) 根据潜伏期长短，确定接触者的留验、检疫或医学观察期限：一般以平均潜伏期增加1～2天为准，危害严重的传染病可按最长潜伏期予以留验。

3) 可确定接触者免疫接种时间：如被狂犬严重咬伤或近头部时，必须于72小时内注射抗狂犬病血清效果较佳。而麻疹只有在潜伏期最初5天内施行被动免疫才能有效控制感染。

4) 根据潜伏期评价预防措施效果：如实施某项预防措施以后，经过一个潜伏期发病人数下降，可以认为可能与该项预防措施有关。

5) 潜伏期长短可影响疾病的流行特征：一般潜伏期短的传染病来势猛，病例成簇出现，常呈现暴发，潜伏期长的传染病流行持续时间可能较长。

(2) 临床症状期：指出现特异症状和体征的时期。此期机体的组织已遭损害。有些临床症状有利于病原体排出，是传染性最强的时期，虽然不少病人住院隔离，也难以根绝向外传播之可能，如隔离条件不好或亲友到医院探视均可导致传播。因此，临床症状期病人作为传染源意义最大。

(3) 恢复期：是指机体遭受各种损害逐渐恢复到正常状态的时期，主要临床症状消失，免疫力开始出现，体内病原体被清除，一般不再起传染源作用。但有些传染病只是临床上痊愈，在恢复期仍可排出病原体，如乙型肝炎、痢疾、伤寒、白喉等。有些传染病排出病原体的时间很长，甚至终身。如部分伤寒病人可成为慢性带菌者。

病人排出病原体的整个时期，称为传染期(communicable period)。传染期是决定传染病病人隔离期限的重要依据。其长短在一定程度上影响疾病流行特征,如传染期短的疾病,所引起续发病例成簇发生;传染期长的疾病,续发病例则陆续出现,继发拖延很长。传染期可通过病原学检查和流行病学调查结果判定。

根据临床表现常将病人分为典型病人和不典型病人两类。典型病人是重要传染源。不典型或轻型病人,由于症状、体征不典型不易被发现,又因病情一般较轻,往往不需要卧床休息,活动范围较大,可以自由出入公共场所,不易引起人们警惕和防范,在临床上容易被误诊或延误治疗并不被隔离,因此,这些人作为传染源的意义绝不可忽视。许多传染病的隐性感染者能向外界排出病原体,具有传染性,因此作为传染源的意义也不可忽视。

2. 病原携带者作为传染源　病原携带者(carrier)是指没有任何临床症状而能排出病原体的人。根据携带病原体种类的不同又可称为带菌者、带病毒者和带虫(原虫或蠕虫)者。

病原携带现象的本质至今尚未阐明,其认识还不统一。有的从进化论的观点解释病原体携带现象;有的从免疫耐受性、细胞免疫功能低下等免疫学理论阐述病原携带发生机制;还有的从伴随症的诱发作用说明携带原因等。因此对病原携带者分类目前尚无一致意见。一般分为如下三类。

(1) 潜伏期病原携带者(incubatory carrier):指在潜伏期内携带病原体者。只有少数传染病存在着这种病原携带者,如麻疹、白喉、痢疾和霍乱、甲型肝炎等。这类携带者多数在潜伏期末排出病原体。有人认为它实质上属于传染病前驱期,应作为早期病人可能更为恰当。

(2) 恢复期病原携带者(convalescent carrier):指临床症状消失后,仍能在一定时期内排出病原体者。部分传染病可有这种病原携带现象,如伤寒、霍乱、白喉、流行性脑脊髓膜炎、乙型肝炎等。一般情况下,恢复期病原携带状态持续时间较短,仅少数人持续时间较长,个别人甚至可延续终生。凡临床症状消失后,三个月内仍有病原体排出的称为暂时病原携带者,越过三个月的称为慢性病原携带者(chronic carrier)。慢性病原携带者往往呈现间歇排出病原体现象,因此必须多次反复检查,至少连续 3 次阴性,才可认为病原携带状态已经消除。如对这类携带者管理不善,往往可引起疾病暴发或流行,历史上曾有伤寒慢性带菌者引起暴发的报道。

(3) 健康病原携带者(healthy carrier):指未曾患过传染病,但却能排出病原体的人。这类携带者在整个感染过程中无明显症状,只能由实验室检查方法证实。一般认为健康病原携带者排出病原体数量较少,时间较短,其流行病学意义有限。但是,有些传染病如流行性脑脊髓膜炎、脊髓灰质炎、流行性乙型脑炎、乙型肝炎等健康病原携带者为数较多,则是非常重要的传染源。

病原携带者作为传染源意义的大小,不仅取决于携带者类型、排出病原体数量和持续时间,更重要的是取决于病原携带者的职业、个人卫生习惯、社会活动范围以及生活条件和卫生防疫措施。加拿大 Montreal(1927)一次伤寒奶传暴发,就是由一位在奶场工作的病原携带者引起的,结果发生约 5 000 例病人。在饮食服务行业、托幼机构及集体式供水的自来水厂工作的病原携带者对他人威胁极大。对这些单位的工作人员应定期进行病原学检查,病后随访,具有重要的流行病学意义。

3. 受感染的动物作为传染源　人类罹患以动物为传染源的疾病,统称动物性传染病,(zoonosis),又称人畜共患病。这类传染病绝大多数能在家畜、家禽或野生动物中自然传播。动物感染病原体后的发病,甚至大批死亡,如鼠疫。有的则不发病而呈隐性感染状态,如携带地方性斑疹伤寒和恙虫病立克次体的鼠类、感染流行性乙型脑炎的猪、鸭等均属于此类。即使人类未被卷入,病原体也可通过各种媒介在动物间循环延续其种属,并形成人类疾病的传染源,在一定条件下才传染给人。这些传染病称为自然疫源性疾病。

作为传染源的动物,种类繁多。其中以鼠类等啮齿类动物最为重要,与其有关的主要疾病如鼠疫、钩端螺旋体病、肾综合征出血热、多种立克次体病等。其次是家畜与家养动物,包括牛、羊、马、猪、狗、猫等,与其有关疾病有布鲁杆菌病、狂犬病、炭疽、流行性乙型脑炎、结核病、弓形体病等。鸟类与家禽是鹦鹉热的主要传染源,也可携带多种脑炎病毒、沙门菌、空肠弯曲菌等。鱼类可携带肝吸虫。

动物作为传染源的危险程度,主要取决于人们与受感染动物接触的机会和接触的密切程度,取决于是否有传播该病的适宜条件,另外与动物传染源的种类和密度等有关。

值得注意的是近年来新发现的传染病,其病原体大多数来自家畜和野生动物。欧美一些国家许多在大城市生活的人愿意到野外或森林中度假,增加了与野生动物接触机会,致使莱姆病发病率有逐年增多趋势。

(二)传播途径

病原体不仅能在一个宿主体内寄生,而且从受感染的机体排出,在外界环境中暂时存活,而后再侵入新的宿主,循此世代绵延,以维持其种属的存在。所以病原体在长期进化过程中适应了从一个宿主转移到另一个宿主的过程。这种病原体更换宿主的过程,一般称之为传播机制(mechanism of transmission)。

传播途径(route of transmission)是指病原体从传染源排出后,侵入新的易感宿主之前,在外界环境中停留和转移所经历的全部过程。病原体停留和转移必须依附于各种生物媒介和非生物媒介物。这些参与传播病原体的媒介物,称为传播因素,如水、食物、空气和日常用品等。传播途径实际上就是传播因素的组合。

1. 经空气传播(air-borne transmission)　包括下列三种方式:

(1)经飞沫传播(droplet transmission):呼吸道传染病的病原体存在于呼吸道黏膜表面的黏液中或呼吸道黏膜纤毛上皮细胞的碎片里。当病人咳嗽、打喷嚏时,含有大量病原体的黏液飞沫从口、鼻部喷出。大的飞沫迅速落在地面上,小的飞沫可在空气中悬浮,但时间短暂。经飞沫传播是指病人喷出的飞沫直接被他人吸入而引起感染。由于飞沫在空气中停留的时间短,因而只能在近距离传播给传染源周围的密切接触者。对外环境抵抗力较弱的病原体,如脑膜炎双球菌、流行性感冒病毒、百日咳杆菌等引起的疾病,常经此方式传播。

(2)飞沫核传播(droplet nucleus transmission):病人排出飞沫,在空气悬浮的过程中由于蒸发后干燥失去水分,剩下蛋白质和病原体组成核,这种飞沫核可以在空气中悬浮数小时,甚至更长,经气流可带至距离较远处。吸入带病原体的飞沫核可引起感染。飞沫核传播以白喉、结核等耐干燥的病原体较多见。

(3)尘埃传播(dust transmission):病人排出较大含有病原体的飞沫落在地面上,干燥后成为尘埃,随着人们的活动,使尘埃重新飞扬悬浮于空气中,易感者吸入后即可感染。凡外界抵抗力较强的病原体,如结核杆菌和炭疽杆菌芽胞,均可通过尘埃传播。

经空气传播的传染病的流行特征为:①大多有季节性升高的特点,一般多见于冬春季节;②在未经免疫预防的人群中,发病可呈现周期性升高;③由于传播极易实现,因此传播广泛,发病率高,人们常在儿童时期感染而获得免疫。有些疾病病后免疫力持久,以致总在儿童多发,又称为"儿童传染病";④受人口密度与居住条件、易感者在人群中的比例的影响。

2. 经水传播(water-borne transmission)　许多肠道传染病、某些人兽共患病及寄生虫病均可经水传播。如伤寒、霍乱、痢疾、甲型肝炎、血吸虫病、钩端螺旋体病等。其传播包括两种方式。一种是饮用水被污染,另一种是与疫水接触而引起流行。

水源水被污染情况很多,可能由于自来水网管道破损污水渗入;或是地面污物被雨水冲刷而流入;也可能是因为粪便、垃圾落入及在水源中洗涤污物直接或间接污染等。20世纪80年代初我国兰州等地曾发生轮状病毒性腹泻的流行就是因为病人和带病毒者的粪便污染水源造成的。

经饮用水传播的疾病常呈暴发流行。其流行特征为:①病例分布与供水范围一致,且有饮用同一水源的历史;②如水源经常受到污染,病例终年不断,发病呈地方性特点;③除哺乳婴儿外、发病无年龄、性别、职业差别;④停止使用污染的水源或采取消毒、净化措施后,暴发或流行即可平息。

随着城市供水系统的建立和水质卫生监督管理,我国广大城镇中由于饮用水污染而引起的水型暴发流行大大减少。而广大农村的给水卫生问题尚未完全解决,故经水传播的疾病仍时有发生。其发生频度与范围,取决于被污染水源的性质及居民卫生习惯。

经接触疫水传播的疾病,病原体主要是通过皮肤黏膜侵入体内。这种传染病的流行特征:①病人有接触疫水历史,如捕鱼、洗澡、抢险救灾、收获、游泳等;②呈现地区性和季节性特点,多见于水网地区、雨季和收获季节;③大量易感人群进入流行区,可呈暴发或流行;④对疫水采取措施或加强个人防护可控制其病发生。

3. 经食物传播(food-borne transmission) 肠道传染病、某些寄生虫病及个别呼吸道传染病均可经食物传播。

作为传播媒介的食物种类很多,大体可分两类。一类是食物本身存在病原体。如感染绦虫的牛、猪的肉;患结核或布鲁杆菌病的乳牛所产奶;毛蚶、贝类等水生动物被污染而携带病原微生物。食用未充分加热消毒的上述食品,也可受到感染。1988年上海市发生甲型肝炎暴发流行,发生病人数十万,研究证实就是由于食入生的或半生的毛蚶所致。另一类是食物被污染。食物在生产、加工、运输、贮存及销售等各个环节均可被污染。食物被污染后,病原微生物在适宜条件下可以大量繁殖,其中以肉类、乳类和鱼类最为重要,近年来均有沙门菌、空肠弯曲菌污染食品而引起腹泻病暴发的报告。

影响食物传播的因素较多,主要与食物的性质、污染程度、饮食习惯、食品生产、加工、运输和贮存方式有关。

经食物传播的传染病主要有以下流行特征:①病人有进食某一食物的历史,不食者不发病;②一次大量污染,在用餐者中可呈现暴发,其潜伏期较短,临床表现往往较重;③当停供污染食物后,暴发即可很快平息。

4. 经接触传播(contact transmission)

(1) 直接接触传播(direct contact transmission):是指在没有外界因素参与下,传染源直接与易感者接触,侵入易感者合适的门户,如性病、某些被动物咬伤而引起的传染病(狂犬病、鼠咬热),特指的直接接触传播是性传播疾病。

(2) 间接接触传播(indirect contact transmission):是指间接接触了被污染的物品所造成传播。手起着重要作用,传染源排出的病原体很容易污染自己的手,手再污染各种日常生活用品(床上用品、玩具、食具、衣物等)。易感者在日常生活中由于接触这些被污染物品而受到感染。因此这种传播方式又称日常生活接触传播。常见于肠道传染病、体表传染病和一些病原体在外界抵抗力强的呼吸道传染病,如白喉、结核病等。

间接接触传播传染病的流行特征有:①一般呈现散发,可在家庭或同住者之间传播,呈现家庭续发率高;②无明显季节性;③个人卫生习惯不良和卫生条件较差地区发病较多;④加强传染源管理,严格消毒制度,注意个人卫生,可以减少此类传播。

5. 经媒介节肢动物传播(arthropod-borne transmission)　又称虫媒传播,可分为以下两种情况。

(1)机械性传播:某些节肢动物,如苍蝇、蟑螂可携带病原体,但病原体在它们的体内或体表并不繁殖或发育,仅在觅食时通过接触、反吐或随粪便排出病原体而污染食物或食具。人们可因食入被污染食物或使用不洁食具而被感染。病原体与节肢动物无生物学上依存关系,仅起到机械传播作用。

(2)经吸血节肢动物传播:是指病原体进入节肢动物机体后,在其肠道或体腔内经过发育、繁殖,才能感染易感者。这类传播又称为生物学传播。病原体在节肢动物体内的发育不同,有的经过繁殖,有的经过发育,有的既发育又繁殖。其传播特点是病原体与节肢动物间存在生物学上的依存关系,并具有一定的特异性。如疟原虫只能在按蚊体内进行有性生殖,森林脑炎病毒仅能在蜱体内繁殖,并进入其卵巢,经卵传给下一代。

病原体在节肢动物体内必须经过一段时间繁殖或完成其生活周期中某一阶段才具有传染性,所需这段时间称为外潜伏期(extrinsic incubation period)。

经吸血节肢动物传播的疾病种类较多,除鼠疫、疟疾、斑疹伤寒等,还包括 200 多种虫媒病毒传染病。

经节肢动物传播的传染病的流行特征包括:①有一定地区性,病例分布与吸血节肢动物分布一致;②常呈现季节性升高;③有明显的职业特点,如森林脑炎多见于伐木工人等野外作业人员;④发病有年龄差异,老疫区发病者多集中在儿童,新迁入疫区的易感者不分老幼均易发病;一般无人直接传人的情况。

6. 经土壤传播(soil-borne transmission)　土壤被污染机会较多,如传染源的排泄物或分泌物可以直接或间接方式污染土壤,或因埋葬传染病死亡者和病畜尸体使土壤受到污染。土壤在传播蛔虫、钩虫、鞭虫等肠道寄生虫病中具有特殊意义和作用。因为这些寄生虫的卵从宿主排出后,需要在土壤中发育一定阶段,才具有感染新易感者的能力。另外,一些能形成芽胞的病原体如炭疽、破伤风、气性坏疽杆菌污染土壤后,可保持其传染性达数十年之久。

经土壤传播疾病的意义大小,除与病原体在土壤中存活时间有关外,同人与土壤接触的机会及个人卫生习惯有关。如赤脚下地劳动易感染钩虫病,皮肤有损伤者接触土壤可能感染破伤风和气性坏疽。

7. 医源性传播(iatrogenic transmission)　指在医疗、预防工作中未能严格执行规章制度和操作规程,而人为地造成某些传染病的传播。其传播大体分为两种类型:一类是易感者在接受治疗、检查或预防措施时由于所用器械、针筒、针头、采血器、导尿管等被污染,或消毒不严而引起的传播;另一类是由于输血、生物制品和药物受污染引起传播。如艾滋病、乙型肝炎、丙型肝炎及巨细胞病毒所致的一些疾病等。我国发现了血友病人因使用进口第Ⅷ因子而感染 HIV 的事例。

以上七种传播途径都需要借助外环境中的传播因素来实现人与人之间的传播,这类传播方式称之为水平传播(horizontal transimission)。

8. 垂直传播(vertical transmission)　指病原体通过母体传给子代的传播称为垂直传播或母婴传播。

(1)经胎盘传播:受感染的孕妇经胎盘血液将病原体传给胎儿引起的感染。如风疹、乙型肝炎、艾滋病、梅毒等病均可经胎盘传播引起先天性感染。如孕妇在怀孕早期患风疹,可导致胎儿畸形。

（2）上行性传播:病原体从孕妇阴道经子宫颈口到达绒毛膜或胎盘引起胎儿感染,如单纯疱疹病毒、葡萄球菌、大肠埃希菌及白色念珠菌等感染可经此方式传播。

（3）分娩引起的传播:如孕妇产道严重感染,分娩时胎儿可被感染。淋球菌、疱疹病毒感染,可通过这种方式传播。目前儿童艾滋病病例增多,研究表明垂直传播是主要感染方式。

许多传染病可通过一种以上途径传播,以哪一种传播途径为主取决于病原体所处环境。例如艾滋病既可以通过性接触传播,也可以通过共用注射器传播,也可以通过母婴传播。

（三）人群易感性

人群作为一个整体对传染病的易感程度称为人群易感性（herd suseptibility）。人群易感性与群体免疫力是一个事物的两个方面。群体免疫是指人群对于传染病的侵入和传播的抵抗力。群体免疫水平高,则人群易感性低。人群易感性的高低取决于总人口中易感人口所占比例,也同人群的一般健康状况有关。群体免疫是以一个群体中免疫者所占的比例及其免疫状况来衡量。

1. 影响人群易感性升高的主要因素

（1）新生儿增加:出生后6个月以上未经人工免疫的婴儿,对许多传染病都是易感的。这是由于他们从母体得到的抗体逐渐消失,而获得性免疫尚未形成,缺乏特异性免疫力的缘故。但个别传染病如百日咳6个月以下的婴儿也易感。

（2）易感人口的迁入:久居流行区的居民,因患病或隐性感染而获得免疫力,如一旦大量非流行区居民进入,因他们缺乏相应免疫力,而使流行区人群易感性相对升高。

（3）免疫人口免疫力自然消退:除少数传染病外,一般来说,无论是在病后（包括隐性感染）或是人工免疫,其免疫力都不可能保持终身不变,随着时间推移,免疫水平逐渐降低,而成为易感人口,致使人群易感性升高。

（4）免疫人口死亡:人们在一生中,通过人工免疫、病后或隐性感染而获得某些传染病的免疫力,这些人口死亡,可相对地使人群易感性升高。

2. 影响人群易感性降低的主要因素

（1）计划免疫:按规定免疫程序,有计划地对应免疫人群进行预防接种,提高特异性免疫力,是降低人群易感性的重要措施。

（2）传染病流行:一次传染病流行后,总有相当数量易感者由于发病或隐性感染而获得免疫力,因而人群免疫水平提高。

人群易感性高低与传染病的流行有密切关系。当免疫人口增加时,可大大降低传染病的发病率。这是因为具有免疫力的人除了免于发病外,由于大量免疫者分布在传染源周围,对易感者起到屏障和保护作用。当人群中免疫人口达到一定比例时,即不需要整个人群均获得免疫,可终止传染病流行。

三、疫源地及流行过程

（一）疫源地

传染源及其排出的病原体向周围传播所能波及的地区称为疫源地（epidemic focus）。每个传染源可单独形成一个疫源地,但在一个疫源地内也可同时存在一个以上传染源。一般把范围较小的疫源地或单个源地称为疫点,经常以有病人的住户或其附近几户作为疫点。较大范围的疫源地或若干疫源地连成片时称为疫区,如一社区或几个社区。

疫源地的形成条件:第一是有传染源的存在,第二是病原体能够继续传播。如果一个传染病患者不能继续传播病原体,则不能形成疫源地。疫源地范围大小可因病而异,主要取决于传染源活动范围、传播途径的特点与周围人群的免疫状况。如麻疹只能经飞沫传播,疫源地范围就小,仅限于病人的居室。疟疾病人或疟原虫携带者的疫源地范围较大,多以按蚊吸血后的飞行活动的范围来划定。

疫源地的消灭必须具备下列条件:①传染源被移走(如隔离、死亡)或已消除排出病原体状态;②传染源散播在外环境中病原体被彻底清除(消毒、杀虫),传播途径已不存在;③所有易感的接触者,经过该病最长潜伏期未出现新病例或证明未受感染。

(二)流行过程

每一个新的疫源地都是源于前一个疫源地,同时又是发生新疫源地的基础。一系列相互联系、相继发生的疫源地构成了传染病的流行过程。疫源地是流行过程的基本单位,只有传染源、传播途径和易感人群三个环节相互连接,协同作用,才能发生新疫源地,流行过程才得以延续。疫源地一旦被消灭,流行过程即告中断。

流行过程的强度表现为散发、流行或大流行,经常用发病率进行测量;流行过程在地区上可表现为地方性、外来性、自然疫源性。

四、影响传染病流行过程的因素

一般来说,构成流行过程必须具备三个环节,而传染源、传播途径和易感人群能否相互连接和协同作用,还必须通过自然因素和社会因素的影响和制约。其中社会因素作用更为重要。

(一)自然因素

自然因素十分复杂,包括人们生活环境中的气候、地理、土壤、动植物等,其中影响最明显的是气候因素和地理因素。

1. 对传染源的影响　气候、地理因素对动物传染源有明显的影响,特别是野生动物。如许多自然疫源性疾病的地方性与季节性与此有关。某种类型的地形、地貌适合某些种类的动物传染源生存,因而构成某些动物的自然疫源地。如土质疏松地带适于作洞繁殖,植物丰富时有利于鼠类生存繁殖。所以由野鼠发生的鼠疫多限于草原和沙土地带。

2. 对传播途径的影响　地理、气候条件对传播途径影响,尤以经虫媒传播的传染病更为明显。例如媒介生物的地理分布、季节消长、活动能力以及病原体在媒介昆虫体内的发育、繁殖等均受自然因素制约。因此,疟疾、流行性乙型脑炎等虫媒传染病的流行都有明显地区和季节特点。气温影响环境中病原体的存活,如在冰中的伤寒杆菌甚至可以越冬。雨量可影响病原体的传播,夏季暴雨所致的洪水泛滥,往往可使水型钩端螺旋体病暴发流行。雨量大时冲刷地面粪便和污物造成水源被污染,易引起肠道传染病的传播。

3. 对易感者的影响　自然因素还能影响人们受染机会,如夏季气候炎热,人们多食生冷、瓜果等,易发生肠道传染病。自然因素对易感者的作用,主要通过病原体侵入部位的非特异性抵抗力影响,如气温骤降,易发生肺炎、感冒、上呼吸道疾病等。夏季炎热,往往发生肠道传染病。

(二)社会因素

社会因素表现为很多方面,包括人类的一切活动,如生产活动、生活条件、医疗卫生状况、经济、文化、人口密度、人口移动、风俗习惯、宗教信仰、职业、社会动荡、社会制度等。

1. 社会因素对传染源的影响　大的社会动荡,如战争、灾荒,极易发生和流行传染病。

社会因素不仅可以扩大传染病的流行,而且也可以制止传染病的发生、蔓延,以至消灭。如新中国成立后,严格执行国境卫生检疫,防止了检疫传染病传入我国。《传染病防治法》的颁布和执行,建立及增设卫生防疫机构和传染病院,对传染病患者进行隔离、治疗,不仅可防止其传播,并可消除其传染性;定期对规定的从业人员进行检查,以便早期发现传染源,及时管理,减少流行。对献血员进行常规检查血中乙型肝炎表面抗原、艾滋病病毒等,有助于防止受血者被感染。

2. 社会因素对传播途径的影响　通过消毒、杀虫措施,可以切断传播途径;人口密度可以影响某些传染病流行的扩散程度;风俗习惯也可以影响传染病的发生和流行;人们生活条件的改善,文化卫生知识水平的提高是减少和控制传染病发生和消灭的重要因素,尤其是肠道传染病。

3. 社会因素对易感者的影响　通过预防接种可以提高人群免疫力,以控制传染病的传播和流行,最后消灭传染病。全球通过种痘等措施消灭了天花这一烈性传染病就是一个例证。

社会因素既是促进传染病传播蔓延的重要因素,又是有效防治及消灭传染病的主导因素。

第二节　传染病的预防和控制

一、预防与控制传染病的策略

传染病仍是引起人类死亡的主要原因之一。2005 年全球因各种疾病死亡约 5 800 万人,其中相当高的比例是因传染病死亡。我国 2003 年因传染病死亡人数占总死亡人数比例的为11.1%。为了社区居民的健康,必须根据实际情况制订出预防和控制传染病的措施和策略。事实证明,传染病是可以从降低发病率,控制其流行和发展,最终达到根除或消灭的。

(一) 预防为主

"预防为主"是我国一贯的卫生工作方针。多年来,我国的传染病预防策略可概括为:以预防为主,群策群力,因地制宜,发展三级保健网,采取综合性防制措施。传染病的预防就是要在疫情尚未出现前,针对可能暴露于病原体并发生传染病的易感人群采取措施。

1. 加强健康教育　健康教育可通过改变人们的不良卫生习惯和行为来切断传染病的传播途径。健康教育的形式多种多样,可通过大众媒体、专业讲座和各种针对性手段来使不同教育背景的人群获得有关传染病的预防知识,其效果取决于宣传方式与受众的匹配性。健康教育对传染病预防的成效显著,如安全性行为知识与艾滋病预防;饭前便后洗手与肠道传染病预防等,这是一种低成本高效果的传染病防治办法。

2. 加强人群免疫　免疫预防是控制具有有效疫苗免疫的传染病发生的重要策略。全球消灭天花、脊髓灰质炎活动的基础就是开展全面、有效的人群免疫。实践证明,许多传染病,如麻疹、白喉、百日咳、破伤风、乙型肝炎等,都可通过人群大规模免疫接种来控制流行,或将发病率降至相当低的水平。

3. 改善卫生条件　保护水源、提供安全饮用水、改善居民的居住环境、加强粪便管理和无害化处理、加强食品卫生监督和管理、加强垃圾的管理等,都有助于从根本上杜绝传染病的发生和传播。

（二）加强传染病的监测

传染病监测是疾病监测的一种，其监测内容包括传染病发病、死亡，病原体型别、特性，媒介昆虫和动物宿主种类、分布和病原携带状况，人群免疫水平及人口资料等；必要时还应开展对流行因素和流行规律的研究，并评价防疫措施效果。

我国传染病监测包括常规报告和哨点监测。常规报告覆盖了甲、乙、丙三类共 39 种法定报告传染病。国家还设立了上百个艾滋病和流感的监测哨点。

为提高传染病暴发早期发现能力，积极开展传染病预警技术研究，并逐步建立传染病监测与预警系统。根据传染病发生、流行趋势的预测，及时发出传染病预警，根据情况予以公布。

（三）传染病的全球化控制

传染病的全球化流行趋势日益体现了传染病的全球化控制策略的重要性。继 1980 年全球宣布消灭天花后，1988 年 WHO 启动了全球消灭脊髓灰质炎的行动。经过 14 年的努力，全球脊髓灰质炎病例下降了 99.8%，病例数从 1998 年估计的 350 000 例下降至 2001 年的 483 例；有脊髓灰质炎的国家由 125 个降至 10 个。中国在 2000 年也正式被 WHO 列入无脊髓灰质炎野毒株感染的国家。

为了有效遏制结核病流行，2001 年 WHO 发起了全球"终止结核病"合作伙伴的一系列活动，该活动的目标为：2005 年全球结核病感染者中 75% 得到诊断，其中 85% 的感染者被治愈，2010 年全球结核病负担（死亡和患病）下降 50%，2050 年使全球结核病发病率降至 1/1 000,000。此外，针对艾滋病、疟疾和麻风的全球性策略也在世界各国不同程度地开展。全球化预防传染病策略的效果正日益凸现。

二、传染病预防和控制的措施

传染病的预防控制措施是根据《中华人民共和国传染病防治法》进行疫情管理和对疫区采取措施，其目的在于限制传染病发生和流行的强度与范围。

（一）疫情管理

对所发生的每一例传染病病人及其疑似病人应按规定及时报告、登记，定期进行统计、分析、预测、预报和疫情交换。

1. 疫情报告　又称传染病报告，它是传染病管理的重要信息，也是控制和消除传染病的重要措施的依据。

（1）报告病种：目前我国法定报告传染病病种分为甲、乙和丙三类，共 39 种。

1）甲类传染病（2 种）：鼠疫、霍乱。

2）乙类传染病（26 种）：传染性非典型性肺炎、艾滋病、病毒性肝炎、脊髓灰质炎、人感染高致病性禽流感、麻疹、流行性出血热、狂犬病、流行性乙型脑炎、登革热、炭疽、细菌性和阿米巴性痢疾、肺结核、伤寒和副伤寒、流行性脑脊髓膜炎、百日咳、白喉、新生儿破伤风、猩红热、布鲁氏菌病、淋病、梅毒、钩端螺旋体病、血吸虫病、疟疾、H7N9 甲型流感。

3）丙类传染病（11 种）：流行性感冒、流行性腮腺炎、风疹、急性出血性结膜炎、麻风病、流行性和地方性斑疹伤寒、黑热病、包虫病、丝虫病、除霍乱、细菌性和阿米巴性痢疾、伤寒和副伤寒以外的感染性腹泻病、手足口病。

国务院可以根据情况，增加或者减少甲类传染病病种，并予公布；国务院卫生行政部门可以根据情况，增加或减少乙类、丙类传染病病种，并予以公布。如 2009 年 4 月 30 日国家计生委网站公布将甲型 H1N1 流感（原称人感染猪流感）纳入《中华人民共和国传染病防治法》规定的乙类传染病,并采取甲类传染病的预防、控制措施。2013年11月4日,国家卫生计生委对关于调整部分法定传染病病种管理工作的解读中规定,按照现有流行性感冒将甲型H1N1流感调整为丙类,归为季节性流感进行管理。

(2) 责任报告人:执行职务的医疗保健人员、卫生防疫人员,包括个体开业医生皆为疫情报告责任人。责任报告人发现传染病病人、病原携带者、疑似传染病病人时,应依法填写疫情报告卡,向卫生防疫机构报告疫情。

(3) 报告时限:责任报告单位和责任疫情报告人发现甲类传染病和乙类传染病中的肺炭疽、传染性非典型性肺炎、脊髓灰质炎病人或疑似病人时或发现其他传染病或不明原因疾病暴发时,应于2小时内将传染病报告卡通过网络报告;未实行网络直报的责任报告单位应于2小时内以最快的通信方式向当地县级疾病预防控制机构报告,并于2小时内寄送出传染病报告卡。对其他乙类传染病和丙类传染病的病人、疑似病人和规定报告的传染病病原携带者在诊断后,实行网络直报的责任报告单位应于24内进行网络报告,未实行网络直报的责任报告单位应于24小时内寄送出传染病报告卡。对其他符合突发公共卫生事件报告标准的传染病疫情暴发,按规定要求进行报告。

2. 疫情档案　疫情档案包括疫情报告资料的收集、贮存和分析;长期妥善保存完整的疫情档案,是分析流行规律。作好预测和评价防治工作的重要依据。应用计算机技术,可以加速疫情资料的贮存、分析和反馈。

3. 疫情报告工作的考核　考核的主要内容包括疫情报告制度是否健全;填卡上报是否及时;漏报、漏诊情况等。经常使用传染病的漏报率、漏诊率等作为评价疫情报告工作质量指标。

(二) 防疫措施

防疫措施是指疫情发生后,采取防止扩散、尽快平息的措施。

1. 对传染源的措施

(1) 病人:要早发现、早诊断、早报告、早隔离、早治疗。只有做到"五早",才能控制传染源,防止传染病在人群中传播蔓延。为了达到早发现、早诊断的目的,必须普及群众卫生知识,充分调动基层卫生人员的主观能动性,不断提高医务人员业务水平。如病人一经确定应按《传染病防治法》的规定实行分级管理。

甲类传染病和乙类传染病的艾滋病、肺炭疽病人,必须强制隔离治疗,必要时由请公安部门协助采取强制隔离治疗措施。

乙类传染病病人,根据病情可住院隔离或在家中隔离治疗,直至治愈。其中有些病人,其传染源作用不大,如肾综合征出血热、钩端螺旋体病、布鲁杆菌病等病人可不必隔离。

丙类传染病中活动性肺结核、瘤型麻风病病人必须经临床和微生物学检查证实痊愈才可恢复工作、学习。其他丙类传染病病人在临床治愈后即可工作、学习。

对传染病的疑似病人,应尽早明确诊断。甲类传染病的疑似病人必须在指定扬所进行隔离观察、治疗。乙类传染病的疑似病人,在医疗保健机构指导下治疗或隔离治疗。传染病疑似病人必须接受医学检查、随访和隔离治疗措施,不得拒绝。

(2) 病员携带者:对病员携带者应做好登记并进行管理,指导督促他们自觉养成良好的卫生习惯和道德风尚;定期随访,经2～3次病原检查阴性时,方可解除管理;在饮食行业、服务行业及托幼机构工作的病原携带者须暂时调离工作岗位,久治不愈的伤寒或病毒性肝炎的病原携带者不得再从事威胁性职业。艾滋病、乙型肝炎和疟疾的病原携带者严禁做献血员。

(3) 接触者:指曾接触传染源而有可能受感染者,都应接受检疫。检疫期限从最后接触之日算起相当于该病的最长潜伏期。

留验又叫隔离观察,甲类传染病的接触者应收留在指定场所进行观察,限制其活动范围,进行诊察、检验和治疗。

医学观察:一般是对乙类和丙类传染病接触者施行的措施。接触者可正常工作、学习,但要接受体检、测量体温、病原学检查和必要卫生处理。艾滋病、淋病、梅毒病人的性伴侣应按规定接受检查和预防治疗措施,直至确诊无染疫。

应急预防接种或药物预防:对潜伏期较长的传染病,如发生麻疹暴发流行时,对接触者可施行预防接种,因为麻疹活疫苗接种后产生抗体时间比潜伏期短,一般在感染后3天内接种疫苗也能防止发病。对某些有特效药物可防治的传染病,必要时可采用药物预防。如用多西环素(强力霉素)预防霍乱;红霉素预防白喉;青霉素或磺胺药物预防猩红热等。但要防止滥用药物预防,以免造成病原体耐药性。

(4) 动物传染源:对人类危害大且无经济价值的动物应予以消灭,如灭鼠;危害性较大的病畜或野生动物,应予以捕杀、焚烧、深埋,如患疯牛病和炭疽病的家畜,患狂犬病的狗等;危害不大且有经济价值的病畜,应予以隔离治疗。此外还要做好家畜及宠物的预防接种和检疫工作。

2. 对传播途径的措施　主要是针对传染源污染的环境采取去除和杀灭病原体的措施。如肠道传染病主要由粪便排出病原体而污染环境。一般采取对污染物品和环境进行消毒措施;呼吸道传染病主要通过空气污染环境,则通风和空气消毒是非常重要的;而虫媒传染病,重点是杀虫措施。消毒、杀虫可以切断传播途径,防止传染病扩散和蔓延。实践证明,对大部分传染病的传播途径采取的措施主要有消毒、杀虫以及灭蚊、蝇、蚤、鼠等。

(1) 消毒(disinfection)是用化学、物理、生物的方法杀灭或消除环境中致病性微生物的一种措施。一般分为预防性消毒和疫源地消毒。

①预防性消毒:针对可能受致病微生物污染的场所和物品施行消毒。如空气消毒、饮水和乳品消毒等。

②疫源地消毒:对现有或曾经有传染源存在的场所进行消毒,目的是消灭传染源排出的致病性微生物。疫源地消毒又分为随时消毒和终末消毒。随时消毒(current disinfection)指有传染源存在的疫源地,对其排泄物及分泌物或被污染的物品、场所及时进行消毒,以迅速将致病微生物杀灭。随时消毒要经常进行,一般指导家属完成。终末消毒(terminal disinfection)指传染源痊愈、死亡或离开住所后对疫源地进行1次彻底消毒。其目的是完全清除传染源所播散、留下的致病性微生物。一船来说,致病性微生物对外环境抵抗力较强的疾病,才需要进行终末消毒。如霍乱、伤寒、副伤寒、痢疾、病毒性肝炎、脊髓灰质炎等肠道传染病;肺鼠疫、肺结核、白喉、猩红热等呼吸道传染病;炭疽、鼠疫等动物性传染病都需进行终末消毒。而致病性微生物在外环境中存活时间较短的病,如麻疹、水痘、流行性感冒等,一般不需终末消毒。

(2) 杀虫:杀虫是使用杀虫剂(insecticide)杀灭有害昆虫,特别是外环境中传递病原体的媒介节肢动物。杀虫与消毒一样可分为预防性杀虫和疫源地杀虫,后者又分随时杀虫和终末杀虫。杀虫方法主要有物理、化学和生物杀虫法。

3. 保护易感者的措施

(1) 免疫预防:详见本章第三节。

(2) 药物预防:在某些传染病流行时,可以给予药物预防。如用磺胺类药物预防流行性脑脊髓膜炎,用金刚烷胺预防流行性感冒。药物预防在特殊条件下可以作为一种应急措施,但有其局限性,如预防作用时间短,效果不巩固,易产生耐药性等。

(3) 个人防护:如戴口罩、手套、鞋套、护腿、应用蚊帐、使用安全套(避孕套)等都可起到个人防护作用。WHO一直提倡使用安全套。安全套可以避孕,还可预防性病,能有效地预防艾滋病病毒感染。

4. 暴发、流行的紧急措施与暴发调查 根据《中华人民共和国传染病防治法》规定,在有传染病暴发、流行时,除立即组织力量进行防治外,当地政府报经上一级地方政府决定,可采取下列紧急措施:

(1) 限制或者停止集市、影剧院演出或者其他人群聚集的活动;

(2) 停工、停业、停课;

(3) 封闭或者封存被传染病病原体污染的公共饮用水源、食品以及相关物品;

(4) 控制或者扑杀染疫野生动物、家畜家禽;

(5) 封闭可能造成传染病扩散的场所;

(6) 临时征用房屋、交通工具。

甲类、乙类传染病暴发、流行时,县级以上地方政府可以宣布划定疫区。甲类传染病疫区,经省、市、自治区政府决定可实施封锁。封锁疫区导致中断干线交通或者封锁国境的,由国务院决定。在疫区中迅速采取紧急措施和防疫措施。

当具备以下条件,可由原决定机关宣布解除紧急措施:

(1) 甲类传染病病人、病原携带者全部治愈;乙类传染病病人、病原携带者得到有效的隔离治疗;病人尸体得到严格消毒处理。

(2) 可能污染的物品及环境已经过消毒等卫生处理;有关病媒昆虫、染疫动物基本消除。

(3) 暴发、流行的传染病病种,经过最长潜伏期后,未发现新的传染病病人,疫情得到有效的控制。

第三节 免疫预防

免疫预防是通过疫苗接种、提高人群免役水平的一种特异性预防措施。根据疫情监测和对人群免疫水平的分析,按一定的免疫程序有计划地在社区居民中实施预防接种,达到预防、控制以至最终根除相应传染病的目的。从免疫预防的角度来看,人类的传染病可分为两类,一类是用疫苗可以预防的疾病,如结核、麻疹、百日咳等;另一类是目前还不能用疫苗预防的疾病,如艾滋病等。人类历史上第一个被根除的传染病是天花,继天花之后,国际消灭疾病特别工作组(ITFDE)把脊髓灰质炎列为全球可能消灭的传染病,因为这些传染病的病原体抗原型别单一,很少变异,人是唯一的传染源,病后免疫力较持久,通过免疫预防可以达到有效预防的目的。

一、计划免疫

计划免疫是一种重要而有效的预防措施,它根据疫情监测和人群免疫状况分析,按照规定免疫程序,有计划地利用疫苗进行预防接种,以提高人群免疫水平,达到控制或最终消灭相应传染病的目的。虽然计划免疫和预防接种的实质,都是通过人工免疫方法来预防和控制传染病,但计划免疫远远超出预防接种意义,在一定程度上可以认为它是个综合性预防措施。计划免疫是预防接种的发展,预防接种是其重要组成部分。计划免疫是一项投资小,收益大的工作。计划免疫预防传染病的效益往往是投入的数倍、数十倍。我国传染病总发病率与20世纪50年代初比较,有大幅度下降,这一成就的取得,计划免疫起了重要作用。

目前我国计划免疫工作的主要内容是儿童基础免疫,即对7周岁及7周岁以下儿童进行卡介苗、脊髓灰质炎三价疫苗、百白破混合制剂和麻疹疫苗免疫接种,以及以后适时的加强免疫,使儿童获得对结核、脊髓灰质炎、百日咳、白喉、破伤风和麻疹的免疫力,以预防其相应疾病发生,1992年初国家又决定将乙型肝炎疫苗纳入计划免疫范畴,即所谓"五苗防七病"。

2008年2月18日,卫生部印发了关于《扩大国家免疫规划实施方案》的通知,将甲肝、流脑等15种可以通过接种疫苗有效预防的传染病纳入国家免疫规划。其内容包括在现行全国范围内使用的乙肝疫苗、卡介苗、脊灰疫苗、百白破疫苗、麻疹疫苗、白破疫苗等6种国家免疫规划疫苗基础上,将甲肝疫苗、流脑疫苗、乙脑疫苗、麻腮风疫苗纳入国家免疫规划,对适龄儿童进行常规接种。在重点地区对重点人群进行出血热疫苗接种;发生炭疽、钩端螺旋体病疫情或发生洪涝灾害可能导致钩端螺旋体病暴发流行时,对重点人群进行炭疽疫苗和钩体疫苗应急接种。

免疫程序主要包括儿童基础免疫程序和成人或特殊职业人群、特殊地区需要接种疫苗程序两种。免疫程序的设计应根据传染病流行病学特征、疫苗的生物学特性和免疫效果、人群免疫应答能力和实施免疫预防具体条件等考虑。儿童基础免疫程序又称常规免疫程序,其内容包括初次免疫起始月龄、全程免疫次数及其间隔时间和加强免疫年龄等。对重点人群、重点地区或特殊情况下进行的预防接种,包括对环卫清洁工人、食品行业及交通运输人员接种伤寒、副伤寒或斑疹伤寒疫苗,对从事皮毛加工、屠宰及畜牧兽医人员接种布鲁活菌苗和炭疽活菌苗以及对出国人员接种黄热病、鼠疫及霍乱疫苗等。发生疫情时,在一定范围内对一定的人群普遍实施相应的疫苗接种(称为应急接种),可在短时间内提高易感人群的免疫水平,一般认为疫苗接种后产生抗体反应快,具有控制或终止传染病蔓延的作用。潜伏期较长的传染病采用应急接种方法效果好,如病毒性肝炎、麻疹、脊髓灰质炎等均可采用应急接种。

目前我国实施儿童基础免疫程序如表10-1所示。

表10-1 我国儿童基础免疫程序

年(月)龄	接种疫苗(针次)
出生24小时内	卡介苗、乙型肝炎疫苗(1)
1月龄	乙型肝炎疫苗(2)
2月龄	脊髓灰质炎疫苗(1)
3月龄	脊髓灰质炎疫苗(2)、百白破(1)
4月龄	脊髓灰质炎疫苗(3)、百白破(2)
5月龄	百白破(3)
6月龄	乙型肝炎疫苗(3)
6~18月龄	乙脑疫苗2针
8月龄	麻疹疫苗
10~22月龄	流脑疫苗2针
1.5~2岁	百白破(加强),脊髓灰质炎(部分),乙脑疫苗(加强)
4岁	脊髓灰质炎疫苗(加强)
5岁	流脑疫苗(加强)
6岁	乙脑疫苗(加强2)
7岁	麻疹疫苗(加强)、白破二联(加强)
12岁	卡介苗(加强,农村)

初次免疫时间的确定是极其重要的,初次免疫起始月龄,一般从机体能产生理想免疫应答和受疾病威胁的起始月龄的时间来考虑。由于计划免疫实施,儿童中可用疫苗预防的传染病急剧减少,而成人的发病则有增多趋势。据美国 CDC 报告,通常只在儿童中发生一些传染病,而在成人中发生暴发。我国也有类似报道。

二、扩大免疫规划

1974 年建立了扩大计划免疫(expanded program on immunization,EPI),要求各成员国发展与坚持免疫方法和流行病监督计划,预防传染病。1978 年第 31 届世界卫生大会上决定成立全球 EPI 顾问小组。同年 9 月在阿拉木图召开的国际初级卫生保健会议上,强调 EPI 是妇婴卫生和初级保健的主要内容之一,儿童的免疫接种率被作为监测世界卫生组织全球策略成功的指标之一。EPI 的内容应包括两个方面:一是要求不断扩大免疫接种的覆盖面,使每一个儿童在出生后都有获得免疫接种的机会;二是要求不断扩大免疫接种的疫苗。

据 WHO 估计,20 世纪 70 年代中期发展中国家(不包括中国)每年出生的约 8 000 万婴儿中,能够接受免疫服务的儿童不到 10%,因此每年死于脊髓灰质炎、风疹、百日咳、新生儿破伤风等疾病各有 500 万人,还有 500 万儿童因这些传染病而遗留跛行、失明、智能低下等。而在全球推行 EPI 后,到 2050 年全球 1 周岁以下婴儿"四苗"免疫接种覆盖率已达 70% 左右。这种覆盖率水平大约每年能够防止发展中国家因麻疹、新生儿破伤风和百日咳所致的 260 万婴儿死亡,可减少 41 万麻痹型脊髓灰质炎发生。

1980 年我国正式参加 EPI 活动。1989 年和 1991 年经卫生部、联合国儿童基金会和 WHO 联合审评,确认我国按期实现了普及儿童免疫目标。《九十年代中国儿童发展规划纲要》提出:到 1995 年消灭野毒株引起麻痹型脊髓灰质炎,消除新生儿破伤风。2004 年,我国一岁儿童卡介苗免疫接种率 98.8%;百白破免疫接种率 98.9%,骨髓灰质炎疫苗免疫接种率 98.9%;麻疹疫苗免疫接种率 98.5%。逐渐推广风疹、腮腺炎等安全有效疫苗的预防接种。

三、预防接种

预防接种(vaccination)是利用含有特异性抗原或抗体的生物制品接种于人体内,使机体产生被动或自动特异免疫,以抵御病原微生物的侵袭或防止传染病。它是预防、控制、甚至消灭传染病的重要措施,是实施计划免疫的重要组成部分。

(一)预防接种的种类

1. 人工自动免疫 (active immunization)　它是免疫预防的主体。指用病原微生物或其代谢产物制成的生物制品,接种(口服、划痕或注射等)机体后,使之产生特异性免疫。人工自动免疫的生物制品有:

(1)减毒活疫苗:由无毒或弱毒菌株或病毒株所制成。接种活疫苗后,机体实质上发生了一次轻型感染,故一次成功接种可产生较长时间的免疫力。减毒疫苗接种剂量小,注射次数少,免疫效果好,维持时间较长,当机体的免疫水平减弱到一定程度时也需作加强注射,但不易保存。麻疹疫苗、脊髓灰质炎疫苗、卡介苗、流行性感冒疫苗等均属于此种。

(2)灭活疫苗:用加热、甲醛等杀死的病原微生物制成。其疫苗易于保存,有效期长。但一次接种灭活疫苗,机体形成免疫力较低,必须注射多次,而且用量大,反应也较大。一般还须定期重复加强注射,以维持较长时间的免疫力。狂犬病疫苗、流行性乙型脑炎疫苗、霍乱疫苗、伤寒疫苗均为灭活疫苗。目前已研制出亚单位疫苗和基因疫苗。乙型肝炎疫苗也已正式使用。

（3）类毒素：经过甲醛解毒而成为无毒但仍保持其免疫原性的细菌外毒素，能使机体产生抗体。常用的类毒素有白喉类毒素、破伤风类毒素等。这种制剂可延缓吸收，减少接种次数，不仅反应小，免疫效果好，而且产生抗体持续时间长。

（4）亚单位疫苗：亚单位疫苗（subunit vaccine）是去除病原体中与激发保护性免疫无关的甚至是有害的成分，保留有效免疫原成分制成的疫苗。如提取百日咳杆菌的丝状血凝素制成的无细胞百日咳疫苗，提取细菌多糖成分制成的脑膜炎球菌、肺炎球菌、b 型流感杆菌的多糖疫苗等。此种疫苗免疫效果好，副作用小，但制备复杂。

（5）重组疫苗：重组疫苗（recombinant vaccine）是利用 DNA 重组技术制备的只含保护性抗原成分的纯化疫苗。首先选定病原体编码有效抗原的基因片段，将该基因片段与载体重组后导入细菌、酵母菌或动物细胞内，通过大量繁殖这些细菌或细胞，使目的基因的产物增多，最后从细菌或细胞培养物中收集、提取、纯化所需的抗原。世界上第一种重组疫苗是乙型肝炎疫苗。重组疫苗不含活的病原体和病毒核酸，安全有效，成本低廉。

（6）DNA 疫苗：DNA 疫苗（DNA vaccine）又称核酸疫苗（nucleic vaccine），是用编码病原体有效抗原的基因与细菌质粒构建的重组体直接免疫机体，转染宿主细胞，使其表达保护性抗原，从而诱导机体产生特异性免疫的疫苗。1992 年以来，应用该技术已成功地在小鼠、黑猩猩等动物中诱导抗流感病毒、HIV 等多种病原的特异性免疫，最近已有 HIV、疟疾 DNA疫苗在志愿者中奏效的报道。目前正在研制的疫苗包括 HIV、流感病毒、轮状病毒、疟疾等。

2. 人工被动免疫（immunity passive）　用含抗体的血清或制剂接种人体，以获得现成抗体而受到保护的一种免疫称为人工被动免疫。该免疫方法的特点是免疫期短，易发生变态反应，但能使机体立即获得抗体。该方法主要在有疫情时使用，常用的制品有：

（1）免疫血清：是抗毒素、抗菌和抗病毒血清的总称。这种血清中含有大量抗体，注入人体后很快获得免疫力，但维持时间短。其主要通过毒素免疫动物获得含有特异抗体的血清，可用于治疗和预防。

（2）丙种球蛋白：由健康产妇的胎盘与脐带血或健康人的血提取丙种球蛋白制成，主要用防治麻疹、甲型肝炎等特殊的预防接种用。该制剂具有高效价、维持时间长、不易发生超敏反应等优点。

3. 被动自动免疫　被动自动免疫（passive and active immunity）兼有被动及自动免疫的长处，使机体在迅速获得特异性抗体的同时，产生持久的免疫力。可在应急情况下保护接触，例如，新生儿接种乙型肝炎疫苗同时注射乙型肝炎免疫球蛋白以阻断乙肝病毒的母婴传播。

（二）常用疫苗

1. 卡介苗（BCG）　新生儿出生后 24 小时内接种，7 岁加强注射 1 针，农村儿童 12 岁再加强注射 1 针，每针 0.1ml，保护 5～10 年。

2. 脊髓灰质炎活疫苗（TOPV）　出生后 2 个月连服 3 次，每次 1 丸，间隔不少于 28 天，4 岁时加服 1 次，保护 3～5 年。

3. 百白破混合制剂（DPT）　3 足月开始接种，连续 3 年，间隔不少于 28 天，剂量为0.5 ml、1.0 ml、1.0 ml（未吸附疫苗），1.5～2.0 周岁加强注射 1 针，1.0 ml，7 岁时用白喉破伤风类毒素加强注射 1 针，1.0 ml。保护期：百日咳 2～3 年，白喉 5 年，破伤风 10～15 年。

4. 麻疹疫苗　8 月龄皮下注射 1 针，7 岁加强免疫 1 针，每针 0.2 ml，保护期 6 年或更长。

5. 乙型肝炎疫苗

（1）新生儿免疫：不做孕妇乙肝病毒表面抗原筛查的地区所有新生儿使用 $10\ \mu g$ 三针免疫接种；做孕妇乙肝病毒表面抗原筛查的地区，对乙肝表面抗原阳性母亲的新生儿第一针可用 $30\ \mu g$，第二、三针用 $10\ \mu g$。当经济条件许可，对单纯表面抗原阳性或表面抗原及 e 抗原双阳性母亲的新生儿，可用高效价乙型肝炎免疫球蛋白加 3 针 $10\ \mu g$ 的乙型肝炎疫苗或单纯用 $30\ \mu g$ 的乙型肝炎疫苗 3 针免疫接种。

（2）学龄前儿童用 $10\ \mu g$ 3 针免疫接种。

（3）接种程序：0、1、6 个月 3 针间隔接种法。

6. 流行性乙型脑炎疫苗　6 足月儿童做基础免疫 2 针，间隔 7～10 天，每次 $0.5\ ml$，2、6、10 周岁各加强注射一次，每次 $1.0\ ml$。

7. 人用狂犬疫苗　凡被疯动物或可疑疯动物咬伤、抓伤者应立即接种，1、3、7、14、30 天各注射一针，每次 $2.0\ ml$，肌内注射。

（三）预防接种的实施

1. 疫苗计划的制订　编制合理的疫苗计划是保证计划免疫实施的关键。儿童常规基础免疫所用疫苗，按我国现行免疫程序规定编制。

2. 组织措施　预防接种方式一般分为定点和分散两种。凡有条件地区均应设立"计划免疫门诊"或"健康门诊"，实行按日、按周或按月定点接种。除此之外，还应组织好强化免疫和应急接种。我国规定每年 12 月 5～6 日和翌年元月 5～6 日为脊髓灰质炎"强化免疫日"。凡 0～4 岁的儿童，不管以往是否接种过脊髓灰质炎疫苗，在"强化免疫日"一律进行接种，以消灭免疫空白。

3. 接种途径与剂量　预防接种途径大体分为口服、气雾、注射（包括皮下、皮内、肌内）和划痕等。不同疫苗接种途径不同。如果接种途径不当，不仅会影响免疫效果，而且发生加重反应，甚至造成接种事故。接种剂量同接种途径一样均是保证免疫成功的关键。接种剂量因年龄不同而有差异。因此，在进行现场接种前应详细阅读疫苗使用说明书，严格按照要求执行。

4. 疫苗禁忌证　真正的疫苗禁忌证极少。但对于有严重疾病的儿童接种疫苗，可能出现不利后果。因此，WHO 规定具有以下情况可作为常规免疫的禁忌证。

（1）免疫异常：免疫缺陷、恶性疾病（肿瘤、白血病等），应用放射治疗或抗代谢药物等而免疫功能受到抑制者，不使用活疫苗。

（2）急性疾病：如接种对象正患伴有发热或明显全身不适的急性疾病，应推迟接种。

（3）以往接种疫苗有严重不良反应：需连续接种的疫苗，如果前一次接种后出现严重反应，例如过敏反应、虚脱、休克或出现惊厥等，则不应继续接种。

（4）患神经系统疾病的患儿：如未控制癫痫、婴儿痉挛等不应接种含有百日咳抗原的疫苗。

5. 预防接种反应观察与处理　预防接种所用的生物制品，对人体来讲均具有抗原性，接种人体后，除产生有益的免疫反应外，有时还可能因生物制品质量、使用方法或极少数处于某种病理生理状态及特有遗传素质，可产生有损于机体的不良反应或变态反应。这种有损于机体的反应，称为预防接种副反应。预防接种副反应大体分为一般反应和异常反应两类。

（1）一般反应：一般出现局部反应和全身反应。根据反应强度又分为弱、中、强三级。局部反应限于接种局部红肿，伴有疼痛，在接种后 10 小时左右出现，24 小时达高峰，2～3 天消失，不留痕迹。全身反应只见于少数被接种者。

（2）异常反应：指接种同一批生物制品的人中，只有极少数人发生而需要医疗处理的反应。有晕厥（晕针）、过敏性休克、变态反应性脑脊髓膜炎、无菌性脓肿、血清病和过敏性皮炎等。此外，应注意偶合病和预防接种事故的发生，并要与预防接种反应相鉴别。

（四）预防接种工作的要求

计划免疫工作是一项经常性的工作，卫生防疫站应设立相应组织，负责培养人员、发放制品、考核预防接种效果、处理异常反应、人群免疫水平监测等，还要保持高的接种质量，把免疫失败减少到最低限度，消灭免疫空白，同时做好登记、统计、总结工作。

（五）冷链

疫苗在保存、运输和使用的各个环节要持续保冷，这一保冷系统称为冷链系统。这是实施计划免疫的重要内容，是保证疫苗质量的主要措施之一。由于疫苗对温度敏感，从疫苗制造的部门到疫苗使用的现场之间的每一个环节，都可能因温度过高而失效，为了保证计划免疫所应用的疫苗从生产、贮存、运输、分发到使用的整个过程有妥善的冷藏设备，使疫苗始终置于规定的保冷状态之下，保证疫苗的合理效价不受损害。我国与联合国儿童基金会建立了冷链合作项目。目前冷链已覆盖全国 98.9％人口的免疫和应急接种。冷链的配套设备包括贮存疫苗的低温冷库、运送疫苗专用冷藏车、冰箱、冷藏包等。

四、计划免疫监测与评价

计划免疫接种及其效果的评价关键是评价疫苗的安全性和有效性。

1. 疫苗安全性　疫苗安全性是保证预防接种取得成功的重要条件。疫苗在出厂前已经通过国家检定部门严格检定，证明对人体使用后是安全的。但是，在大规模接种工作中，不能排除个别在接种疫苗后出现一些加重反应，甚至异常反应。通常以接种疫苗后人群的反应强度作为疫苗质量监测的一种手段。一般反应是正常免疫反应，不需要做任何处理。倘若反应强烈，需要对症治疗。如果接种人群中的强度反应超过 5％，则该批疫苗不宜继续使用，应上报卫生机关验处。

2. 免疫学效果　通过定量或定性的方法测定预防接种后人群抗体的转化率、抗体平均滴度和抗体持续时间来评价疫苗的免疫学效果。

3. 流行病学效果　考核一般认为最直接可靠的方法还是观察接种疫苗后的流行病学效果。该项考核包括副反应观察及试验组与对照组的发病率对比分析。在考核时应当注意，考核地区的人口应当稳定，发病率较高且波动较小；样本大小要适当；试验组与对照组应随机分配；观察期限不宜过长。评价流行病学效果时常用效果指数和保护率两项指标进行考核。通常认为效果指数≤2 时，保护率≤50％时，被考核制品的流行病学效果可以认为是无效的。

4. 工作考核　考核内容包括：组织设置和人员配备；免疫规划和工作计划；疫情监测和控制；计划免疫实施管理和业务技术培训；冷链装备和运转情况等。具体考核指标：建卡率、接种率、四苗覆盖率、冷链设备完好率及相应的传染病控制指标等。

第四节　新发传染性疾病

新发传染病（emerging infectious disease）是指在人群中新出现的或过去存在于人群中，但是其发病率突然增加或者地域分布突然扩大的传染性疾病。自 20 世纪 70 年代以来，人类已经发现和确认了近 40 种新的传染病，如艾滋病（AIDS）、埃博拉出血热、疯牛病、人禽流感、重症呼吸综合征、手足口、甲型流感等。

新发传染病在人群发生流行后，流行病学专业工作者需要在最短时间内研究疾病的病因、传播过程、流行规律和预防措施等问题,以便尽快控制其流行。

一、疫情报告和发现

2013年2月19日,上海市疾控中心接到该市某医院报告,该院收治了2例疑似流感病人,病情危重,其中一例抢救无效死亡。疾控中心随机派专业人员至现场展开调查,核实情况,并及时向国家疾控中心报告了本次疫情。

二、组织准备

国家卫生和计划生育委员会高度重视,立即派出专家组赶赴当地(上海、安徽、江苏)指导协助全力开展临床救治和疫情应急处置工作。

开展调查前对本次事件情况进行全面了解,首先是明确调查的范围,将调查范围划分成多个区域,并确定重点调查区,每区安排一合适的调查队。其次,现场调查队需要哪些专家和人员取决于资深卫生工作者对暴发做出的初步假设。调查队成员一般包括:流行病学家、临床医师、微生物学家、环境卫生工作者、行政官员、毒理学家、昆虫学家、护士、专家助理、秘书、翻译和驾驶员等。第三,虽然各调查队分开工作,但整个调查工作是一盘棋。调查时必须成立强有力的领导团体,明确上下级关系,各调查队应在统一的领导下展开工作。第四,调查队必须在最短的时间内获得一切必需物资和持续稳定的后勤供应。所需物资主要有:交通工具、通讯工具、冷链系统、救护装备、生活用品、防护设备(如防护服、手套、口罩和呼吸器等)、消毒器械、标本采集装置、各种药物和充足的现金等。最后,事先应通知权威或专业的实验室,求得实验室支持,安排好标本的采集和检测工作。

三、核实诊断

到达现场后,迅速开展流行病学调查。

1. 个案流行病学调查 对所有发生的病例按照统一调查表进行调查,主要内容包括:一般情况,发病与就诊情况,主要临床表现,实验室检查结果,治疗及预后,今日饮食情况,饮水情况等。

2. 简单的流行病学描述 年龄,性别等。

3. 主要临床特征 典型的病毒性肺炎,起病急,病程早期均有发热(38 ℃以上)、咳嗽等呼吸道感染症状。起病5~7天出现呼吸困难等重症肺炎相关表现,并进行性加重,部分病例可迅速发展为急性呼吸窘迫综合征并死亡。

根据病人症状、体征和实验师资料,结合流行病学资料,经专家会诊,诊断3名患者为人感染H7N9禽流感确诊病例。

四、开展现场调查

上海市政府2013年4月1日召开H7N9禽流感防控专题会议,上海市动物疾控中心同时检测近期打捞上来的黄浦江上游飘浮死猪抽检的34份存留样品,未发现禽流感病毒。4月4日,国家禽流感参考实验室从上海市送检的批发市场鸽子样品中检测到H7N9,基因序列分析表明,该毒株为低致病力禽流感病毒,与H7N9禽流感病毒人分离株高度同源。

五、建立病因假设

根据流行病学调查的初步结果,利用逻辑推理法则,得出针对本次疫情的流行病学病因假设——H7N9 甲型流感病毒引起的人群感染。其传播途径为呼吸道传播,与家禽有密切接触的人群可能是该病的高危人群。

六、提出控制措施

根据初步病因假设,提出以严禁宰杀活禽为主的综合性控制措施。

4 月 3 日,江苏南京最大的活禽交易市场——紫金山交易市场进行地面消毒。该市场在 H7N9 发生后,每天安排专人对家禽经营情况进行巡视,每天根据场上交易情况,分六个时段进行人工地面药水消毒和空中自动喷雾消毒,预防和降低疫情发生

中国国家卫生和计划生育委员会印发人感染 H7N9 禽流感诊疗方案、防控方案及医院感染预防与控制技术指南。

全面救治病人,截至 4 月 4 日 21 时上海共确诊 6 例人感染 H7N9 禽流感病例,死亡 4 例,另外 2 例正在救治,其中一例是幼托儿童,病情轻微,正在康复中。

H7N9 禽流感不属于原来的法定传染病,但国家已经将其纳入报告系统,实行网络直报制度,并从 4 月 5 日开始,执行随时报告及每天报告制度。

4 月 3 日中国国家卫生和计划生育委员会印发的人感染 H7N9 禽流感诊疗方案、防控方案及医院感染预防与控制技术指南。4 月 10 日晚再次发布人感染 H7N9 禽流感诊疗方案,同时,国家卫生和计划生育委员会印发了人感染 H7N9 禽流感疫情防控方案(第一版)。

中国科学院病原微生物与免疫学重点实验室对 H7N9 禽流感病毒进行基因溯源研究显示,H7N9 禽流感病毒基因来自于东亚地区野鸟和中国上海、浙江、江苏鸡群的基因重配。而病毒自身基因变异可能是 H7N9 型禽流感病毒感染人并导致高死亡率的原因。研究结果初步显示,H7N9 禽流感病毒暂未发现在猪群中的进化痕迹。

2013 年 4 月 23 日 16 时至 4 月 24 日 16 时,全国内地未报告新增人感染 H7N9 禽流感病例。

七、总结报告

调查结束后,尽快将调查过程整理成书面材料,记录好此次疾病暴发的经过,调查步骤和所采取的控制措施及其效果,并分析此次调查的得失。最后将材料报上级机关存档备案,或著文发表推广工作经验。

SUMMARY
Chapter 11　Infectious Disease Epidemiology

Infectious disease remain one of key issues in global public health. The epidemiology of infectious diseases studies mainly: the etiology of infectious diseases, and occurrence and transmission of infectious diseases in a population; the natural and social factors that affect the transmission of infectious diseases; the preventive strategies and measures to block the transmission route and protect the susceptible population; the effective of preventive and control strategies and measures.

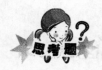

一、名词解释

1. 传播途径　　2. 垂直传播　　3. 疫源地　　4. 免疫接种　　5. 冷链

二、选择题

1. 下列哪个传染病是甲类传染病　　　　　　　　　　　　　　　　　　　　　　（　　）

 A. 霍乱　　　　B. 非典　　　　C. 麻疹　　　D. 肾综合征出血热

 E. 狂犬病

2. 决定病人隔离期限的重要依据是　　　　　　　　　　　　　　　　　　　　　（　　）

 A. 临床症状的轻重　　　　　　B. 能否排出大量病原体

 C. 活动范围的大小　　　　　　D. 疾病的传染期　　E. 疾病的潜伏期

3. 属于人工被动免疫的制品是　　　　　　　　　　　　　　　　　　　　　　　（　　）

 A. 卡介苗　　　　　　　　　　B. 脊髓灰质炎疫苗

 C. 麻疹疫苗　　　　　　　　　D. 白喉类毒素

 E. 白喉抗毒素

4. 下列哪种因素可使人群易感性降低　　　　　　　　　　　　　　　　　　　　（　　）

 A. 新生儿增加　　　　　　　　B. 获得性免疫力自然减退

 C. 易感人口迁入　　　　　　　D. 免疫人口死亡

 E. 预防接种

5. 根据《传染病防治法》的规定,在有传染病暴发、流行时,当地政府报经上一级地方政府决定,可采取
 下列哪一项除外的紧急措施　　　　　　　　　　　　　　　　　　　　　　　　（　　）

 A. 限制或停止集市、集会、影剧院或其他人群聚集的活动

 B. 停工、停业、停课

 C. 停水、停电

 D. 临时征用房屋、交通工具

 E. 封闭被传染病病原体污染的公共饮用水源

6. 以下哪一项不是间接接触传染病的流行特征　　　　　　　　　　　　　　　　（　　）

 A. 加强传染源管理,严格消毒制度,注意个人卫生可以减少传播

 B. 病例一般呈散发和家庭聚集性

 C. 流行过程缓慢,全年均可发病,无明显季节性高峰

 D. 个人卫生习惯不良和卫生条件差的地区发病较多

 E. 急性发病有季节性和地区性特点

7. 病原体生存、生长和繁殖的自然场所被称为　　　　　　　　　　　　　　　　（　　）

 A. 媒介物　　　B. 宿主　　　C. 临床病例　　　D. 传染源　　　E. 污染物

三、简答题

1. 简述潜伏期的流行病学意义。

2. 简述疫源地形成和消灭的条件。

3. 针对传染病的主要防控措施有哪些?

（王炳花　高修银）

第十一章 疾病预防和公共卫生监测

学习要求

掌握：三级预防的概念；公共卫生监测的概念。

熟悉：公共卫生监测的种类和内容、相关概念和评价。

了解：公共卫生监测的目的、意义和疾病监测系统。

人类在与疾病漫长的斗争过程中，逐渐认识到，只有通过采取有效地疾病预防措施才是应对各种危害人类健康的疾病危险因素的最积极的方法。我们研究流行病学的理论和方法，其最终的目的也是为了预防疾病和促进健康。因此加强对疾病预防的研究不仅是贯彻我国"预防为主"卫生工作方针的具体体现，更是流行病学的主要任务。

疾病预防包括：一是疾病防制的策略和措施，二是公共卫生监测。制订预防控制的策略和措施，需要以公共卫生监测提供的信息为依据；而预防控制的策略和措施是否有效，则需要通过公共卫生监测来评价。

第一节 疾病预防控制的策略和措施

策略是根据具体情况而制定的指导全面工作的方针，如基本原则、主要策略和组织机构等；措施是实现预期目标所需要采取的具体行动方法、步骤和计划。只有在正确的预防策略指导下，采取合理措施，才能达到预期的预防效果。

在策略的制定过程中首先要明确三个问题：①疾病的流行现状如何？哪些是影响流行的决定因素？②针对该病的流行已经采取了哪些措施？这些措施是否有效？③如何更好、更有效地开展下一步的工作。因此，制定战略规划的过程包括：对疾病流行形势和防制工作的分析和综合评估，找出在疾病防制工作中存在的主要困难和障碍，确定防制工作的优先领域及其目标，制定实现目标的策略，以及如何进一步加强防制工作，如何对防治工作进行监督、管理和评估等。

一、制定策略的必要性

1. 在生物－心理－社会医学模式下，社会、经济和文化背景既影响着个体对疾病的易感性，也决定着疾病流行的特点和发展趋势。如不同地区的社会、经济、文化情况的差异，使得艾滋病在全球的流行状况千差万别，甚至在同一国家内也会同时存在着特点截然不同的流行。

2. 有效的疾病防制对策应该是根据特定地区的具体情况和需要，充分利用本地区人员和组织机构的独特优势,有针对性地制定科学的策略和措施。没有一个适合于所有国家、所有地区的通用的疾病防制模式。因此,对某种疾病流行的预防与控制必须结合当地的流行背景与流行特点制定相应的策略与措施。

3. 疾病的流行具有迅速变化的特性,策略的制定也是疾病预防与控制不断进步、逐步提高的过程,需要根据形势的不断变化而反复进行实践,以调整、改进疾病防制的策略计划,使之适应新的形势需要。这就要求其防制措施亦应具有时效性和针对性,并能针对不断出现的关键问题随时调整。疾病防制策略正是突出了这一特点,要求针对不断变化的流行形势迅速调整其工作重点,设计出综合性的、与形势变化相适应的策略与措施。

4. 战略规划的制定必须客观地考虑现有可利用的资源,寻求如何合理有效地利用现有资源。

二、制定疾病预防控制策略和措施的原则和思想

(一)卫生工作方针

新中国成立后,我国政府始终把预防为主放在卫生工作的首位。1997 年《中共中央、国务院关于卫生改革与发展的决定》提出了新时期卫生工作方针:"以农村为重点,预防为主,中西医并重,依靠科技与教育,动员全社会参与,为人民健康服务,为社会主义现代化建设服务。"2007 年,卫生部在《卫生事业发展"十一五"规划纲要》中对新时期的卫生工作阐述中进一步提出把"切实加强重大疾病防治"、"做好慢性病、职业病防治和精神卫生工作"等作为我国十一五期间卫生工作的重点内容。因此我国的卫生工作方针一贯是以开展疾病预防控制工作作为其指导原则的,我们要始终坚持疾病预防的思想。

(二)社会大卫生观念

传统的卫生观念把卫生工作看成是单纯的技术工作,并且单独由卫生部门作为专业工作来完成。社会大卫生观念认为,卫生要与社会经济同步发展,健康是群众和政府的共同目标,所以必须动员和依靠全社会的力量来推进卫生工作。我国艾滋病的预防控制工作,就是通过政府领导、多部门协作和全社会参与来开展的,充分体现了社会大卫生观念。中外各国历史经验表明,只靠"技术突破"而不靠"社会突破",只靠"医学技术"而不靠"政治行动",很难达到预防控制疾病的目标。

在我国开展疾病的预防控制工作,需要考虑到卫生部门的主导作用、非卫生部门的协调合作、社会团体的配合支持和群众的普遍参与。

(三)现代医学模式

医学模式是人们在观察和处理医学问题时的思想和方法。它反映了人们在某个特定历史时期对健康和疾病现象的认识,也是对医学理论的高度概括。随着社会的发展、疾病谱的改变和科学技术的进步,医学模式已由传统的生物医学模式发展为现代的生物—心理—社会医学模式。现代医学模式对医学研究和卫生服务产生了巨大影响,尤其是对疾病的预防控制工作,使人们认识到不能单纯从生物医学的角度去观察和处理问题,而要从生物医学、心理学和社会学的角度,多层次、全方位地观察和处理问题。有研究表明,在引起疾病的各种原因中,病原生物占 10%、遗传因素占 10%、环境因素占 30%、行为和生活方式占 50%(图 11 - 1)。防制这四种因素引起的疾病,已远非单纯应用生物医学方法所能解决。许多疾病的预防控制有效与否,社会因素往往起着决定作用。英国学者 Mckeown(1976)对英格兰和威尔士近三百年的公共健康统计资料进行分析后得出结论,这三百年里传染病死亡率的下降,只有

10％归功于医学上的发明创造,如抗生素等,而绝大部分应归功于营养、环境和行为的改善。社会经济的发展、生活水平的提高和卫生知识的普及,会比特异的生物医学方法更能起作用。到目前为止,艾滋病尚无特异的疫苗和药物进行防治。现在世界各国都采取了加强健康教育和改变危险行为的预防措施,并通过全社会参与、实行综合治理的策略来贯彻执行。现代医学模式为宏观决策提供了最佳的思维观念和处理方式。

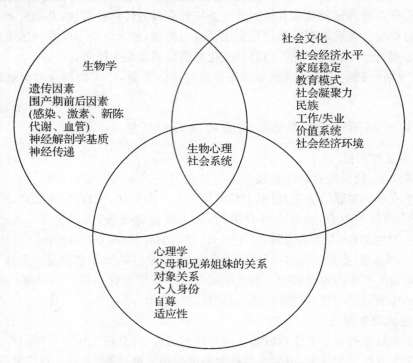

图 11 - 1　现代生物-心理-社会医学模式

（四）以证据为基础

要注重以证据为基础的预防策略的制定、贯彻和完善。近年来,以证据为基础的决策的思想广泛应用于临床决策及卫生管理决策等医学实践的过程中,它强调任何策略或决策都应建立在最新、最佳和足够研究证据的基础上。因此,疾病预防也应遵循以证据为基础的原则,要适时地、定期地分析疾病监测资料及专项调查资料,制定、评价和完善疾病预防策略。

三、疾病的三级预防

疾病的预防不仅仅是指阻止疾病的发生,还包括疾病发生后阻止其发展或延缓其发展,最大限度地减少疾病造成的危害。因此,预防工作可以根据疾病自然史的不同阶段,相应地采取不同的措施,这就是疾病的三级预防。

所谓的疾病自然史(natural history of disease)是指疾病的自然发展过程,包括从发生、发展到结局的整个过程。疾病的自然史可分为三个阶段,即发病前期、发病期和发病后期。慢性非传染性疾病的预防可根据疾病自然史的每一个阶段,采取相应的预防措施防止疾病的发生、阻止或延缓其发展,最大限度地减少疾病造成的危害。

疾病自然史和三级预防的关系见图 11 - 2。

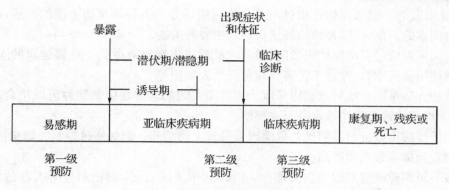

图 11-2　疾病自然史和三级预防的关系

（一）一级预防

一级预防（primary prevention）又称病因预防，是在疾病尚未发生时针对病因采取的措施，也是预防、控制和消灭疾病的根本措施。WHO 提出的人类健康四大基石"合理膳食、适量运动、戒烟限酒、心理平衡"是一级预防的基本原则，它包括健康促进和健康保护两方面内容。

健康促进是通过创造促进健康的环境使人群避免或减少机体对病因的暴露，改变机体的易感性，保护健康人群免于发病，降低发病率。健康保护则是对易感人群实行特殊保护措施，以避免疾病发生。

1.　健康促进　健康促进作为预防措施并不针对某个疾病，而是要避免产生和形成那些已知能增加发病危险的因素，而这些因素又广泛地存在于社会、经济和文化生活的各个方面。

由于大多数疾病都缺乏特殊的保护措施，而健康促进又是在机体暴露于病因之前就采取的措施，通过消除或减少各种影响健康的因素来增强体质和抵抗力，因此健康促进被认为是一级预防的基础，又称为初始预防（primordial prevention）。

健康促进包括：健康教育、自我保健、环境保护。

（1）健康教育：是通过信息传播和行为干预，促使人们自愿采取有利于健康的行为和生活方式，消除或减轻影响健康的危险因素，预防疾病、促进健康和提高生活质量。事实证明，从心血管病、恶性肿瘤到腹泻、呼吸道感染等大量疾病，都与行为和生活方式密切相关，可以通过改变行为达到预防的目的。例如美国在 1963—1980 年间通过健康教育，居民的吸烟率下降了 27%，白酒和食用动物油的消费量分别下降了 33% 和 39%，而同期的冠心病和脑血管病的死亡率分别下降了近 40% 和 50%。艾滋病在目前尚无疫苗预防的情况下，健康教育更是唯一行之有效的方法。健康教育提供了改变行为所必需的知识、技术和服务，使人们在面临疾病的威胁时，有能力对自己的行为作出抉择。

（2）自我保健：是指个人在发病前就采取措施来促进健康，增强机体的生理、心理素质和社会适应能力。自我保健的措施包括采取促进健康的行为，例如体育锻炼、合理营养、利用保健服务、保持心理平衡等；避免或戒除危害健康的行为，例如吸烟、酗酒、滥用药物等。

通过健康教育提高全体居民的自我保健意识和自我保健能力，是一级预防的核心。

（3）环境保护：是健康促进的重要措施，旨在保证人们的生活和生产环境符合卫生标准，避免环境污染和职业暴露对健康造成危害。环境保护的措施包括环境监测、环境监督、技术改造等。

2. 健康保护 健康保护主要针对某个病因明确并具备特异预防手段的疾病，或某些暴露于危险因素的高危人群，是预防控制疾病最主要的措施。

职业病可以通过劳动保护来预防，即消除暴露或将暴露减少到不危害健康的水平，具体措施包括使用替代原料、改进工艺流程和加强个人防护等。

某些地方病可以直接针对病因采取干预措施。例如地方性甲状腺肿可以用食盐加碘来预防；地方性氟中毒可以用改水降氟来预防。

某些慢性病可以针对其明确的危险因素采取干预措施。例如通过控制吸烟来预防肺癌，通过控制食盐摄入量来预防高血压。

开展一级预防时常采取双向策略（two pronged strategy），即把对整个人群的普遍预防和对高危人群的重点预防结合起来，二者相互补充可以提高效率。前者称为全人群策略（population strategy），旨在降低整个人群暴露于危险的平均水平，它是通过健康促进来实现的。后者称为高危策略（high risk strategy），旨在消除高危个体的特殊暴露，它是通过健康保护来实现的。例如艾滋病的一级预防，一方面采取全人群策略，即通过宣传教育使整个人群了解艾滋病的传播途径和预防方法；另一方面采取高危策略即促进高危人群的安全行为，例如使用避孕套或一次性注射器等。

（二）二级预防

二级预防（secondary prevention）又称"三早"预防，即早发现、早诊断和早治疗，是在疾病的潜伏期为了阻止或减缓疾病的发展而采取的措施。

目前许多慢性病大多病因不明，因此要有效开展一级预防是不可能的。由于慢性病发生和发展的时间比较长，做到早期发现、早期诊断和早期治疗是可行的，并且可以明显改善预后。例如高血压、冠心病、宫颈癌、乳腺癌等。

早期发现的措施包括筛检、定期健康检查、设立专科门诊等。某些肿瘤也可以通过群众的自我检查早期发现，例如自我检查乳房可以早期发现乳腺癌。

癌前病变不是癌，但容易发展成癌。例如宫颈糜烂容易发展成宫颈癌；黑痣容易发展成黑色素瘤；萎缩性胃炎容易发展成胃癌。发现并及早治疗各种癌前期病变，属于肿瘤的二级预防。产前检查发现胎儿染色体异常，作出诊断后终止妊娠，属于遗传病的二级预防。

二级预防的核心是早期诊断。早期诊断的基础在于早期发现，早期诊断导致早期治疗，可以改善预后。做好二级预防需要向群众宣传防治知识和有病早治的好处，提高医务人员的业务水平，并开发适宜筛检的检测技术。

（三）三级预防

三级预防（tertiary prevention）又称临床预防，是在疾病的临床期（又称发病期）为了减少疾病的危害而采取的措施。三级预防可以防止伤残和促进功能恢复，提高生存质量，延长寿命，降低病死率。三级预防的措施包括对症治疗和康复治疗。

对症治疗可以改善症状、减轻病痛，提高生存质量；防止恶化，减少并发症、后遗症、复发、转移等；防止伤残，争取病而不残，残而不废，保护劳动能力。

康复治疗可以促进功能恢复，争取残而不废，保护生活能力。康复治疗的措施包括功能康复和心理康复、社会康复和职业康复等。

第二节 公共卫生监测

一、公共卫生监测的定义

公共卫生监测(public health surveillance),是指长期、连续、系统地收集有关健康事件、卫生问题的资料,经过科学分析和解释后获得重要的公共卫生信息,并及时反馈给需要这些信息的人或机构,用以指导制定、完善和评价公共卫生干预措施与策略的过程。其目的是为决策者提供决策依据,并评价决策效果。简单地说,公共卫生监测是长期、连续、系统地收集、分析、解释、反馈及利用公共卫生信息的过程。

公共卫生监测具有三个基本特征和包含三阶段的任务:

1. 连续且系统地收集与健康相关的资料,以便发现公共卫生问题的分布特征与变化趋势。

2. 对所收集的原始资料进行科学的整理、分析和解释,使其转化为有价值的、重要的公共卫生信息。

3. 及时地将公共卫生信息反馈给有关部门和人员,并充分合理地利用,从而实现监测的最终目的。

最早的监测活动是对疾病的发生和死亡进行观察,故称疾病监测(surveillance of disease)。但随着人类疾病谱、病因和病因谱的改变,监测内容逐渐从传染病扩展到慢性非传染性疾病、伤害、危险行为因素等,从单纯的生物医学角度发展到生物、心理、社会的各个方面,其内涵更丰富。

> "Good surveillance does not necessarily ensure the making of right decisions, but it reduces the chances of the wrong ones."
>
> ——*A. Langmuir MD, MPH former Director of Epidemiology for CDC*

二、公共卫生监测的历史和发展

早在 17 世纪,欧洲就有人利用死亡报告来研究居民的健康状况。英国统计学家 Graunt(1620—1674 年)利用伦敦各教堂保存的死亡登记来分析居民的健康状况,发现死亡率和死亡原因有一定的规律,并且提出了出生和死亡统计的原则。他的研究可以看做是最原始的疾病监测。英国医生、统计学家 Farr(1807—1883 年)在担任英国登记署总长的近 40 年里,致力于收集、分析生命统计资料,并且把结果报告给当局和社会公众。他被认为是公共卫生监测的奠基人。

早期的公共卫生监测主要针对传染病病人,目的是通过监测及时隔离来防止传播。1741年英国在北美的殖民地罗德岛地方当局通过一项法令,要求旅店必须及时报告患有天花、霍乱、黄热病等烈性传染病的旅客,这就形成了传染病监测的雏形。19 世纪末和 20 世纪初,美国和许多欧洲国家普遍要求执业医生向当地卫生当局报告某些规定的传染病,例如天花、霍乱、鼠疫、黄热病和结核等。一直到 20 世纪 50 年代,传染病报告一直是公共卫生监测的主要内容。

1943 年丹麦建立癌症登记制度,这是非传染病监测的开端。1968 年在第 21 届世界卫生大会上,确立了公共卫生监测的地位,明确了它的范围是包括传染病在内的所有卫生问题。以后随着疾病谱和医学模式的转变,监测的范围不断扩大,从传染病扩大到非传染病,从疾病的影响因素(如行为)扩大到与健康有关的各种事件(如卫生服务评价);监测的方法不断完善,从单纯的生物医学观察发展到利用社会学、行为学等多学科的方法进行研究。

进入 20 世纪 80 年代,由于应用计算机和网络技术,不仅显著提高了资料处理的效率,而且大大提高了信息反馈的速度,从而有力推动了公共卫生监测的发展。

我国的传染病疫情报告及反馈系统建于 1950 年。20 世纪 70 年代后期西方的疾病监测的概念开始传入我国。自 1978 年开始,我国陆续建立了流感、乙型脑炎、流脑、副霍乱、流行性出血热、鼠疫、钩端螺旋体病等单病种的疾病监测系统。1980 年,在我国卫生部卫生防疫司和中国预防医学科学院的领导下,由流行病学微生物学研究所牵头建立了全国疾病监测网,形成了长期的、综合性的疾病监测系统,开展了以传染病为主并逐渐增加非传染病内容的监测工作,使公共卫生监测工作走向系统化、规范化。

三、公共卫生监测的目的

(一)了解公共卫生问题的严重性,确定主要公共卫生问题

公共卫生监测资料是卫生决策的重要依据。例如,美国死亡监测资料显示,1982—1992 年间,25～44 岁男性的死因死亡率中,人类免疫缺陷病毒(HIV)感染造成的死亡率逐年上升,1992 年已成为首位死因。这提示艾滋病的流行已经严重地威胁到美国人的健康,深刻影响到美国的国家卫生政策,成为一个严重的公共卫生问题。

(二)发现健康相关事件分布中的异常情况,查明原因并及时采取干预措施

在公共卫生监测过程中,若某种公共卫生问题的分布出现异常变化时,常常预示着某种卫生问题暴发流行,应尽快查明原因,及时采取措施控制暴发和流行。如 2009 初,全球流感监测显示,新一轮流感在全球肆虐,并确定为新型甲型 H1N1 流感病毒所致,便很快在全球范围内采取一系列的防控措施和发布最高级别疫情警报,同时迅速采取各种预防控制措施,并研制出相应的疫苗,最终有效控制了疫情的进一步蔓延。

(三)预测健康相关事件的发展趋势,估计卫生服务需求

公共卫生监测可以动态观察公共卫生事件的发展趋势,预测相关事件流行规模估计未来的卫生服务需求。例如,我国在 1985 年 6 月报告了首例艾滋病病人后,即开展了对艾滋病的监测。至 2005 年底在全国 31 个省(自治区、直辖市)已设立国家级监测哨点 329 个。截至 2006 年 10 月 31 日,全国历年累计报告艾滋病 183 733 例。我国把艾滋病作为重点预防控制的重大疾病,并制定了政府主导、多部门合作、全社会共同参与的工作原则和预防为主、防治结合、综合治理的防治方针。

(四)确定疾病的危险因素和高危人群

当公共卫生监测的内容包括与疾病有关的暴露因素时,有助于确定危险因素;而监测对象的人口学等方面的特征,则有助于确定高危人群。以此为依据制定干预措施,控制疾病流行。

(五)评价干预效果

通过公共卫生监测可以掌握疾病和相关事件发生发展的动态变化趋势,以此来客观地评价干预策略及措施的效果。

四、公共卫生监测的内容

公共卫生监测工作的内容包括资料收集、资料分析和信息反馈与利用三个方面。

(一)资料收集

监测资料的来源可以多渠道,主要根据监测的特定目标来确定,资料的来源主要包括:

1. 人口学资料。

2. 发病和死亡资料。

3. 暴发或流行的报告资料及流行病学调查的资料。

4. 实验室资料(如血清学调查、病原体分离等资料)。

5. 危险因素调查资料。

6. 个案调查资料。

7. 干预措施资料(生物制品、药物应用及防治措施等资料)。

8. 动物宿主及媒介昆虫的分布资料。

9. 其他有关资料。

(二) 资料分析

把原始资料加工成有价值信息的过程,包括

1. 原始资料的整理与核对。

2. 资料的分析　应用流行病学与卫生统计学方法进行资料分析,包括疾病分布特点,某病的自然史、变化趋势、流行过程的影响因素及防治效果等。

3、对分析的结果进行解释。

(三) 信息反馈与利用

信息反馈分为纵向和横向两个方面。纵向反馈包括上报至卫生行政部门,向下反馈到下级监测机构;横向反馈包括有关的医疗机构和社区居民等。利用监测信息描述卫生问题的分布、确定流行的存在、预测流行的趋势、评价干预的效果,为卫生决策提供依据。

五、公共卫生监测的种类

(一) 传染病监测

世界卫生组织将疟疾、流行性感冒、脊髓灰质炎、流行性斑疹伤寒和回归热等五种疾病列为国际监测的传染病。我国根据具体情况又增加了登革热,共规定了六种国际监测的传染病。各国的传染病监测规定的病种各不相同。我国根据《中华人民共和国传染病防治法》将法定报告的传染病分为甲、乙、丙三类共 39 种。传染病监测的主要项目有:

1. 监测人群的基本情况　即了解一般人口学资料、出生、死亡、生活习惯、经济状况、教育水准、居住条件和人群流动的情况。

2. 监测传染病分布的动态变化,包括漏报调查和亚临床感染调查。

3. 监测人群传染病的易感性。

4. 监测病原体的型别、毒力和耐药性情况。

5. 监测传染病的动物宿主,昆虫媒介及传染来源。

6. 评价防疫措施的效果。

7. 研究疾病病因学、流行因素和流行规律。

8. 预测疫情。

(二) 非传染病监测

随着疾病谱的改变,疾病监测的范围已扩大到了非传染病,而且目前已涉及很多种疾病及其相关问题,如恶性肿瘤、心脑血管疾病、呼吸系统疾病、糖尿病、精神病、职业病、出生缺陷、流产等。我国大部分地区已对恶性肿瘤、心脑血管病、高血压、出生缺陷等非传染病开展了监测。美国疾病控制中心在 20 世纪 80 年代建立了慢性病预防和健康促进中心,工作的首要对象是严重影响生命和生活质量的 10 种可预防的慢性病,如冠心病、慢性梗阻性肺病、糖尿病、肝硬化与酒精中毒、乳腺癌、宫颈癌、肺癌、脑血管病、大肠癌、慢性肌肉骨骼病等,并找出了这些疾病的共同危险因素,进行监测并控制。

(三) 行为危险因素监测

越来越多的国家将危险因素,特别是行为危险因素监测作为疾病监测的一个组成部分,美国疾病控制中心在1984年建立了行为危险因素监测系统,该系统运用随机抽取电话号码进行电话调查的方法定期收集与慢性病、伤害和某些传染病有关的资料,包括吸烟、饮酒、使用汽车安全带、合理营养、体力活动、利用疾病筛检服务等情况。

(四) 其他卫生问题的监测

包括营养监测、环境监测、学校卫生监测、药物不良反应监测、计划生育监测、医学气象监测、环境、水质监测等等。

六、监测技术

(一) 被动监测与主动监测

下级单位常规上报监测数据和资料,而上级单位被动接收,称为被动监测(passive surveillance)。根据特殊需要,上级单位亲自调查收集或者要求下级单位严格按照规定收集资料,称为主动监测(active surveillance)。各国常规法定传染病报告即属于被动监测。我国卫生防疫部门开展的传染病漏报调查,以及按照统一要求对某些传染病和非传染病进行重点监测,努力提高报告率和报告质量,均属主动监测。主动监测的质量明显优于被动监测。只有通过漏报调查这种主动监测方式,才有可能掌握疾病的实际发生情况。

(二) 常规报告与哨点监测

常规报告指国家和地方的常规报告系统,如我国的传染病报告系统,其漏报率高和监测质量低是不可避免的。为了达到特定目的,在经过选择的人群中用标准的内容和方法开展的监测,称为哨点监测(sentinel surveillance)。它具有耗费低、效率高的特点。例如我国的艾滋病哨点监测系统,是根据流行特点由设在全国各地的上百个监测哨点对高危人群进行定点、定时、定量的 HIV 抗体检测,由此可以大致了解我国艾滋病的感染状况和变化趋势。

(三) 直接指标与间接指标

监测得到的发病数、死亡数、发病率、死亡率等称为监测的直接指标。个别情况下,监测的直接指标不易获得,如对每一个流感病例都给以确诊常很困难,而且流感死亡与肺炎死亡有时难以分清,美国长期以来用"流感和肺炎的死亡"作为监测流感疫情的间接指标。

(四) 静态人群与动态人群

静态人群(fixed population)是指在研究过程中无人口迁出和迁入的人群。在疾病监测工作中,一个人口迁出迁入不多时,仍可视为静态人群;如果有频繁迁出、迁入,则称为动态人群(dynamic population)。计算疾病频率指标时,静态人群采用平均人口数作分母,动态人群采用人时数做分母。

(五) 无关联监测

当监测目的不是为了发现病例,而仅仅是了解人群的流行状况,则可利用为其他目的收集的资料,在不识别个人的情况下开展监测,称为无关联监测(unrelated surveillance)。例如某个人群健康体检时要采血作 HBsAg 检测,则可利用这批血样再做 HIV 抗体检测,但不是去识别个人,只是去了解该人群中的 HIV 感染率。

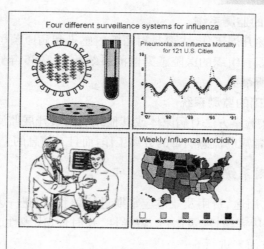

Clockwise from top left, laboratory-based system, 121-city mortality reporting system, sentinel physician system, and weekly summary of influenza activity by state epidemiology (IN USA)

七、公共卫生监测系统

目前，世界范围的疾病监测任务是由 WHO 承担的，下设专门机构包括血清保存中心、流行性感冒中心、虫媒病毒中心及现场监测队伍等。目前许多国家都设有专门的组织机构从事疾病监测工作，如美国的疾病预防控制中心、英国中央公共卫生实验室隶属的传染病监测中心（CDSC）及中国疾病控制中心等。

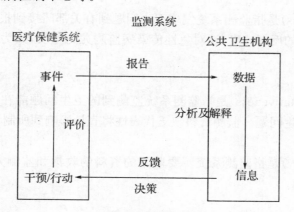

图 11-3 监测系统的任务

我国的监测系统主要有以下三种：

（一）以人群为基础的监测系统

此类系统以人群为现场开展工作，如我国的法定传染病报告系统、综合疾病监测网。法定传染病报告系统的作用是从宏观上监测主要传染病病种的动态变化，并有传染病防治法作保障，是我国最基本、最主要的传染病监测系统。

（二）以医院为基础的监测系统

该系统以医院为现场开展工作，主要是对医院内感染和病原菌耐药进行监测的系统以及出生缺陷监测系统。我国有组织的医院感染监测系统始于 1986 年，由中国预防医学科学院流行病学微生物学研究所牵头。

（三）以实验室为基础的监测系统

此类系统主要利用实验室方法对病原体或其他致病因素开展监测，例如，我国的流行性感冒监测系统，它不但开展常规的流感病毒的分离工作，而且有信息的上报、流通和反馈制度。

八、公共卫生监测系统的评估

对监测系统的质量、用途、费用及效益应定期进行评价，以进一步改进与完善监测系统。监测系统的质量评价可从完整性、灵敏度、特异性、及时性、代表性、简单性、灵活性、可接受性、阳性预测值等几个方面来进行。

（一）完整性

完整性（completeness）指监测系统所包含的监测内容或指标的多样性，它包括报告哨点与监测形式的完整性、病例报告的完整性以及监测数据的完整性。

（二）灵敏度

灵敏度（sensitivity）是指监测系统识别卫生问题的能力。灵敏度是疾病监测系统评估的重要指标，它主要包括两个方面，一是指监测系统报告的病例占实际病例的比例；二是指监测系统判断暴发或流行的能力。

（三）特异性

特异性（specificity）指监测系统排除非公共卫生问题的能力，即监测系统能够正确识别疾病群体现象的随机性波动，从而避免发生预警误报的能力。

（四）及时性

及时性（timeliness）是指监测系统发现卫生问题到有关部门接到报告并做出反应的时间间隔。它反映了信息的反馈速度，这对急性传染病监测尤为重要，因为它会直接影响到干预的效率。

（五）代表性

代表性（representativeness）是指监测系统监测到的卫生问题能在多大程度上代表目标人群中实际发生的卫生问题。监测资料缺乏代表性将直接影响到所制订策略的正确性。

（六）简单性

简单性（simplicity）是指监测系统所要监测的资料的收集和监测方法的操作简单易行，系统运作的程序简单。

（七）灵活性

灵活性（flexibility）是指监测系统对新发生的卫生问题、操作程序或技术要求能及时做出反应和调整，以适应其变化。

（八）可接受性

可接受性（acceptability）是指监测系统的参与者对监测工作的参与意愿达到的程度。以参与者能否持续、及时地提供准确、完整的资料来反映。

（九）阳性预测值

阳性预测值（positive predictive value）是指监测系统报告的病例中真正的病例所占的比

例。阳性预测值很低时,在调查假阳性病例和干预并未发生的流行过程中,浪费卫生资源。

SUMMARY
Chapter 11　Disease Prevention and Public Health Surveillance

The three levels of disease prevention are classified according to which stage our preventive action was taken in the natural history of disease. Besides, active health maintenance and promotion have also become a purpose of public health. This is most effectively carried out by a health promotion and protection approach. Public health surveillance is an important part of public health practice, and a process of collecting, analyzing, interpreting, feedback and using public health information in a long-term, continuing, and systematic manner. Surveillance information can be used to help people who manage programs to prevent or control specific diseases, to assess the status of a particular disease or public health problem in a certain area, to predict the likelihood and scale of the occurrence of a health event, etc.

一、名词解释

　　1. 公共卫生监测　　　2. 健康促进和健康保护　　　3. 高危策略和全人群策略

二、选择题

　　1. WHO 规定的国际监测的传染病不包括　　　　　　　　　　　　　　　　　（　　）

　　　　A. 疟疾　　　　　B. 脊髓灰质炎　　　　C. 流行性感冒　　　　D. 回归热

　　　　E. 登革热

　　2. 公共卫生监测的目的不包括　　　　　　　　　　　　　　　　　　　　　（　　）

　　　　A. 确定主要公共卫生问题　　　　　　B. 估计卫生服务需求

　　　　C. 评价干预效果　　　　　　　　　　D. 确定疾病的危险因素和高危人群

　　　　E. 验证病因假设

　　3. 监测系统包括　　　　　　　　　　　　　　　　　　　　　　　　　　　（　　）

　　　　A. 以人群为基础的　　　　　　　　　B. 以医院为基础的

　　　　C. 以实验室为基础的　　　　　　　　D. A+B+C

　　　　E. 以上都不对

三、简答题

　　1. 针对慢性病的预防措施有哪些?

　　2. 公共卫生监测的种类有哪些?

　　3. 如何评估公共卫生监测系统?

（王炳花　孙桂香）

第十二章 医院感染

医院感染与医院相随并存，并随医院的发展日显复杂，医院感染以及减少医院感染发生的必要性，乃是近代科学在发展过程中逐步认识并逐步深入和解决的。现代医学科学技术的快速发展以及各种新的诊断、治疗仪器和抗菌药物的应用越来越广泛，新型病原体不断出现，医院感染已经成为当前医院管理中的重要课题，无论是国内还是国外的管理者都认识到它已成为一个非常严重的公共卫生问题。医院感染导致的高感染率及高病死率，不仅给病人的康复带来影响，而且也加重了社会及家庭的双重经济负担。充分认识医院感染的危害性，不断更新观念，提高法规意识，加强组织领导，严格监测监督，尽可能地控制和减少医院感染的发生，是医院管理者、医务人员和患者都必须高度重视的问题。

第一节 概 述

一、医院感染的定义

医院感染（nosocomial infection, hospital infection）又称院内感染或医院获得性感染（hospital acquired infection）。按《中华人民共和国传染病防治法》定义，医院感染指住院病人在医院内获得的感染，包括在住院期间发生的感染和在医院内获得出院后发生的感染，但不包括入院前已开始或者入院时已处于潜伏期的感染。医院工作人员在医院内获得的感染也属医院感染。

医院感染的对象范围广义上包括住院病人、医院工作人员、门诊病人、探视者及陪同人员等。但由于门诊病人、探视者和陪同人员在医院的时间短暂，获得感染的因素多而复杂，常难以确定感染是否来自医院，故实际上医院感染的对象

The term nosocomial refers to the hospital. A nosocomial infection is one that is acquired in the hospital or a long-term care facility. In general nosocomial infections are more serious and dangerous than community-acquired infections because the bacteria in hospitals are more virulent and resistant to typical antibiotics.

主要是住院病人和医院工作人员,特别是住院病人中的老年及重危病人,免疫功能低下,最易发生医院感染。入院前在家中受感染或在社会上受感染处于潜伏期的病人,在实践中因其和医院感染不易区分,并且易造成新的医院感染,所以亦属于预防之列。

二、医院感染的诊断标准

诊断病人感染是否属于医院感染,多需借助疾病的潜伏期进行判断。参照 WHO 及美国 CDC 的诊断标准,由卫生部办公厅于 2001 年 1 月 3 日卫医发〔2001〕2 号印发的《医院感染诊断标准(试行)》进行医院感染诊断。

医院感染主要诊断原则:

1. 无明确潜伏期的感染,规定入院 48 小时以后发生的感染。有明确潜伏期的疾病,自入院时起,超过平均潜伏期后所发生的感染。

2. 本次的感染直接与上次住院有关。

3. 在原有感染基础上出现其他部位新的感染(除外脓毒血症迁徙灶),或在原感染已知病原体基础上又分离出新的病原体(排除污染和原来的混合感染)的感染。

4. 新生儿分娩过程中和产后获得的感染。

5. 由于诊疗措施激活的潜在性感染,如疱疹病毒、结核杆菌等的感染。

6. 医务人员在医院工作期间获得的感染。

下列情况不属于医院感染:①皮肤黏膜开放性伤口只有细菌定植的炎症表现。②由于创伤或非生物性因子刺激而产生的炎症表现。③新生儿经胎盘获得(出生后 48 小时内发病)的感染如单纯疱疹病毒、弓形体病、水痘等。④患者原有的慢性感染在医院内急性发作。医院感染按临床诊断报告,力求做出病原学诊断。

根据感染部位不同还可进行医院感染的分类诊断。

三、医院感染的分类

(一)医院感染按其感染途径的不同而分类

可分为以下几种类型:

1. 自身感染(self infection) 又称内源性感染(endogenous infection),是指由于长期使用抗生素,免疫抑制剂或激素等,使机体免疫力下降,原来存在于病人体内的正常菌群失调所引起的感染。

2. 医源性感染(iatrogenic infection) 指在医疗和预防过程中由于所用的医疗器械、设备、药物、制剂及卫生材料污染或院内场所消毒不严而造成的感染。

3. 带入传染 病人在入院时已处于另一种疾病的潜伏期,住院后发病而引起的医院感染。

4. 交叉感染(cross infection) 病人和病人之间,病人和医务人员之间、病人和陪护人,探视人之间通过直接或间接接触途径而引起的感染。

后三种医院感染类型又统称为外源性感染(exogenous infection)。

(二)其他分类

也可按感染部位可分为全身各器官、各部位都可能发生医院感染,可分为呼吸系统医院感染、手术部位医院感染、泌尿系统医院感染、血液系统医院感染、皮肤软组织医院感染等等。

还可按病原体分类分为细菌感染、病毒感染、真菌感染、支原体感染、衣原体感染及原虫感染等,其中细菌感染最常见。

四、医院感染中常见病原体的种类及其特性

1. 医院感染常见病原体种类 　医院感染中常见的病原体通常可分为细菌、病毒、真菌、肺孢子虫、弓形体、衣原体和疟原虫等,其中以各种细菌最为常见,约占 95％以上,医院感染常见的细菌有金黄色葡萄球菌(*Staphylococcus aureus*)、铜绿假单胞菌(*Psecdomonas aeruginosa*)、大肠埃希菌(*E. coli*)、肺炎克雷伯菌(*Klebsiella pneumoniae*)等。

2. 医院感染病原体特性

(1) 大部分为人体正常菌群的转移菌或条件致病菌。例如表皮葡萄球菌和不动杆菌,可黏附于塑料表面,一旦静脉或动脉插入塑料管被它们污染,就很容易引起败血症。

(2) 常为多重耐药菌株。耐药菌株可传染给医院环境里及人体表面的某些腐生菌。虽然尚未发现这些腐生菌直接造成感染,但它们可保存所接受的耐药性基因,并能传递给其他条件致病菌,起到一种类似基因库的作用。这种基因库虽不致病,但可间接地"武装"其他细菌而促成医院感染。

(3) 常侵犯免疫功能低下的宿主,因此判断病原菌的种类往往比较困难。

五、医院感染的危害

医院感染的危害不仅表现在增加患者发病率和病死率,增加患者的痛苦及医务人员工作量,降低病床周转率方面,还给患者及社会造成重大的经济损失。据报道:医院感染造成的额外病死率为 4％～33％,病死率最高的是医院获得性肺炎。阿根廷的研究显示,导管相关性泌尿道感染、导管相关 BSI(CA-BSI)血流感染、呼吸机相关性肺炎(Ventilator associated pneumonia,VAP)分别增加病死率 5％、25％、35％。另据报道,美国每年发生医院感染超过200 万例,引起 40 亿美元的额外费用和 8 万病例死亡;英国估计每年发生 10 万例医院感染,造成 5 000 病例死亡,额外支出 16 亿欧元,这些都是指直接的损失。发达国家的研究显示,每例医院感染的额外费用为 1 000～4 500 美元(平均 1 800 美元),但在儿科病房特别是新生儿病房额外费用可超过 10 000 美元。

第二节　医院感染的流行过程

一、流行过程的三个环节

医院感染的传播过程包括三个环节,即传染源、传播途径和易感人群,缺一不可。这是就外源性感染而言,而内源性感染则有所不同,它的传播过程是感染源自身、易位途径和易感生态环境。

(一) 传染源

医院感染的主要传染源来自于已感染的病人和病原携带者,具体包括周围的病人、病人家属及探视者以及医院的工作人员。

医院感染也可由医院环境因素导致,医院环境污染物是医院感染重要的非生物媒介。一

些革兰阴性杆菌,如铜绿假单胞菌、克雷伯菌、肠杆菌、沙雷菌、不动杆菌等,在医院潮湿的环境或某些液体中可存活很长时间(数日以上),在很少营养物质存在的情况下也能进行繁殖。相反一些革兰阳性球菌(葡萄球菌及链球菌)常能在医院环境物体上检出,并且可在干燥的环境物体表面存活多日,不能繁殖,其致病力也可随时间延长而降低。上述病原体大多借助于医院中的医疗器械,如针尖、导尿管、敷料、被服、病房设备如橱柜、便器、地毯、拖把等消毒灭菌不严,而引起医院感染的发生。

病人自身正常菌群因各种原因转化为条件致病菌也可引起医院感染,医院的特殊环境成为各种病原微生物繁殖和栖息的场所,成为细菌的环境贮源。在此贮源中细菌通过基因的交换,致使在医院环境和病人中居留较久的细菌,不仅会发展成为多重耐药菌株,而且也增强了其毒力和侵袭性,常常成为医院感染的共同来源或持续长期存在的流行菌株。

医院感染还可由带有病原微生物的动物感染源所致。

(二)传播途径

病原微生物从传染源体内排出后,除少数几种病原体可以直接传播给新的宿主外,大多数都需要依赖外界环境中一些传播媒介的帮助才能实现传播。

1. 经接触传播

(1)直接接触传播:指不经外界任何因素,直接由医务人员与病人或病人与病人间互相接触所发生的感染,如金黄色葡萄球菌、巨细胞病毒感染等。病人的自身感染也可认为是自身直接接触传播,如病原体从已感染的切口传递至身体其他部位、粪便中革兰阴性杆菌传递到鼻咽部等。

(2)间接接触传播:指接触了带病原体的污染物而发生的感染,如链球菌、金黄色葡萄球菌、铜绿假单胞菌、沙眼衣原体、真菌等。如经医务人员的手、医疗器械设备、病房内的物品等传播给易感者。在间接接触传播中,医务人员的手在传播病原体上起着重要作用。

2. 经空气传播 指空气中带有的微生物的微粒,随气流的流动传播而实现的医院感染。经空气传播方式在结核分枝杆菌感染等呼吸道传播疾病和手术切口部位感染中起重要作用。SARS 在许多医院发生暴发流行主要就是通过近距离的飞沫传播而引起的。医院的某些呼吸治疗装置,如湿化器或雾化器、微生物实验室操作及空调系统等也可产生微生物气溶胶,引起某些呼吸道传染病的医院感染。

3. 经水和食物传播

(1)经水传播:指医院的水源受到如粪便、污水及管道破裂等的污染,或使用了未经严格净化消毒的水(包括直接饮用或洗涤食品及瓜果等)。

(2)经食物传播:指因医院中供应的食物被病原体污染。经食物传播的疾病常见于肠道传染病,如细菌性病疾、病毒性肝炎及食物中毒等。

4. 经医源性传播 经医源性传播是医院感染传播的特点之一,常见的传播方式主要有以下几种:

(1)医疗器械和设备:在对疾病诊断及治疗的过程中,常需借助于各种诊疗器械,如各种纤维内镜、呼吸治疗装置、麻醉机、血液透析装置及各种导管、插管等,而这些器械及设备具有结构复杂、清洁及消毒难度大等特点,加之这些介入性诊疗操作常损伤人体皮肤、黏膜的防御屏障,增加了病人的感染机会,有的在使用过程中还可能被污染,医疗器械被污染所引起的医院感染也属于一种共同媒介物传播。

（2）血液及血液制品：可经此途径传播的病原体常见的有乙型肝炎病毒、丙型肝炎病毒、巨细胞病毒、弓形虫及艾滋病病毒等，其中以输血后肝炎和输血后引起的艾滋病传播是我们预防的重点。如近年来国内外大量流行病学和分子生物学研究表明，经输血（含血液制品）途径传播是丙型病毒性肝炎的主要感染方式。

（3）药品及药液：各种输液制品在生产过程或使用中受到病原微生物（尤其是各种条件致病微生物）的污染，多数微生物能在溶液中生长。在口服药物或多种外用药液中，常可检出铜绿假单胞菌、克雷伯菌、肠杆菌、沙雷菌、不动杆菌等条件致病菌。近年来，静脉高能营养液在临床上应用日益广泛，这种液体易受微生物的污染，常引起病人产生菌血症甚至败血症，导致医院感染的发生。

（三）易感人群

宿主的易感性由病原体的定植部位和宿主的防御功能所决定。如大肠埃希菌定植于肠道时并不引起感染，而定植于泌尿道时则引起感染。宿主的防御功能由特异性和非特异性免疫功能所构成，前者对传染病病原体的预防具有重要意义，而后者对各种条件致病菌侵袭或感染的防御具有重要意义。因此，宿主的免疫功能在医院感染的防御中起着非常重要的作用。

常见的引起医院感染的易感人群主要有包括机体免疫功能受损者；婴幼儿及老年人；营养不良者；接受免疫抑制剂治疗者；长期使用广谱抗菌药物者；住院时间长者；手术时间长者；接受各种介入性操作的病人等。

二、流行类型

（一）散发型

医院感染的病例散在发生，很多医院的医院感染病例都是表现为长年不断的散发状态。这多由病原携带者及媒介物污染所引起。

（二）暴发型

医院感染的病例突然成批发生，来源于一次共同暴露而引起，若采取有效措施后感染可迅速平息，流行曲线常表现为单峰。如果医院感染为同一来源而多次暴露，则出现多批成簇的病人，流行曲线可呈多峰。超过最长潜伏期还可出现因接触传播的散发病例。

三、流行过程特征

（一）地区分布

医院感染的分布在国家间有差别，并且在同一国家内不同等级医院里发生的频率也有差别。一般特点是级别愈高的医院，医院感染的发生率愈高；教学医院的发生率高于非教学医院，大医院（大于1 000张）高于小医院（小于500张）的分布特点。这是由于级别高的教学医院或大医院收治的病人往往病情较重，处于对病原体的易感状态，并需要插入性操作较多等，导致医院感染的机会增加。

（二）时间分布

医院感染常年发生，无周期性，可有或无季节性。医院内呼吸道疾病的暴发，多在冬春季节。如流感、SARS等。而克雷伯菌、肠杆菌及铜绿假单胞菌等感染则多发生在夏秋季节。

还有一些能引起医院感染的病原体无季节发病特点,如大肠埃希菌、厌氧性细菌、化脓性链球菌及金黄色葡萄球菌等。

医院感染的长期趋势是从一个较长时期来考察医院感染的演变过程,包括感染率、病原体及其耐药性等方面的变化趋势。由于新的诊疗技术应用日益增加,耐药菌的感染比例不断增加,医院感染的病原菌长期以来也发生了菌谱的演变,酵母样真菌引起的全身性感染呈上升趋势等因素,2000 年以前,国内外医院感染的发生率均呈上升趋势。随着我国医院感染管理的规范化程度在日益加强,2001 年后,我国医院感染现患率呈下降趋势。

医院感染的病原体 20 世纪 30 年代初主要以革兰阳性球菌为主,如 B 群溶血性链球菌和葡萄球菌;50 年代以后,医院感染的病原体又转变为以耐药金黄色葡萄球菌多见,且致病性较强,常可引起医院感染的流行与暴发。然而自 60 年代初起,医院感染的病原菌中革兰阳性球菌的比例不断下降,取而代之的是革兰阴性杆菌和真菌的比例在不断上升。90 年代以来,革兰阳性球菌尤其是耐药性甚至多重耐药性革兰阳性球菌所占比例在回升,还有一些新的病原体 如艾滋病病毒、SARS 病毒等也成为医院感染不容忽视的病原体之一。此外,一些条件致病菌,如肺炎克雷伯菌、大肠埃希菌、铜绿假单胞菌等引起的医院感染比例呈上升趋势。

(三)人群分布

不同年龄人群医院感染的发生率存在很大差别,其中以婴幼儿及老年人的感染率最高。医院感染在不同性别人群中的分布没有明显差别,但某些部位的感染可表现出性别上的差异,如泌尿道感染女性较男性高。在不同疾病的住院病人中,医院感染的发生率有明显差别。具有某些危险因素的病人群体医院感染发生率高,如心脏外科术后行气管插管的病人,插管时间 4 日以上者为 4 日以下者的 20 倍,手术时间 5 小时以上者为 5 小时以下者的 3.7 倍。医务人员高感染率也是医院感染人群分布的特点之一。

第三节　医院感染发生的原因

医院感染发生的原因众多,可以主观、客观因素为标准进行分类,也可以用环境、社会因素为标准进行分类。

一、主观因素

医务人员对医院感染及其危害性认识不足;不能严格地执行无菌操作技术和消毒隔离制度;医院规章制度不全,致使感染源传播。此外,缺乏对消毒灭菌效果的有效监测,不能有效地控制医院感染的发生。

二、客观因素

随着医学的发展,医疗活动中侵入性操作越来越多,如动静脉插管、泌尿系导管、气管切开、气管插管、吸入装置、监控仪器探头等,在诊治疾病的同时,还把外界的微生物导入体内,同时损伤了机体的防御屏障,使病原体容易侵入机体;为治疗需要,激素或免疫抑制剂的大量使用,接受化疗、放疗后,致使病人自身免疫机能下降而成为易感者;大量抗生素的开发和普及治疗,使病人体内正常菌群失调,耐药菌株增加,致使病程延长,感染机会增多;随着医疗技术的进步,过去某些不治之症可治愈或延长生存时间,故住院病人中慢性疾病、恶性疾病、老年病人所占比例增加,而这些病人对感染的抵抗力是相当低的,导致医院感染增加。

第四节　医院感染的监测

医院感染的监测是指系统地连续观察在医院的人群中医院感染发生的频率、分布以及影响感染的有关因素。医院感染的监控内容包含了医院消毒卫生学监测、感染病例监测、抗菌药物合理应用分析等多个方面,涉及因素非常复杂,需要统计和分析大量数据,是目前医院感染管理的重点和难点。

In America the National Nosocomial Infections Surveillance (NNIS) system was developed in the early 1970s to monitor the incidence of healthcare-associated (nosocomial) infections (HAIs) and their associated risk factors and pathogens. NNIS is the only national system for tracking HAIs. The NNIS system is a cooperative, non-financial relationship between hospitals and CDC. This voluntary reporting system has grown from about 60 hospitals at inception to approximately 300 today. The NNIS system currently is undergoing a major redesign as a web-based knowledge management and adverse events reporting system. Once implemented, the redesigned system (to be called the National Healthcare Safety Network [NHSN]) will cover new areas of patient safety monitoring and evaluation.

一、医院感染监测的任务

1. 评价医院现行预防医院感染措施的效果,根据日常监测结果提出预防方案和建议,防止可能发生的相关医院感染事件。

2. 对已发生的医院感染快速查明原因,采取有针对性的紧急措施,尽快控制传播。

3. 判断采取的经常性或特殊性措施是否适宜,并评价其效果。

二、医院感染监测的常用指标

1989 年卫生部颁布的《医院感染控制标准》要求各医院建立健全医院感染监测制度,调查分析医院感染原因,发现危险因素、病原菌及其耐药性等,要按月统计上报。要求一、二、三级医院的医院感染患病率分别控制在 6%～7%、7%～8% 和 9%～10% 以内。为完成上述要求,使用统一的衡量医院感染的常用指标。

1. 医院感染发生率　指一定时期内,在所有入院病人中发生医院感染新病例数的频率。

$$医院感染发病率 = \frac{期内住院病人发生医院感染新病例数}{同期住院病人总数} \times 100\% \qquad (12-1)$$

此公式也适合应用于各科室、各部门。期间可为一年或一个月。

医院感染常有一个病人发生多次或多种感染,对此可用感染例次发病率来表示。但因感染例次难以准确获得,故一般仍用医院感染发病率。

2. 医院感染患病率　是观察期内医院感染总病例数占同期住院病人总数的比例。

$$医院感染患病率 = \frac{期内医院感染总病例数}{同期住院病人总数} \times 100\% \qquad (12-2)$$

近年来,WHO 提倡用一日时点患病率来监测医院感染,其计算公式:

$$医院感染时点患病率 = \frac{调查日(24小时)住院病人感染数}{调查日医院住院病人数} \times 100\% \qquad (12-3)$$

3. 医院感染续发率　是指与指示病例有效接触后一个最长潜伏期内,在接触者中续发病例数与接触者总数的比值。

$$医院感染续发率 = \frac{续发病例数}{原发病例接触者人数} \times 100\% \qquad (12-4)$$

医院感染续发率在医院感染的调查中很有用处,可用来分析传染源、流行因素和评价防治措施的效果。

4. 漏报率　为了保证医院感染监测资料准确性,可以定期或不定期地进行漏报率调查。

$$漏报率 = \frac{医院感染漏报病例数}{已报病例数+漏报病例数} \times 100\% \qquad (12-5)$$

漏报率调查也是评审医院感染监测结果的一种方法。漏报率不应超过 20%。漏报调查,一般以一年为期,也可以月为单位。

根据漏报调查结果,可更正已报医院感染发病率。其计算公式:

$$估计(实际)医院感染发病率 = \frac{医院感染漏报病例数}{已报病例数+漏报病例数} \times 100\% \qquad (12-6)$$

第五节　医院感染的预防与控制

医院感染的预防与控制涉及问题也比较多。如有关病人的诊断、治疗、护理,消毒及隔离等规章制度的建立和执行,医院的建筑、病室的配备以及相应的医院感染组织管理机构是否建立健全等,但最重要的是要做好严格的无菌技术和病人处理的卫生技术规程,以及严格的医院管理制度等工作。

一、建立健全医院感染的防控组织管理机构

卫生部关于《建立健全医院感染管理组织的暂行办法》要求,300 张床以上的医院需设医院感染管理委员会;300 张床以下的医院需设医院感染管理小组,在院长领导下全面负责医院感染的监控管理工作。具体职责有:制定全院感染控制规划及各项卫生学标准;制定全面防治感染的有关制度和法规;定期召开会议或根据紧急情况随时召开会议;研究医院感染的现状和存在的主要问题;考评有关管理效果;提供控制感染方面的咨询;对全院医院感染管理工作的奖惩办法提出建议等。

二、控制医院感染的常规性工作

医院感染产生的原因多种多样,但绝大多数医院感染是可以预防的。因此要预防和控制医院感染的发生,平时必须做好以下几方面的工作:

1. 加强医院管理是预防和控制医院感染的最基础的工作　要依法开展医院感染的管理工作,建立健全各级医院的医院感染管理体系,加强对诊疗行为全过程的质量监控和质量管理,不断提高医院领导及医护人员预防医院感染发生的思想意识,奖罚分明。

2. 医院的合理布局　在医院建筑设计时就应考虑到防止院内交叉感染的问题,同时需兼顾方便病人就诊和治疗,妥善处理各种废弃物,以免污染环境。例如,传染病科应设在单独建筑内;医院的出入口、走廊、楼梯、电梯等公用通道均应注意有效地防止交叉感染;病室中两

排床之间最小间距应为 1 m;每张床占用横宽最好为 2 m;传染病房污水应有消毒处理设施。候诊室最易发生交叉感染,应分科设立,尤其是儿科应设检诊室,怀疑为传染病患儿时即送隔离诊断室诊察,并有专用出口。要严格执行国家规定的各项卫生标准。

3. 加强临床对抗生素应用的管理 严格遵守抗菌药物的应用原则,严格掌握其适应证,及时进行病原学检验并按药敏试验合理选用抗菌药物。

4. 加强医院消毒灭菌的监督、监测 各级各类医院必须严格执行有关法规及技术规范,及时杀灭或消除医院环境中医疗用品及日常生活用品上的病原体,切断各种传播途径,消除环境储源,有效防止医院感染的发生。在具体消毒工作中应针对不同的消毒对象选择适宜的消毒方法,并加强质量控制工作。对其他消毒方法(如紫外线)应及时监测其强度是否符合要求,对压力蒸汽灭菌必须每锅进行工艺监测、每包进行化学监测和每月进行生物监测。加强对临床医务人员的业务培训。

5. 加强对医源性传播因素的监测与管理 对使用中的诊疗用液应定期进行细菌学监测,禁止使用已污染的液体,对血液及其制品从献血员的筛选到其制成品都应进行严格的病原学检查,尤其应注意对各型病毒性肝炎及艾滋病的检测。对医院中各种介入性诊疗操作应严格掌握使用适应证,并注意其清洗、消毒与灭菌,减少感染机会。

6. 加强临床使用一次性无菌医疗用品的购入及使用管理 加强其质量的监测监督,防止不合格产品进入临床。对其使用后的初步消毒与毁形加强管理,防止未经无害化处理的一次性无菌医疗用品流入社会,造成公害。

三、医院感染发生时的管理

发生 5 例以上医院感染暴发,应当于 12 小时内向所在地的县级地方人民政府卫生行政部门报告,并同时向所在地疾病预防控制机构报告。并立即组织医院感染管理的相关人员进行流行病学调查,尽快查清引起医院感染流行的三个环节,并及时采样进行病原学检测,同时还需积极采取以下措施:

1. 隔离患者 对已发生医院感染的患者立即进行隔离,连续进行病原学检查,确认其无传染性,方可解除隔离。

2. 检疫是指对接触者进行医学观察 对已发生医院感染的相关科室进行终末消毒,同时停止收容新病人,直至超过该病最长潜伏期且确无新的感染发生为止。有条件者还可对接触者实行被动免疫,以增强其抵抗力。

3. 检查病原携带者 医院感染发生后,若经流行病学调查仍找不到传染来源,此时应考虑是否有病原携带者存在,应检对象包括病人、医院工作人员及一些常来医院陪护、探视的人员。

SUMMARY
Chapter 12   Nosocomial Infection

The first section presents the concept of nosocomial infection, diagnostic criteria, classification etc. From the second to fifth section describes the epidemic process, reason, surveillance, prevention and control of nosocomial infection. Methods Summary of nosocomial infection prevention, monitoring, intensive care link quality control, timely feedback, summary management measures, methods, experiences, to prevent hospital infections occurred. Results Due to lack of knowledge, hand hygiene, disinfection and sterilization of medical devices is not complete, the hospital chain, the presence of infection, invasive procedures, hospital stay and nosocomial infections caused by environmental factors. Conclusion the main risk factors of nosocomial infection, departments developed a sound system, good care and management of five in place effective control of nosocomial infection.

1. 医院感染可发生于以下哪些人群 （　）
   A. 住院患者　　　　　　　　　　　B. 门诊、急诊患者
   C. 医护人员、陪伴探视者　　　　　　D. 以上都是
2. 医院感染按其病原体的来源可分为 （　）
   A. 外源性医院感染　　　　　　　　B. 内源性医院感染
   C. 外源性医院感染和内源性医院感染　D. 交叉感染
3. 内源性医院感染的原因是 （　）
   A. 病人自身抵抗力增加,对本身固有的细菌感受性降低
   B. 病人自身抵抗力降低,对本身固有的细菌感受性增加
   C. 病人自身抵抗力降低,对本身固有的细菌感受性降低
   D. 病人自身抵抗力增加,对本身固有的细菌感受性增加
4. 医院感染的感染源当中最重要的感染源是 （　）
   A. 带菌者　　　　　B. 已感染的病人　　C. 环境储源　　　　D. 动物感染源
5. 医院感染的流行方式主要有 （　）
   A. 散发　　　　　B. 暴发　　　　　　C. 散发和暴发　　　　D. 流行和暴发
6. 《医院感染管理办法》何时起施行 （　）
   A. 2006 年 9 月 1 日　　　　　　　B. 2006 年 10 月 1 日
   C. 2006 年 12 月 1 日　　　　　　　D. 2007 年 1 月 1 日
7. 防止医院感染措施中,最常见的方法是 （　）
   A. 清洁　　　　　B. 消毒　　　　　　C. 灭菌　　　　　　　D. 隔离
8. 注射器灭菌不严格引起的乙型肝炎流行属于哪种感染 （　）
   A. 内源性感染　　B. 交叉感染　　　　C. 环境感染　　　　　D. 以上均不是

（高修银）

第十三章　心血管疾病流行病学

学习要求

掌握：心血管疾病的概念，其主要危险因素包括高血压、高脂血症、不良的生活方式及超重与肥胖等。

熟悉：心血管疾病的流行特征，包括不同地区、时间和人群的分布特征；心血管疾病的人群预防策略。

了解：对心血管疾病如何采用一级预防措施，及其他预防和控制方法。

心血管疾病，包括心脏和血管疾病，以及肺循环疾病和脑血管疾病等。根据国际疾病分类第十版（ICD-10），心血管病编码为 I00～I99，包括急性风湿热（I00～I02）、慢性风湿性心脏病（简称风心病，I03～I09）、高血压性疾病（I10～I15，其中原发性高血压是 I10）、缺血性心脏病即冠心病（I20～I25）、肺源性心脏病简称肺心病和肺循环疾病（I26～I28）、脑血管疾病（I60～I69），以及其他心脏和血管等循环系统疾病，其中以高血压（hypertension）、冠心病（coronary heart disease）、脑卒中（stroke）最为重要。

高血压是由于心输出量和总外周阻力关系紊乱导致的血流动力学异常，引起动脉收缩压和（或）舒张压持续升高。它既是一种世界性的常见疾病，又是其他心血管病的主要危险因素，世界各国的患病率高达 10%～20%，是全球重要的公共健康问题。

冠心病是冠状动脉粥样硬化使血管腔阻塞，导致心肌缺血、缺氧而引起的心脏病。它和冠状动脉功能性改变（痉挛）一起，统称冠心病，又称缺血性心脏病。在美国其占人口总死亡数的 1/3～1/2，占心脏病死亡数的 50%～75%。

脑卒中又称中风或脑血管意外（cerebra vascular accident），是一组突然起病、以局灶性神经功能缺失为共同特征的急性脑血管疾病。脑卒中主要分为出血性中风（脑出血、蛛网膜下隙出血）和缺血性中风（脑梗死、脑栓塞）两大类。我国脑卒中患病率和死亡率均高于国际平均水平，2011 年脑血管疾病城区居民死亡率为 125.37/10 万，乡村居民死亡率为 138.68/10 万。

风湿热（rheumatic fever，RF）和风湿性心脏病（rheumatic heart disease，RHD）主要发生在热带和亚热带地区，因为气候可以影响 A 组链球菌的感染蔓延，因而影响风湿热及风湿性心脏病的发病率，但世界上同样气候的不同社区可随着地区经济条件的变化而改变，经济发达国家 RHD 的发病率逐渐下降、发展中国家发病率逐渐上升。

在我国，心脏病死亡中肺心病死亡所占比例与发达国家差别很大，我国城市肺心病患病率为 4‰，成年人患病率为 7‰左右，在住院的心脏病患者中肺心病比例占到 38.5%～46%。肺心病是由慢性支气管炎引起的，与冠心病的致病原因完全不同。我国按国际疾病分类

(ICD)的根本死因原则,将肺心病死亡的绝大多数划入呼吸系统疾病(慢支炎、肺气肿或晚期支气管哮喘)死亡,因此在心脏病死亡中一般不再包括肺心病。

第一节 心血管疾病的流行病学特征

世界卫生组织(WHO)报告发达国家的死因有 47.47% 为心血管疾病,在死因顺位中排列第一,发达国家心血管疾病的流行情况按照历史进程的发展大概分为四个阶段:第一阶段(低发期):当世界工业化发展之前,全球的生产和生活水平都不高,人群中的主要健康问题是传染性疾病、饥荒和营养缺乏,20 世纪 50 年代各国心血管疾病死亡仅占全死因的 5%～10%,而且是以风湿性心脏病和肺源性心脏病的发病为主。第二阶段(上升期):20 世纪 60 年代以美国为代表的一些西方经济发达国家生产和生活水平普遍提高,人们对传染病认识的深入和治疗的改进,传染病、饥荒和营养缺乏、风湿性心脏病和肺源性心脏病的发病率下降,人口平均年龄增长,饮食结构改变和盐摄入增多,使高血压、高血压性心脏病和出血性脑卒中的患病率增加,心血管疾病死亡占全死因的 10%～30% 左右。第三阶段(高峰期):发达国家随着社会进步经济发展和个人收入的增加,生活逐渐富裕,食物中脂肪和热量增加,同时交通发达及体力活动减少,使冠心病和缺血性脑卒中提早出现于 55～60 岁的人群,动脉粥样硬化的死亡占到总死亡的 35%～65%,结果人群平均寿命反而下降。第四阶段(下降期):20 世纪 90 年代,欧美国家的学者已经认识到动脉粥样硬化和高血压等心血管病是严重的公共卫生问题,全社会采取了积极的防治措施,加上医疗水平的不断提高,动脉粥样硬化的死亡率降至50% 以下,且多发生于 65 岁以上人群,同时经济状况逐渐改善的东方国家如中国和东欧国家,随着地区生活条件的变化心血管疾病的患病和死亡率正稳步上升,有的国家死亡水平甚至超过了发达国家。

WHO 资料报告 2011 年全球死亡人数 5 500 万,非传染类疾病的致死率占 2/3。心血管疾病导致各国居民死亡的人数达到 1 700 万,这就意味着每 10 个死亡人群中就有 3 个人是由于心血管疾病致死,其中 700 万人死于冠心病,620 万人死于脑卒中。WHO 于 2014 年 5 月对有关全球疾病状况的评估报告中显示,在过去 10 年中缺血性心脏病、脑卒中是导致人类死亡的主要原因(图 13-1)。

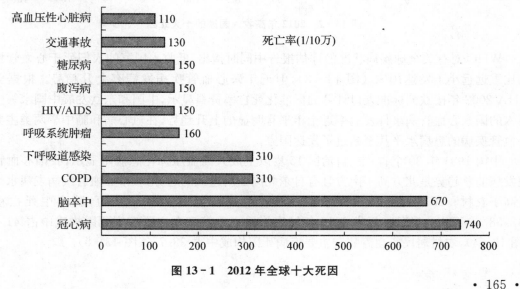

图 13-1 2012 年全球十大死因

　　《中国心血管病报告 2013 概要》(简称《概要》)中指出,目前中国心血管病患病率处于持续上升阶段。估计全国有心血管病患者 2.9 亿,其中高血压 2.7 亿,脑卒中至少 700 万,心肌梗死 250 万,心力衰竭 450 万,肺源性心脏病 500 万,风湿性心脏病 250 万,先天性心脏病 200 万。每 5 个成人中有 1 人患心血管病。中国每年约有 350 万人死于心血管病。每死亡 5 人中就有 2 人是心血管疾病患者,约占全死因的 41% 左右,居各死亡原因首位,估计每年约 350 万人死于心血管,即每天 9 590 人,每小时 400 人,每 10 秒钟 1 人,死于心血管病。

一、地区分布

　　由 28 个国家 40 个中心参加协作的 WHO-MONICA 方案经过 20 年(1984—2003 年)的资料显示:从 1983 至 2003 年不同国家心血管病发病率、病死率和死亡率以及危险因素有很大差异并呈现不同的变化趋势,大多数发达国家冠心病和脑卒中事件发病率处于高发状态,而中国脑血管病事件发病率较高,冠心病事件发病率则较低。WHO 对有关全球疾病状况的评估报告中显示自 21 世纪以来,高收入国家中的人们主要死于慢性疾病特别是心血管疾病、恶性肿瘤及糖尿病(图 13-2)。20 世纪 90 年代以来发达国家的心血管病监测显示无论是发病率、死亡率还是危险因素均有下降趋势。

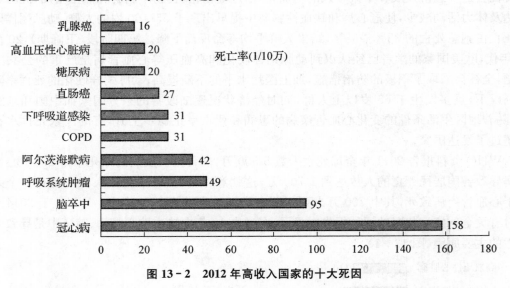

图 13-2　2012 年高收入国家的十大死因

　　WHO 对有关全球疾病状况的评估报告中同时指出,低收入国家的人们死于心血管疾病的比重远远小于发达国家(图 13-3),但近年来心血管疾病发病有上升趋势。根据美国 AHA 2002 年按欧洲标准人口计算的标准化死亡率资料显示,中国和东欧发展中国家等中低收入的国家心血管病事件发病率近十年来有明显的上升趋势,在冠心病和脑中卒两类主要的心血管疾病的患病水平甚至超过了发达国家。

　　中国 1991 年 30 个省、市、自治区 15 岁以上成人高血压标化患病率显示,我国心血管疾病发病的总趋势是北方高于南方且有自东北向西南递减的趋势,城市心血管疾病发病水平明显高于农村。2010 年中国居民缺血性心脏病死亡粗率 92.03/10 万;脑卒中死亡粗率 148.58/10 万人。《概要》报告 2012 年城市居民心血管病在主要疾病死因构成中占 41.1%(图 13-4),农村居民心血管病在主要疾病死因构成中占 38.7%(图 13-5)。

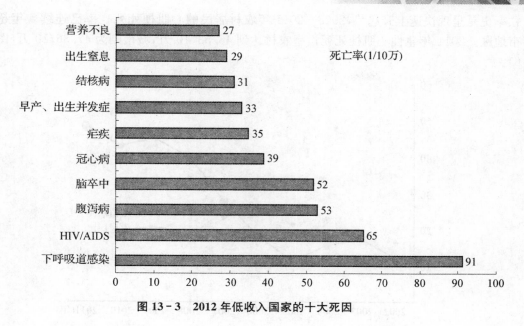

图 13-3 2012 年低收入国家的十大死因

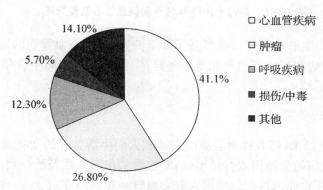

图 13-4 2012 年中国城市居民主要疾病死因构成比（%）

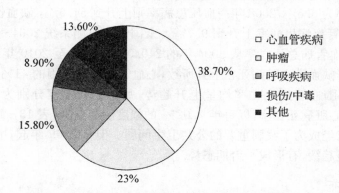

图 13-5 2012 年中国农村居民主要疾病死因构成比（%）

　　我国不管城市还是乡村居民,主要疾病死亡构成比都是心血管疾病占首位。值得注意的是自 2005 年以来农村地区居民心血管病死亡率增加速度明显高于城市,急性心肌梗死的死亡率更是呈现快速上升趋势,2008—2011 年农村居民的心肌梗死死亡率已连续 5 年超过城市地区。2011 年急性心肌梗死死亡率农村达到 48.53/10 万,城市则为 47.36/10 万(图 13 - 6)。

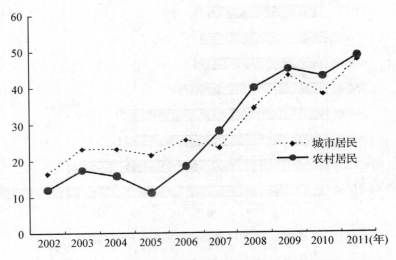

图 13 - 6　2002 - 2011 年城乡居民急性心肌梗死死亡率

总的说来中国心血管病流行现状具备了如下的特点:①心血管病的发病率和死亡率迅速增长;②心血管病发病和死亡有明显的地区差异;③目标人群转向中青年。④农村心血管病死亡率接近或超过了城市。

二、时间分布

20 世纪 80 年代以来,随着社会经济的变革和人们生活方式的变化及人口老龄化进程加快,我国心血管病发病的危险因素持续增长,心血管病出院人数及治疗费用也大大增加,心血管病死亡已经占总死亡原因首位。中国人群心血管病患病率在过去 30 年中平均每年以 2%以上的速度上升。2003 年我国居民高血压患病率为 26.2‰,缺血性心脏病患病率为 4.6‰,脑血管疾病患病率为 6.6‰,2008 年高血压患病率则上升到 54.9‰,缺血性心脏病患病率上升到 6.0‰,脑血管疾病患病率上升到 9.7‰。全国疾病监测系统 2004 - 2010 年死因监测数据显示,全国心血管病总死亡率从 2004 年的 240.03/10 万升至 2010 年的 268.92/10 万,该趋势主要是由于缺血性心脏病死亡上升所致,心血管病占总死因的 41%。缺血性心脏病、高血压性心脏病、脑血管病死亡率均呈上升趋势,每年上升幅度分别为 5.05%、2.08%、1.02%,而风湿性心脏病死亡率,以每年 7.02% 的幅度明显下降(表 13 - 1)。事实上心血管疾病的流行现象已经成为了我国重要的公共卫生问题。但从 2009 年起,中国心血管病死亡率的上升趋势明显趋缓,有形成平台期态势。

三、人群分布

(一)年龄

心血管系统疾病是由于积累的危险因素损伤了血管内皮引起炎症反应,导致动脉粥样硬化斑块形成,发展成各种循环系统的相应疾病,因而具有显著的年龄分布差异。我国 1991 年全国 30 个省、市、自治区 15 岁以上成人高血压调查资料表明高血压的患病率显示,无论男女

30 岁以前变化不大,30 岁以后持续升高(表 13-1)。无论城市与农村、还是男女心血管病的发生率都是随年龄增加而增加。

表 13-1 2004-2010 年我国心血管病死亡率及其变化

疾病种类	死亡率(1/10 万)							年变化值	年变化幅度%
	2004	2005	2006	2007	2008	2009	2010		
缺血性心脏病	71.15	74.44	69.49	82.18	86.99	88.23	92.03	3.84	5.05
脑血管病	143.38	147.85	133.29	145.96	153.44	150.58	148.58	1.47	1.02
高血压心脏病	10.21	10.58	26.05	21.65	16.23	14.92	13.53	0.32	2.08
风湿性心脏病	6.42	6.08	5.07	4.76	5.19	4.50	3.86	-0.38	-7.02
其他心脏病	8.87	8.83	14.67	14.00	12.04	10.57	10.92	0.30	2.66
合计	240.03	247.79	248.57	268.56	273.96	268.80	268.92	5.50	2.17

(《中华流行病学杂志》,2013)

扬州市农村社区 15 岁以上男女各年龄组的高血压患病率基线调查资料显示,男性和女性 35 岁以前变化不大,45 岁以后就有持续升高趋势(表 13-2)。

表 13-2 扬州市农村社区 15 岁以上男女各年龄组的高血压患病率

年龄	男		女		合计	
	患病数	患病率(%)	患病数	患病率(%)	患病数	患病率(%)
15~	42	2.8	30	1.9	78	1.9
25~	118	8.6	69	4.4	187	5.9
35~	224	9.9	159	7.7	383	8.8
45~	401	20.9	303	16.7	704	18.6
55~	657	34.1	461	29.9	1 118	31.8
65~	302	45.0	223	40.1	525	42.7
75~	196	50.6	148	48.2	344	49.7
合计	1 940	21.2	1 399	17.1	3 339	19.3

冠心病的发病率也有明显的年龄分布差异,根据中国 MONICA 方案北京地区监测结果显示,男性和女性的发病均随着年龄的增加而升高(图 13-7)。

脑血管病年龄分布的差异很明显,不论是发病率、患病率还是死亡率,总趋势皆随年龄的增加而升高(表 13-3)。

近年来我国患心血管病人群日趋增多,且趋于年轻化,中青年人中猝死现象频频发生,长期从事脑力劳动的人群中年轻猝死的现象屡见不鲜,近年来人群健康调查发现青少年中也出现了高血压和动脉粥样硬化现象。

（二）性别

心血管病具有明显的性别分布差异,但心血管病死亡率的性别差异在不同地区人群中有

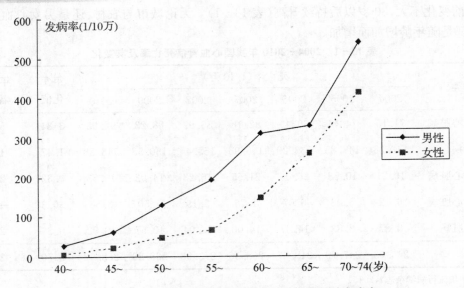

图 13-7　2000 年北京地区急性冠心病事件年龄发病率

表 13-3　北京地区急性脑卒中事件的发病与死亡率

年龄（岁）	发病专率（1/10 万）		死亡专率（1/10 万）	
	男性	女性	男性	女性
25～	5.6	3.0	1.7	1.2
35～	37.6	20.1	9.2	6.0
45～	185.0	131.1	44.2	42.0
55～	649.7	358.8	182.2	117.3
65～74	1 155.5	686.4	475.2	313.6

（《中华心血管病杂志》，2003）

明显的不同，法国男性心血管病死亡率是女性的 2.7 倍，日本为 2.0 倍，古巴是 1.4 倍。而在中国城市居民中，这个比例是 1.5 倍。通常冠心病死亡率的性别比例会高于脑卒中。死亡率性别比例的性别间差异反映了不同地区人群中两性心血管病危险因素暴露水平的差异，如吸烟、饮酒及膳食中动物脂肪的比例可能是这些差异的部分原因。但随年龄的增加这种差别逐渐减小，性激素水平的变化可能也是其中的原因，有研究表明膳食中饱和脂肪酸摄入较高的人群中女性可能通过升高雌激素水平来增加血清中高密度脂蛋白胆固醇水平，在其他危险因素相同的条件下，女性心血管病的死亡率相对较低。

在各类心血管病死亡中，只有风湿性心脏病死亡率女性高于男性，且下降绝对值和年下降幅度均高于男性；缺血性心脏病、脑血管病、高血压心脏病死亡率均呈男性高于女性的特点，其中缺血性心脏病、脑血管病和其他心脏病死亡率年上升幅度男性高于女性，高血压心脏病年变化幅度无性别差异。

（三）职业

心血管疾病具有职业分布差异，静态工作状态的劳动者冠心病发病率明显高于体力劳动者。广西人口冠心病流行病学调查结果显示，工人、管理人员和专业技术员患病率之间差异无统计学意义($P>0.05$),农民与个体户冠心病患病率之间差异无统计学意义($P>0.05$),但前者与后者之间差异是有统计学意义的($P<0.01$)(表 13-4)。中国城市职业类型主要为静坐型,普通的工作人员由于工作紧张而无暇得到充分的休闲时间去进行体育锻炼,造成冠心病发病水平偏高;而农民和个体户虽然通过体力劳动能得到一些体能锻炼,但这样的体力劳动不规律,有时容易因剧烈的活动导致血管张力增高,造成突发性的脑血管意外。

表 13-4 不同职业冠心病患病率比较

职业	患病人数	患病率(‰)
管理人员/干部	114	54.3
专业技术人员	81	59.7
工人	211	65.1
农民	5	23.9
个体户	5	11.5
其他	23	51.7

(广西预防医学,2005)

(四)文化水平

美国研究者将受教育的水平分为不足 10 年、10~12 年、上过几年大学和大学毕业等几组来比较心血管病的发病情况,发现随着受教育程度的增长,患病率有减低趋势。我国天津市分析了除在校学生外的 23 148 男女的不同受教育水平的高血压患病率,按中国人口标化或世界人口标化无论在城乡都显示受教育水平越低高血压患病率越高,受教育水平标化患病率(城,乡)的排序为:大学(4.25%,1.28%)、中学(5.83%,2.79%)、小学(6.40%,2.76%)和文盲半文盲(6.85%,3.61%)。受教育的水平不同的人可能会采用不同和生活方式,一个人受教育的程度越高,其理性化程度也会相应提高,他们较能采用比较健康合理的方式安排自己的生活,养成良好的膳食习惯和进行适当的体育锻炼及具备正确的自我保健能力,这些与降低心血管疾病的发生是有着密切关系的。

(五)种族

心血管疾病与种族有一定关系,在相同的文化水平上黑人的高血压患病率会高于白人,美国 16 年的随访资料显示,黑人心血管疾病的死亡率明显高于白人,年龄调整的相对危险度,总心血管病为 1.36;冠心病为 1.12;心脏衰竭为 1.89;脑卒中为 2.23;脑出血为 2.88;非出血性脑卒中为 2.28。2010 年新疆不同民族高血压现况的流行病学调查资料显示汉族高血压患病率为 33.42%,维吾尔族为 28.50%,哈萨克族为 48.69%,哈萨克族高血压患病率高于维吾尔族和汉族($\chi^2=29.36$,$P<0.01$)。不同民族高血压患病风险不同,以汉族人群为参照($OR=1$),哈萨克族高血压患病风险增加 1.56 倍($OR=2.56$,$95\%CI$:$2.28\sim2.88$)而生活在南方或非高原地区的壮族、苗族和彝族等患病率则较低,这种差异可能与地理环境、生活方式等有关造成种族心血管疾病发病差异有关,不同种族人群对对心血管病危险因素暴露水平及敏感程度也有差异。

第二节 心血管疾病的危险因素

心血管疾病是一系列涉及循环系统的疾病,包含了不同的病种。这些病种都有着相似的病因、病理过程及治疗方法。全球各国在几十年中的前瞻性队列研究结果都证明心血管疾病存在着三大危险因素:高血压,高血脂及胆固醇(或低密度脂蛋白胆固醇)及吸烟(表 13-5)。这些因素均与心血管疾病发病有因果关系。

表 13-5　心血管疾病的危险因素

主要因素	次要因素	近年来的学说观点
高血压	肥胖和超重	氧化低密度脂蛋白
高血脂	不合理膳食	血管内膜损伤
吸烟	体力活动减少	饮食中缺少抗氧化剂
糖尿病	经济状况	胰岛素抵抗
	不良的心理社会因素	铁贮存增多
	遗传	血管紧张素转换酶基因的多态性和过度表达
		左心室肥厚
		纤维蛋白原增多
		同型半胱氨酸增高
		感染(病毒、衣原体、细菌)

一、高血压

高血压是最常见的慢性病,也是心脑血管病最主要的危险因素,有脑卒中、心肌梗死、心力衰竭及慢性肾脏病等主要并发症。动脉粥样硬化好发于腹主动脉后壁和主动脉分支开口处,因高血压时血流对血管壁的机械性压力和冲击力较强,使动脉内膜较易受损,所以高血压患者与同年龄人群相比较其动脉粥样硬化发病较早,病变也较严重。由于高血压致脑血管发生脂质透明变性引起脑动静脉畸形从而导致脑出血,因此高血压也是脑血管病最重要的危险因素。2010 年《中国高血压防治指南》修订版中把血压分为正常、正常高值及高血压。按血压水平将高血压分为 1、2、3 级(表 13-6)。

表 13-6　血压水平的定义和分类

类别	收缩压(mmHg)	舒张压(mmHg)
正常血压	<120	<80
正常高值	120~139	80~89
高血压	≥140	≥90
1 级高血压(轻度)	140~159	90~99
2 级高血压(中度)	160~179	100~109
3 级高血压(重度)	≥180	≥110
单纯收缩期高血压	≥140	<90

(《中国高血压防治指南》修订版,2010)

1961 年美国 Framingham 地区通过 18 年的随访研究结果显示,在死于心血管疾病的 45~74 岁人群中,有 73% 的男性和 81% 的女性先前已有某种程度的高血压。MacMahon 综合分析了西方国家 9 个前瞻性研究的结果显示,舒张压相差 5 mmHg,冠心病的危险性相差 20%,脑卒中的危险性相差 34%。中国医学科学院阜外心血管病医院从 20 世纪 80 年代到本世纪初连续 20 年的前瞻性研究得出结论:血压升高是中国人群最重要的心血管病危险因素。高血压导致心血管病的相对危险高达 3～4,血压升高对于心血管病发病的相对危险是连续的,从收缩压 110～119 mmHg 开始,随收缩压水平每增高 10 mmHg 与收缩压<110 mmHg 相比,冠心病事件和脑卒中事件的多因素调整相对危险会持续升高,差异具有统计学意义。虽然收缩压与舒张压均可作为预测急性心血管病事件发病危险的有效标志,但脉压差在冠心病和脑卒中发病中更存在显著关联,而且是独立于血压之外的其他危险因素,表明中国人群的收缩压升高更能影响心血管疾病的发病(表 13-7)。

表 13-7　收缩压水平与冠心病、脑卒中发病率(1/10 万)

收缩压水平 mmHg	冠心病				脑卒中			
	随访人年数	发病例数	调整发病率	调整相对危险度	随访人年数	病例数	调整发病率	调整相对危险度
<110	120 752	31	27.5	1.00	120 650	70	68.0	1.00
110～	106 346	53	52.5	1.66	106 055	117	114.8	1.70
120～	72 336	51	68.8	2.17	72 022	139	188.2	2.78
130～	37 607	30	69.2	2.15	37 353	118	286.4	4.08
140～	17 258	19	105.8	2.61	17 070	72	376.1	5.02
150～	10 406	25	249.9	5.38	10 183	89	788.4	9.93
160～	5 797	18	215.3	6.72	5 576	69	1 361.3	14.31
170～	3 254	12	193.2	7.97	3 109	53	1 744.6	19.71
180～	3 048	14	244.1	9.43	2 807	70	2 799.1	29.49

(《中华流行病学杂志》,2005)

高血压与冠心病之间有时间顺序关系,一般高血压发生早于冠心病 5～10 年,由于血压升高既加速了动脉粥样硬化,也加速了小动脉硬化,因此高血压患者发生血管闭塞和破裂比正常血压者约早 20 年。与高血压有关系的因素有摄盐量多少、家族史、肥胖体重增加、饮酒以及教育水平和社会经济地位低等。根据 1991—2009 年 9 个省 18 岁及以上人群调查,我国高血压的知晓率、治疗率和控制率总体得到了提高,但仍处于较低水平,治疗控制率的差异较大。12 组中年人群调查的资料显示,2004—2005 年高血压的知晓率、治疗率、控制率和治疗控制率分别达到 48.4%、38.5%、9.5% 和 24%。国内外的实践证明,高血压是可以预防和控制的疾病,降低高血压患者的血压水平,可明显减少脑卒中及心脏病事件,显著改善患者的生存质量,有效降低疾病负担。

二、高脂血症

许多研究均表明,血清胆固醇(TC)水平的升高是冠心病的主要危险因素之一。血清胆固醇水平升高的年龄越早,以后患冠心病的机会越多。中国人群 10 年心血管病发病危险的前瞻性研究发现,从 TC 水平低于 3.64 mmol/L(140 mg/dl)开始,随着 TC 水平的增加,缺血性心血管病的发病危险呈持续上升。TC 水平在 3.64 ～5.17mmol/L(140～ 199 mg/dl)时,缺血性心血管病发病危险呈轻度增加,RR＝1.062～1.436;TC 在 5.20～6.73 mmol/L(200～259 mg/dl)时,缺血性心血管病发病危险明显增加（RR＝1.537～1.681）,并达到统计学上的显著性水平;当 TC＞6.76mmol/L(260 mg/dl)时,缺血性心血管病发病危险就会增加 1 倍以上(表 13－8)。

表 13－8　基线胆固醇水平与心血管病年龄标化累积人年发病率(1/10 万)

胆固醇 (mmol/L)	人年数	急性冠心病		急性脑中卒			
				缺血性脑中卒		出血性脑中卒	
		发病数	人年 发病率	发病数	人年 发病率	发病数	人年 发病率
＜3.64～	19 927.5	18	113.9	18	113.1	12	74.2
3.64～	29 007.4	17	74.2	38	166.7	13	58.3
4.15～	40 679.6	36	104.6	61	184.0	23	68.7
4.67～	39 490.9	48	126.6	71	191.1	32	85.4
5.20～	24 626.5	22	89.9	61	249.0	22	89.7
5.71～	13 902.7	25	169.7	24	166.1	13	90.0
6.23～	6 861.4	10	142.4	17	233.2	4	51.3
6.76～	3 547.6	6	139.1	14	337.4	7	177.2
≥7.28	3 910.5	11	115.2	10	230.7	2	48.2
合计	181 954.1	193	106.1	314	191.1	128	77.4

(《中华心血管病杂志》,2006)

　　由于胆固醇在体内与蛋白质结合成脂蛋白,低密度脂蛋白胆固醇(LDL-C)是粥样斑块中胆固醇的主要来源,低密度脂蛋白(LDL)和极低低密度脂蛋白(VLDL)经损伤的内皮细胞或内皮细胞裂隙到达中膜,使平滑肌细胞增殖、吞噬脂质形成泡沫细胞,脂蛋白又降解而释出各种脂质,刺激纤维组织增生,共同构成粥样斑块。所以高胆固醇血症是冠心病重要危险因素。家族性高胆固醇血症杂合子个体中,男性首次发生心肌梗死的平均年龄约为 40 岁,纯合子个体中如果血中胆固醇水平在 15.6 mmol/L 以上,常因恶性高血压于成年之前即死亡。高密度脂蛋白(HDL)可抑制细胞对低密度脂蛋白摄取,阻碍胆固醇在细胞内的堆积,从而阻止动脉粥样硬化的形成,因此高密度脂蛋白胆固醇（HDL-C）含量与冠心病的发生成负相关。有人指出,当 TC/HLD-C 比值超过 4.0 时,发生冠心病的危险性就会上升。但低密度血清胆固醇水平与脑卒中关系的结果不尽一致,这主要是由于脑卒中包括缺血性与出血性两种不同病理类型所致。研究表明,血清胆固醇(TC)水平升高增加缺血性脑卒中发病危险,而血清 TC水平过低则增加出血性脑卒中发病危险。

　　近 20 年来我国居民血脂水平特别是青少年的血脂水平呈持续上升的趋势。2002 年全国调查,成人血脂异常患病率为 18.6%,其中高胆固醇血症(TC≥5.72 mmol/L)患病率为2.9%,高甘油三酯血症(TG≥1.70 mmol/L)患病率为 11.9%,低高密度脂蛋白胆固醇血症(HDL-C＜1.04 mmol/L)患病率 7.4%。儿童青少年胆固醇升高患病率 0.8%,甘油三酯升高患病率 2.8%。估计目前血脂异常者至少 2 亿人。2003—2007 年,北京、上海、南京等大城市对不同类型人群抽样调查结果显示血脂异常患病率均较高,波动在 35.4%～59.6%之间。

　　2013 年全国调查的 12040 血脂异常患者中,50% 患有高血压,37.5% 患有冠心病,超过

30％患有外周动脉疾病。

三、吸烟与饮酒

吸烟引起冠心病死亡率的增加主要是由于心肌梗死和冠心病猝死。每日吸烟量越大,发生心肌梗死的危险性越高。吸烟>20支/日者,患心肌梗死的危险性是不吸烟者的3倍。在调整了高血压、高胆固醇血症之后吸烟对于冠心病发病的相对危险为2.19;对缺血型脑卒中的相对危险为2.01,吸烟对冠心病的影响年轻人比老年人更明显。队列研究结果表明,开始吸烟年龄越早,每天吸烟支数越多,吸烟期限越长,以及将烟吸入越深越多,冠心病死亡危险越高。Doll等对英国医生的前瞻性研究结果发现,在65岁以前冠心病死亡率随吸烟量增加而升高;到65~74岁时这种剂量反应关系可疑;当研究人群达75岁以上时则缺乏这种关系。Schnohr对丹麦哥本哈根21年的随访资料Cox回归分析表明,在包括高血压、糖尿病等10个有显著意义的因素中,吸烟的人群特异危险度最高。国内外大量的研究证实,一氧化碳和尼古丁可使血清HDL-C下降,使纤维蛋白原增高,血小板聚集,降低血液携氧能力,使儿茶酚胺释放,增强心肌应激性,从而使合并其他危险因素者易于猝死,也增加了发生心绞痛的危险性,所以说吸烟是心血管病独立的危险因素之一(表13-9)。

表13-9 冠心病死亡率与吸烟量之间的关系

吸烟量(支/日)	死亡数	死亡率(‰)
不吸烟	315	1.60
1～	70	3.55
10～	212	4.62
20～	815	4.62
30～	207	5.00

(美国癌症协会,2000)

吸烟也是脑卒中发病的重要危险因素,吸烟可提高血浆纤维蛋白质含量,也可引起脑血管瘤等,因颅内动脉瘤而发生的蛛网膜下腔出血,中度以上吸烟者(>20支/日)与从不吸烟的人群之间的OR比值为11∶1。但吸烟对不同原因所致的脑血管病影响不同,吸烟能增加动脉瘤破裂所致的蛛网膜下隙出血的发生率,吸烟对人体动脉危害性较大,吸烟量的增加可使高血压及动脉硬化进一步恶化。根据2010年全球成人烟草调查(GATS)项目报告,中国目前15岁以上烟民有3.56亿,被动吸烟者7.38亿。事实上吸烟和被动吸烟都是心血管病的独立危险因素之一,它会加重高血压患者的血压对心血管风险和全因风险的效应。

Rimm所做的Meta分析显示,饮酒对动脉粥样硬化、炎症及血栓形成相关的因素有明显影响。适量饮酒则对心血管疾病的发生具有一定的保护性作用,即适量饮酒者心血管疾病的危险性低于不饮酒者,但大量饮酒则明显升高心血管疾病的危险性,因而饮酒量与心血管疾病关系表现为J型或U型曲线。

四、糖尿病

糖尿病的心血管并发症包括冠心病、中风、周围动脉疾病、肾病、视网膜病变、神经病变和心肌病。糖尿病的发病在不断增加,应视为心血管疾病非常重要的危险因素。从心血管医学的角度,更恰当地说"糖尿病是一种心血管疾病"。

胰岛素抵抗常出现于 2 型糖尿病发生前,称为代谢综合征。常持续多年后发展为 2 型糖尿病。其重要性在于组成这一综合征的危险因素构成了心血管并发症的独立危险因素。目前已采用新标准诊断糖尿病。1 型糖尿病常产生微血管并发症、肾脏和视网膜病变。大量流行病学和病理学资料证实糖尿病是男、女心血管并发症的独立危险因素,且糖尿病发展为临床心血管并发症,预后较不伴糖尿病差,这些证明了糖尿病是心血管并发症的主要危险因素。

1 型、2 型糖尿病均是冠心病的独立危险因素,糖尿病冠脉粥样硬化引起的心肌缺血常无症状,多支血管粥样硬化常出现于缺血症状和治疗实施之前。对各种冠心病的诊断不及时无疑使许多糖尿病预后不好。

五、肥胖与超重

超重是体重增加超过标准体重,肥胖意味着身体脂肪所占的比例异常高。近年来西方国家对超重肥胖研究很多,发现体重增加可导致所有心血管病危险因素升高,包括高血压、糖耐量异常、胰岛素抵抗、高血清甘油三酯、HDL-C 降低、高血尿酸和血浆纤维蛋白原增高。美国 100 万人的调查表明,肥胖组高血压患病率是同年龄组正常体重的 2～3 倍,而且体重每增加 10%,血压平均增加 6.5 mmHg,胆固醇平均增加 0.48 mmol/L。35～44 岁男性体重每增加 10%,冠心病的危险性就增加 38%。反映超重与肥胖程度常用的指标是体重指数 BMI [BMI = 体重(kg)/身高(m)^2]。按照中国肥胖问题工作组对中国成人超重和肥胖的划分标准是:BMI<18.5 为体重过低;18.5～23.9 为正常体重;24～27.9 为超重;≥28 为肥胖。中科院对人群心血管病危险因素的前瞻性研究中就以体重正常组为对照,在剔除了随访早期(5 年内)死亡和吸烟者存在的可能混杂因素(年龄、性别、收缩压、血清总胆固醇水平、吸烟和饮酒情况)后,用 Cox 回归分析估计低体重组、正常体重组、超重组和肥胖组发生冠心病事件的相对危险分别为 0.70、1.0、1.33 和 1.74,缺血性脑卒中的相对危险分别为 0.56、1.0、2.03 和 1.98。与非超重者相比,超重和肥胖者冠心病事件和缺血性脑卒中事件的归因危险度百分比分别为 32.0% 和 53.3%,人群归因危险度百分比分别为 7.3% 和 16.1%(表 13-10)。

表 13-10 不同 BMI 水平冠心病事件和脑卒中发生的相对危险度

BMI	例数	心血管疾病发生的相对危险度(RR)			
		冠心病事件	脑卒中发病	缺血性脑中卒	出血性脑中卒
<18.5	3 424	0.70	0.74	0.56	0.87
18.5～	17 279	1.00	1.00	1.00	1.00
24～	3 420	1.33	1.43	2.03	0.85
≥28	777	1.74	1.25	1.98	0.60

(《中华流行病学杂志》,2002)

我国居民超重率为 17.6%,肥胖率为 5.6%,二者之各为 23.2%。按年龄组段统计:0～6 岁组的超重率为 3.4%,肥胖率为 2.0%;7～17 岁组的超重率为 4.5%,肥胖率为 2.1%;18 岁及以上年龄组的超重率为 22.8%,肥胖率为 7.1%。超重与肥胖的人数已经接近总人口的 1/4。

六、不合理膳食

许多研究显示,饱和脂肪酸的摄入能增加血清 TC 与 LDL-C 以水平,反式脂肪酸能增加

LDL-C、脂蛋白 Lp(a)、甘油三酯 TG 水平及降低 HDL-C 水平。心血管疾病高发社区的居民从食物中摄入的脂肪量较大,特别是饱和脂肪酸的摄入会使整个体内胆固醇量增加,胆固醇在动脉壁沉积后会引起动脉粥样硬化,因而其增加心血管疾病的发病危险性。不饱和脂肪酸(包括单不饱和脂肪酸与多不饱和脂肪酸)可通过降低血清 TG、TC、LDL-C 水平及增加 HDL-C 水平等途径,从而对冠心病的发生具有保护性作用。植物油和鱼肉中不饱和脂肪酸较高,特别是玉米油大豆油和向日葵油中不饱和脂肪酸含量丰富,其中的亚油酸含量也很高,此类食品可以降低冠心病的发生。

蛋白质的摄入量与血压水平呈负相关。蛋白质摄入量的增加可以在短期内导致肾血流量、肾小球滤过率及排钠增加,随之可产生肾体积、肾血流量及肾小球滤过率增加的长期作用等。Stamler 研究了 32 个国家 52 个人群的资料,在调整年龄、性别、饮酒、BMI、24 小时尿中钠钾钙镁后,尿中总氮及尿素氮与收缩压及舒张压均呈显著负相关。

膳食钠摄入量及钠/钾比值与血压呈显著正相关,而钾摄入量与血压呈显著负相关。膳食钙摄入量与血压呈负相关。20 世纪 90 年代后期中国人群的膳食钠/钾比值高达 4.0,同期可比的日本人群为 3.1,英国和美国人群分别为 1.9 和 2.4。

当膳食钙摄入不足时,细胞外液中钙含量降低,导致平滑肌细胞收缩,血管阻力增高,血压增高。钙摄入量增高还可促进钠的排泄,有利于降低血压。由于中国人群膳食中奶类摄入偏低,钙摄入量低是中国传统膳食的突出问题。

另外,具有抗氧化作用的维生素如维生素 E、维生素 C、β 胡萝卜素等均可抑制 LDL 的氧化;膳食中可溶性纤维素能降低血清 TC 水平;叶酸、维生素 B_6、维生素 B_{12} 也可降低血清高半胱氨酸水平,因而其对心血管疾病的发生具有保护性作用。

中国健康与营养调查显示,居民总能量摄入呈下降趋势,碳水化合物供能比减少,但脂肪供能比呈明显上升趋势,膳食胆固醇的摄入量明显增加;钙的摄入量虽有增加,但平均摄入量也仅达到推荐量的一半左右。食盐摄入大大超标;蔬菜水果摄入量较少,维生素 C 摄入不足。另外青少年食用西式快餐的比例明显增加,是造成青少年膳食不合理的重要因素之一。膳食结构偏向西方型的青少年,罹患肥胖、高血压的风险明显升高。

七、体力活动不足

体力活动可以通过降低体重、增加高密度脂蛋白水平、降低血压、降低血小板的聚集性并且增加胰岛素敏感性,从而减缓粥样硬化进程,改变动脉结构,改善血管内皮功能,增强心肌细胞的电稳定性,降低高凝血状态达到预防冠心病和缺血性脑卒中事件的发生。随着生活方式的现代化,人们体力活动及体力劳动强度有逐渐下降的趋势,在一些脑力劳动和注意力高度集中的人群中患心血管疾病的危险性增加。大量调查资料表明,有氧运动能减少心血管病的发病危险,而缺乏体力活动的人易患心血管病。中国居民营养与健康状况抽查报告显示,业余静态生活时间越长,其体重指数越大,血压、血脂均显著升高,与每日静态生活时间不足 2 小时的人相比,静态生活时间超过 4 小时者,高血压患病率增加 18%,心血管疾病的发生也有增加的趋势。

八、经济状况

20 世纪 30 年代欧美国家的研究发现冠心病发病危险与社会经济状况呈正相关关系。而 80、90 年代的研究却发现在美国、英国、新西兰、澳大利亚和斯堪的那维亚国家关联模式却变为负相关,即低社会经济水平者发病较多。中科院上世纪末调查了北京石景山区、山西盂县、江苏金坛、广西武鸣、陕西汉中、广东番禺及河北正定等七个地区的35～59农民以家庭耐用消费品拥有量计算个体家庭经济水平等级,结果是男性的各项危险因素均值与家庭经济水平显著正相关,女性的收缩压与家庭经济水平显著负相关(表13-11)。由此可以看出:男性处于高经济水平的居民与处于低经济水平者相比具有较多的心血管病危险因素;而女性的经济状况往往与其自身的教育水平有关,从而正面影响着她们的生活方式。

表 13-11　家庭经济水平与高血压患病率的关系

	男性		女性	
	现患率(%)	OR 值	现患率(%)	OR 值
高经济收入	42.0	1.00	20.5	1.00
中经济收入	27.8	0.50	26.2	1.49
低经济收入	25.1	0.41	25.2	1.28

(《中国循环杂志》,2002)

九、不良的心理社会因素

社会心理因素与心血管病危险因素密切相关。近年来大量资料证实抑郁症、焦虑症、性格因素及人格特征、社会孤立和慢性生活压力五种主要社会心理因素与心血管病有关。

抑郁症在行为机制方面常伴有不健康生活方式(如吸烟、饮酒过量)和顺从性不良;在病理生理机制上可引起肾上腺皮质对皮质激素释放因子的反应加剧和血小板功能受损。因心率变异度降低及自主神经功能失调的影响,抑郁症患者导致患心律失常现象也增多。pratt等对 1 551 例美国无心脏病的队列人群进行了 13 年调查后发现,有抑郁症与无抑郁症患者相比发生急性心肌梗死的比值比 OR 为 4.54。有近两周内因悲痛事件引起烦躁焦虑症者发生急性心肌梗死的 OR 为 2.07。

焦虑与猝死关系密切,提示室性心律失常可能是焦虑症患者引起心性死亡的机制。焦虑症患者心率变异度降低,反映自主神经张力的病理性改变。这种改变导致交感性刺激增加,从而导致心律失常和猝死,或是引起自主神经功能失调,导致心性死亡。kawachi 等对 42～77 岁的 33 999 名美国健康职业人群进行随访观察,采用 Crown-Crisp 指数测定焦虑程度,随访 2 年结果显示,焦虑指数最高组和最低组相比,前者一致死性冠心病年龄调整死亡率的 RR 为 3.01;猝死发生率 RR 为 6.08;而非致死性冠心病事件则与焦虑程度无关。

敌意的人格可通过行为机制促进动脉粥样硬化,例如有敌意者常常伴有不健康生活方式和行为,包括吸烟、饮食差、肥胖、过量饮酒。Everson 等报告芬兰 Kupio 地区 2 125 名男性42～60 岁人群,用 Cynical Distrust 量表测量敌意程度,随访 9 年,共有 177 名死亡,其中心性死亡人数 73 人。表明敌意判分最高四分位者与最低四分位者相比总死亡 RR 为 2.30,心性死亡 RR 为 2.70。

Kaplan 对东部芬兰的 13 301 名成人调查结果发现,男性无社会支持者与有社会支持者相比心血管病死亡的 OR 为 1.54,女性中差异无显著性。

Shively 等将 39 只母猴进行动物社会因素实验,结果显示独居的母猴动脉粥样斑块严重程度是群居者的 4 倍。Lynch 等对 940 名芬兰男性进行 4 年随访研究,结果表明,职业要求高而经济报酬低者,4 年内颈动脉斑块进展最明显,而职业要求低经济报酬高者斑块进展缓慢。

十、遗传

遗传对心血管疾病的发生具有一定程度的影响。尤其是高血压的遗传特质影响比较明显,这种家族聚集性主要是多基因遗传,表现为"盐敏感"性素质与钠盐摄入、肥胖和应激等环境因素相互作用增加了高血压的发生风险。血脂、血糖、BMI 等也具有明显的家族聚集性,但各研究指标之间的遗传度估计值差别较大。有学者研究表明:父母双方都有高血压,子女有 48% 的可能性患高血压;父母有一方是高血压,子女有 28% 的可能性得高血压;父母都没高血压,子女得高血压的可能性只有 3.5%。TG 遗传度的估计值为 39.6%;TC 为 39.2%;HDL-C 为 45.5%;LDL-C 为 40.1%;BMI 为 42.4%;收缩压为 17.8%;舒张压为 28.3%;空腹胰岛素为 34.8%;空腹血糖为 18.3%。

第三节　心血管疾病的预防

现代流行病学家提出预防心血管病的全人群策略和高危策略,大量的心血管病流行病学研究结果表明在这两种相辅的策略中应以人群策略为主。心血管疾病预防的重点主要放在社区人群或职业人群的高血压、冠心病和脑卒中的人群策略上,增强个人和社区控制心血管疾病危险因素的能力,从而改善个人和社区人群的健康状况,这样才能尽快收到社会效益和经济效益,推动工作不断深入。西方国家在心血管疾病的预防工作的实践中得出经验:即壮年时期全部冠心病死亡的 2/3 以上及所有死亡的一半以上是可以预防的,只要采取健康的生活方式、避免能引起动脉硬化的主要危险因素就可大大降低心血管疾病的发生率。做好心血管疾病的预防可以从以下几个方面考虑:

一、一级预防

一级预防指针对病因所采取的预防措施,主要是控制高血压,保持良好的生活方式。

1. 控制高血压　高血压是冠心病最主要的、独立的危险因素。中年人群高血压的新发病率每年还在以 1% 的速度递增,因此早发现、早防治高血压是预防冠心病的重要措施。其主要内容是防止超重、合理膳食、少吃盐、减体重、不抽烟酗酒。每人每日盐的摄入量控制在 5~8 g 以下,人群中每日摄入盐减少 5 g,舒张压平均下降 4 mmHg。人群中控制和预防超重,可以使高血压的发生率下降 25%。

2. 合理膳食　膳食脂肪应限制在总热量的 30% 以内,其中饱和脂肪酸、多不饱和脂肪酸及不饱和脂肪酸各占 1/3,同时胆固醇摄入量限制在每日 300 mg 以内,碳水化合物可占总热量的 50% 或以上。食物应以谷物、豆类、蔬菜、水果等高复合碳水化合物、高纤维、低脂肪食物为主,少进肥肉、内脏、蛋黄、全脂奶制品,可食用适量的家禽、瘦肉。专家在提出合理膳食的理念同时建议:①每天摄入蔬菜 300~500 g,水果 200~400 g,谷类 250~400 g,胆固醇每日少于 300 mg(一个鸡蛋黄),食用油每日少于 25 g,每日饮水量至少 1 200 mL。②成年男性饮用酒精量每日不要高于 25 g(相当于啤酒 750 mL,或葡萄酒 250 mL,或高度白酒 50 g,或中度白酒75 g);成年女性饮用酒精量每日不要高于 15 g(相当于啤酒 450 mL,或葡萄酒 150 mL,或中度白酒 50 g);孕妇、儿童和青少年禁忌饮酒。③膳食中尽可能减少钠盐摄入量,每天食盐最好控制在 5 g 以内;同时增加钾盐摄入量,每天钾盐摄入量可以高于 4.7 g(含钾多的食物有坚果、豆类、瘦肉,水果有桃、香蕉、苹果、西瓜、橘子,以及海带、木耳、蘑菇、紫菜等)。

3. 控制吸烟 我国男性吸烟率高得惊人,15 岁以上的男性吸烟率在 60% 以上,20 岁或 30 岁以上的男性吸烟率分别达到 60% 及 65%,成为世界上吸烟率最高的国家,尤其值得注意的是我国青少年吸烟率在增加,女青年吸烟率也在增高。由于我国吸烟率极高,所以其人群归因危险度也相当高。公共场所禁止吸烟、对吸烟施加社会舆论压力、限制烟草广告、增加烟草税收、提高烟价和限制儿童购买香烟等措施均可起到戒烟目的。控制吸烟可以从以下几方面实施:①每次诊室询问吸烟情况并记录在病历中,劝导每个吸烟者戒烟,评估戒烟意愿的程度,拟定戒烟计划,给予戒烟方法指导、心理支持和(或)戒烟药物治疗,定期随访。②对所有吸烟者加强戒烟教育和行为指导,建议应用戒烟药物辅助戒烟,减少戒断症状。③避免被动吸烟。

4. 适当运动和控制体重 适当有规律的运动可以强身健体有益于身心健康,每天坚持规律运动有利于消耗体内多余热量,促使新陈代谢良性循环,达到增强体质、减肥和维持正常体重,可以预防多种疾病。专家建议我国居民:①每天坚持至少 30 分钟以上的中等强度有氧运动。推荐每天进行累计相当于快走 6 000 步以上的身体活动。②每周进行至少 2 次抗阻训练(如负重训练),每次每种运动重复 10~15 次。

当然体育锻炼强度因人而异,应量力而行。年龄较大者注意先从小的运动量开始,逐渐增加,避免参加竞争性或过于剧烈的运动项目,应选择低强度的运动项目如快走、慢跑、太极拳、健身操、骑车、爬山、缓慢游泳等,以防运动后出现过度疲劳或明显不适。通过适当运动和调节饮食一般能使超重和肥胖者在 6~12 个月内减轻体重 5%~10%,使 BMI 维持在 18.5~23.9 kg/m²。中国居民男性腰围控制在 90 cm 以内、女性腰围控制在 85 cm 以内。

5. 保持心态平衡 各级医疗机构要重视对就诊患者心理障碍的筛查,注重对患者的症状和病情给予合理的解释,对焦虑和抑郁症状明显者应给予对症药物治疗,或转诊至心理疾病专科门诊。社会各种经济层次的人群要努力做到劳逸适度,保持心情舒畅,进行自我心理调适,避免过度兴奋与刺激,以保持健康的心理与精神卫生。

二、二级预防

二级预防是针对已患病的个体与人群,采取相应的措施,力争达到早发现、早诊断、早治疗的目的。

建立完善的信息监测系统,开展发病、死亡和危险因素数据的信息收集工作包括社会人口学、流行病学、环境与行为等资料的收集,并通过整理和分析现有资料进行统计和流行病学的分析,确定社区重点预防人群和干预对象。开展高危人群的筛检工作,早期发现病人,特别是对高血压的检查与治疗,早期发现冠状动脉粥样硬化,可以降低心血管系统疾病的发病率及死亡率。对于心血管病的二级预防我们可以从以下几个方面采取措施:

1. 血脂异常干预

(1) 一般人群健康体检应包括血脂检测。40 岁以下血脂正常人群,每 2~5 年检测 1 次血脂;40 岁以上人群至少每年进行 1 次血脂检测。心血管病高危人群每 6 个月检测 1 次血脂。

(2) 所有血脂异常患者首先进行强化生活方式干预。

(3) LDL-C 是降脂治疗的首要目标,首选他汀类药物。当 TG ≥ 5.65 mmol/L 时,应首先积极降低 TC,使 TG<1.70 mmol/L(150 mg/dL),首选贝特类药物。

2. 血糖监测与控制

(1) 对于以下情况的居民应该实施每年检查 1 次空腹血糖:①年龄<45 岁者,有如下危险因素:肥胖(BMI≥28 kg/m²);2 型糖尿病者的一级亲属;有巨大儿(出生体重≥4 kg)生产史或妊娠糖尿病史;有高血压(血压≥140/90 mm Hg)、HDL-C≤ 0.91 mmol/L(35 mg/dL)及 TG≥2.75 mmol/L(250 mg/dL);有糖调节受损史应进行口服葡萄糖耐量试验(OGTT)筛查;如果筛查结果正常,3 年后重复检查。②年龄≥45 岁者,特别伴超重(BMI≥24 kg/m²)者定期进行 OGTT 检测。若筛查结果正常,3 年后重复检查。(2) 如果糖耐量异常(IGT:指餐后 2 小时血糖处于 7.8~11.0mmol/L 之间),首先进行强化生活方式干预,包括平衡膳食,适当体育锻炼。3~6 个月无效可口服二甲双胍或阿卡波糖。每半年进行 1 次口服糖耐量试验(OGTT)评估。

3. 血压监测与控制

(1) 18 岁以上健康成人至少每 2 年监测血压 1 次,35 岁以上成人至少每 1 年监测血压 1 次,心血管门诊患者应常规接受血压测量。高血压患者调整治疗期间每日监测血压至少 2 次,血压平稳后每周监测血压 2 次。鼓励家庭自测血压。

(2) 高血压诊断、治疗中应综合考虑总心血管风险的评估。①对于没有其他危险的初发高血压患者,均首先进行强化生活方式干预。1 级高血压干预数月后若血压未得到控制,则开始药物治疗;2 级高血压干预数周后,若血压未得到控制,则开始药物治疗;3 级高血压立即药物治疗。②对于有 1~2 个危险因素的初发高血压患者,收缩压(SBP)在 120~139 mmHg 或舒张压(DBP)在 80~89 mmHg 之间时要改变其生活方式,1 级和 2 级高血压首先生活方式干预,数周后若血压未得到控制,则开始药物治疗;3 级高血压立即药物治疗。③有 3 个以上危险因素、代谢综合征、有靶器官损害或糖尿病的高血压患者,正常血压改变生活方式,正常高值血压及 1~3 级高血压建议改变生活方式同时药物治疗。④长期高血压患者在生活方式干预基础上,根据血压水平给予降压药物治疗。⑤所有高血压患者血压控制在 140/90 mmHg 以下,糖尿病、脑卒中、心肌梗死以及肾功能不全和蛋白尿患者至少降至 130/80 mmHg 以下。

综上所述冠心病二级预防可以总结为两个 ABCDE,即 A:血管紧张素转换酶抑制剂(ACEI)和阿司匹林(Aspirin);B:β-阻滞剂(β-blocker)和控制血压(Bloodpressurecontrol);C:戒烟(Cigarettequitting)和降低胆固醇(Choles-terol-lowering);D:合理饮食(Diet)和控制糖尿病(Diabetescontrol);E:运动(Exercise) 和教育(Education)。

三、三级预防

三级预防指对患者个人的治疗,包括重症抢救以预防并发症的发生。如对急性心肌梗死患者治疗时可以考虑:

1. 溶栓治疗　尿激酶静脉给药,100~150 万 U,30 分钟~1 小时滴注完;重组组织型纤溶酶原激活剂(rtPA)静脉给药,先推注 10 mg,继而 50 mg 1h 滴完,再 40 mg 2 小时滴完。

2. 介入治疗　以完全疏通梗死相关动脉,迅速恢复和持续增加濒危心肌血供为治疗目的。目前临床上经皮冠状动脉球囊血管成形术(PTCA)和冠状动脉支架植入术应用比较多见。

3. 冠状动脉搭桥术　在冠状动脉狭窄的近端和远端之间建立一条通道,使血液绕过狭中位而到达远端,改善心肌血液供应。心肌梗死治疗原则是保护和维持心脏功能,挽救濒死的心肌,防止梗死扩大。

预防严重的心律失常、心力衰竭、心脏破裂等并发症是心血管疾病三级预防的主要目标。脑卒中的后期预防主要是康复问题,包括偏瘫的康复、失语症的康复、记忆力的康复、心理的康复等。总之对心血管疾病患者进行强化治疗与康复工作,提高存活率,可以使患者病而不残、残而不废,提高生命与生活质量。

SUMMARY
Chapter 13　Cardiovascular Diseases Epidemiology

Cardiovascular diseases (CVD) refer to a group of abnormal conditions of circulatory system, which mainly include coronary artery disease, pulmonary circulatory disease and cerebral vascular disease. CVD can take various different forms but hypertension, stroke and coronary heart disease are among the most important. CVD has multiple common risk factors, such as hypertension, dyslipidemia, glucose metabolism disorders, smoking, obesity, less physical activity and stress. Most of risk factors, especially behavior factors are preventive. The whole risk evaluation and risk stratification management are useful strategies. The community based comprehensive intervention programme is proven to be the most effective model for the control of these diseases.

1. 谈谈你对心血管疾病危险因素的认识。
2. 以冠心病为例,说明心血管疾病的三级防治。

（孙　蓉）

第十四章　恶性肿瘤流行病学

学习要求

掌握：恶性肿瘤的预防。
熟悉：恶性肿瘤的流行特征；恶性肿瘤的危险因素。

当今时代，从疾病对人类的危害和人类控制与消灭疾病的能力来看，随着传染病、营养性疾病逐渐被控制，人类也逐渐进入向恶性肿瘤等慢性疾病作斗争的新战略阶段。据国际癌症研究署(IARC)发布的《2014年世界癌症报告》统计数据显示，在2012年，全世界共新增1 400万癌症病例并有820万人死亡，并预计在20年后将达到每年新增2 200万癌症病例并有1 300万人死亡的水平。报告认为，全球癌症发病形势严峻，发病率与死亡率呈持续上升趋势，发展中国家癌症发病形势最为严峻，占全球新增病例的六成，年度死亡病例的七成。

据中国肿瘤登记中心发布的《2015中国肿瘤登记年报》数据显示，2011年中国新发癌症病例337万，癌症死亡病例211万，发病率和死亡率均在逐年上升，肺癌仍是我国发病率第一位的恶性肿瘤，每年新发病例约65万，占所有恶性肿瘤的20%左右。按性别分，男性发病率第一位为肺癌，而位居女性癌症发病率第一位为乳腺癌。此外，《2015中国肿瘤登记年报》数据显示结直肠癌、甲状腺癌、前列腺癌和女性宫颈癌发病率呈上升趋势，而食管癌、胃癌和肝癌的发病率已经出现下降趋势。

根据2012年中国城市居民死亡率及构成数据显示，恶性肿瘤死亡占所有死因的比例为26.8%，高居第一，其已成为当前我国最大的公共卫生问题。因而，恶性肿瘤流行病学研究十分重要而且任务十分艰巨。我们必须从建立和健全恶性肿瘤发病和死亡的登记报告制度入手，掌握恶性肿瘤在人群中的分布及其影响因素，把科技成果应用于流行病学调查，在分子、基因水平探索病因，从而制订切实可行及有效的预防策略和措施并进行评价，达到消灭和预防恶性肿瘤的目的。

第一节　恶性肿瘤的流行特征

恶性肿瘤的分布既是肿瘤病因研究的基础，也可以为恶性肿瘤的预防与评价提供基本数据和科学依据。

一、时间分布

肿瘤的发病不同于一般传染病，一年内各月之间的发病率和死亡率差别不大，但观察数年至数十年其动态变化，结合某些假说，有利于病因的研究。

　　从 20 世纪 20 年代开始，恶性肿瘤的发病率和死亡率逐年升高。30 年代各国肺癌的发病率明显上升，尤其在城市男性居民更为突出，60 年代女性肺癌在世界大多数国家都明显增长。据 IARC 发布的《2014 年世界癌症报告》统计数据显示，2012 年全球有约 743 万例男性和 666 万例女性发生恶性肿瘤，有约 465 万男性和 355 万女性死于恶性肿瘤。在许多国家，1/4 以上的死亡原因是癌症。目前全世界发病率最高的癌症是肺癌，2012 年新增患者人数为 182 万；其次是乳腺癌，2012 年新增大约 167 万患者；随后依次是结直肠癌 136 万、前列腺癌 111 万、胃癌 95 万、肝癌 78 万、宫颈癌 52 万、食管癌 45 万等。其中死因中最主要的是肺癌、肝癌和胃癌，2012 年死亡人数分别为 160 万、74 万和 72 万。此外，澳大利亚、新西兰、美国、意大利、德国、荷兰、加拿大和法国等发达国家癌症发病率较高，而北非、南亚及东亚一些发展中国家的发病率则较低。

　　癌症在我国也呈明显的上升趋势，2000 年中国新发癌症病例 211 万，到了 2010 年更是达到了 309 万。就具体的癌症来说，肺癌是我国男性最多发的癌症，2010 年我国男性肺癌的发病数就比 2000 年上升了 59%，其在男性中发病数在两个年度中均居我国各类癌症之首。男性膀胱癌的发病增长速度最快，2000 年我国男性膀胱癌的新病例约 2.3 万，到 2010 年已上升至 4.6 万，十年间发病数增加了 97%。男性结直肠癌发病数的增长也十分惊人。乳腺癌是女性最多发肿瘤，2010 年居我国女性各类癌症之首。女性结直肠癌的发病增长速度最快，2000 年我国女性结直肠癌的新病例约 5.9 万，到 2010 年已上升至 11.7 万，十年间发病数增加了 98%，女性宫颈癌、肺癌发病数的增长也十分惊人。值得注意的是，女性胃癌发病数已呈下降趋势（表 14-1）。

表 14-1　2000/2010 年中国部分肿瘤发病数和死亡数（千）

性别	部位	2000 年		2010 年		发病数升降%	死亡数升降%
		发病数	死亡数	发病数	死亡数		
男性	胃	256.2	200.5	287.8	200.0	+12.3	−0.2
	肺	261.8	224.8	416.3	336.7	+59.0	+49.8
	结直肠	85.6	48.8	157.3	76.6	+83.8	+57.0
	食管	168.5	131.7	204.4	148.8	+21.3	+13.0
	肝	242.9	225.4	268.7	231.9	+10.6	+2.9
	膀胱	23.4	11.4	46.1	17.3	+97.0	+51.8
	白血病	36.3	26.5	37.5	26.2	+3.3	−1.1
女性	乳腺	121.2	34.9	208.1	55.5	+71.7	+59.0
	胃	121.4	95.9	116.7	87.8	−3.9	−8.4
	肺	119.6	102.8	189.6	149.7	+58.5	+45.6
	结直肠	59.2	33.9	117.4	55.4	+98.3	+63.4
	食管	75.3	60.5	83.1	59.6	+10.4	−1.5
	肝	89.9	84.3	90.0	80.4	+0.1	−4.6
	宫颈	41.9	21.4	76.8	21.6	+83.3	+0.9

根据全国肿瘤登记中心数据显示,肺癌、肝癌、胃癌、食管癌和结直肠癌是现阶段我国男性死因中最主要的 5 种恶性肿瘤(表 14-2),而肺癌、胃癌、肝癌、食管癌和乳腺癌则是现阶段我国女性死因中最主要的 5 种恶性肿瘤。数据显示,城市恶性肿瘤死亡占死因构成的第一位,农村恶性肿瘤占死因构成的第二位(表 14-3)。

表 14-2　2010 年全国前 10 位恶性肿瘤死亡率(1/10 万)

合计			男性			女性		
癌种	死亡率	标化死亡率	癌种	死亡率	标化死亡率	癌种	死亡率	标化死亡率
肺癌	37.00	27.93	肺癌	50.04	39.79	肺癌	23.33	16.62
肝癌	23.76	18.43	肝癌	34.47	27.69	胃癌	13.68	9.83
胃癌	21.89	16.64	胃癌	29.72	23.70	肝癌	12.54	9.15
食管癌	15.85	11.95	食管癌	22.12	17.54	食管癌	9.29	6.52
结直肠癌	10.05	7.55	结直肠癌	11.39	9.10	乳腺癌	8.65	6.56
乳腺癌	8.65	6.56	胰腺癌	5.13	4.08	结直肠癌	8.64	6.12
胰腺癌	4.39	3.32	白血病	3.89	3.45	胰腺癌	3.62	2.58
脑/中枢神经系统癌	3.55	2.91	脑/中枢神经系统癌	3.87	3.27	宫颈癌	3.37	2.60
白血病	3.47	3.00	淋巴癌	3.30	2.70	脑/中枢神经系统癌	3.23	2.55
宫颈癌	3.37	2.60	膀胱癌	2.58	2.05	白血病	3.03	2.56

(陈万青,2014)

表 14-3　2010 年城乡居民前十位疾病死亡率(1/10 万)及死亡原因构成

顺位	城市			农村		
	死亡原因	死亡率	构成(%)	死亡原因	死亡率	构成(%)
1	恶性肿瘤	162.87	26.33	脑血管病	145.71	23.37
2	心脏病	129.19	20.88	恶性肿瘤	144.11	23.11
3	脑血管病	125.15	20.23	心脏病	111.34	17.86
4	呼吸系病	68.32	11.04	呼吸系病	88.25	14.15
5	损伤及中毒	38.09	6.16	损伤及中毒	52.93	8.49
6	内分泌营养和代谢疾病	18.13	2.93	消化系病	14.76	2.37
7	消化系病	16.96	2.74	内分泌营养和代谢疾病	10.33	1.66
8	泌尿生殖系病	7.2	1.16	泌尿生殖系病	6.31	1.01
9	神经系病	5.84	0.94	传染病	4.13	0.66
10	传染病	4.44	0.72	神经系病	3.84	0.62
	10 种死因合计		93.14	10 种死因合计		93.3

虽然使用发病率和死亡率来研究癌症的时间趋势,由于它受到诊断水平、治疗水平、医疗服务普及程度以及死因登记完整性等因素的影响,可能有偏倚。但从世界各国和地区肿瘤发病和死亡的变动如此明显和迅速来看,显然无法用遗传因素决定来解释,而只能归因于环境和生活方式的改变。

二、空间分布

恶性肿瘤的空间分布不应以地区分布为唯一的描述标记,而应以人类赖以生存的不同岩圈、水圈、生物圈、大气圈这种生态学的描述标记进行广泛的空间描述。

从其空间分布来看具有普遍性和差异性。即世界各国、各地、各民族均有肿瘤的发生与死亡;但同一种肿瘤的发病率和死亡率在世界范围内相差甚大,即使是在同一国家不同地区也不相同,表明其分布极不均匀,存在明显的高发区。据国际癌症研究署(IARC)发布的《2014年世界癌症报告》统计数据显示,胃癌标化发病率最高的是东亚,标化率为35.4/10万,而西非仅为3.3/10万;同样,肺癌男性标化发病率在中东欧高达53.5/10万,而西非仅为1.7/10万;我国胃癌主要分布在青海、陕西、甘肃、和宁夏等省以及辽东、山东半岛和沿海某些地区。又如肝癌的高发区主要分布于亚非地区,特别是亚洲太平洋沿岸和非洲撒哈拉沙漠以南;而欧美国家较少见。我国肝癌南方高于北方,东部高于西部,沿海高于内地。肝癌高发区的特点是温暖、潮湿多雨、低洼,尤其是江河三角洲地区以及沿海岛屿肝癌高发,这些特点也显示了地理环境及气候条件可能与肝癌发病的关系。

Muri将世界上可作病因分析的癌症高发区列表(表14-4),可见,各类肿瘤在高、低发区之间的发病率相差倍数从数十倍到数百倍不等。肿瘤的病因就孕育在这种差别中。

在同一个国家,恶性肿瘤的分布还呈现明显的城乡差别。2010年我国城市和农村肺癌的调整死亡率分别为36.62/10万和33.39/10万;肝癌为18.27/10万和24.74/10万;胃癌为20.72/10万和27.37/10万。通常肺癌城市高于农村,胃癌等消化系统肿瘤则农村高于城市。造成恶性肿瘤城乡分布不同的原因,一方面城市居民在经济、卫生、生活条件等方面优于农村居民,另一方面,城市又受到环境污染等有害因素的影响。

表14-4　常见恶性肿瘤地区间发病差异

恶性肿瘤部位	性别	高发病率地区	低发病率地区	高低发区之比
食管	男	伊朗东北部	尼日利亚	300
肝	男	莫桑比克	英国	100
鼻咽	男	新加坡华裔	美国	40
肺、支气管	男	英国	尼日利亚	35
胃	男	日本	乌干达	25
子宫颈	女	哥伦比亚	以色列犹太族	15

(陆培廉,1994)

三、人群分布

1. 年龄　任何年龄均可患癌,一般说来,随着年龄的增长,其发病率和死亡率也呈上升趋势(表14-5),即老年人发生癌的危险性最高。

表 14-5 2010 年我国恶性肿瘤年龄别死亡率(1/10 万)

年龄组	城市			农村		
	全部	男性	女性	全部	男性	女性
0～	5.04	5.54	4.43	4.33	4.14	4.55
1～	4.25	4.64	3.79	4.84	5.31	4.28
5～	3.02	3.19	2.83	3.31	3.89	2.63
10～	3.22	3.37	3.05	3.11	3.45	2.71
15～	5.01	6.47	3.39	5.10	5.89	4.25
20～	4.46	5.14	3.80	7.73	7.96	7.48
25～	6.44	6.75	6.12	8.78	10.49	7.05
30～	14.97	15.92	13.96	15.90	18.50	13.22
35～	28.52	32.68	24.19	33.81	41.11	26.14
40～	50.87	57.75	43.86	69.18	84.78	52.65
45～	93.95	112.85	74.95	113.67	139.58	85.99
50～	160.65	202.75	116.59	191.43	246.63	133.20
55～	259.25	339.08	176.59	316.76	422.41	210.81
60～	384.13	511.41	249.59	475.94	646.61	304.19
65～	573.23	759.42	377.82	613.06	834.42	396.27
70～	823.48	1 074.75	568.65	858.63	1 160.90	568.95
75～	1 151.83	1 522.71	825.94	1 131.54	1 535.96	760.09
80～	1 484.32	2 020.92	1 083.87	1 300.06	1 797.84	873.32
85+	1 606.50	2 242.07	1 249.02	1 289.97	1 826.81	940.94
合计	156.14	192.55	117.97	141.35	180.09	100.74

(陈万青,2014)

但是各年龄的高发癌症不同。如儿童时期死亡最多的是白血病(男性占52.4%,女性占53.6%),其次是脑瘤和恶性淋巴瘤,青壮年最常见的是肝癌(男性占 24.5%,女性占11.2%)、白血病和胃癌等,而肺癌、食管癌及胃癌等以壮年至老年为多。

Higginson 根据恶性肿瘤的年龄别发病率变动的趋势(图 14-1),提供了启发性的病因解释模型:

Ⅰ型:发病率随年龄持续升高,如:胃癌、食管癌,提示致癌因素在人生过程中持续存在。

Ⅱ型:病因在生命的早期及中年(30～50 岁)最强,而在 60 岁以后的年龄组则减弱,表现为发病率的下降,如宫颈癌,与性生活有关的因素,可能为病因。

Ⅲ型:发病率在人生过程中可出现两个年龄高峰。如:乳腺癌,一在青春期,一在更年期,提示绝经前乳腺癌和绝经后乳腺癌的致癌因素可能不同,需加以探索。

Ⅳ型:发病率上升到成年期增加缓慢。表明幼年期或青少年期对致癌物质敏感,成年后相对降低,如原发性肝癌。

Ⅴ型：在儿童及少年时期呈向下弯曲的倒峰型，以后又缓慢上升。如白血病发病率高峰在 2～4 岁，儿童及少年期较低，成年后又再次缓慢上升，提示可能为两种致癌物。第一种是在新生儿和婴儿期起作用，第二种在成年期起作用，导致又一次上升。

Ⅵ型：表示发病率曲线不随年龄增长而变化。说明内因致癌作用为主，如日本的慢性白血病。

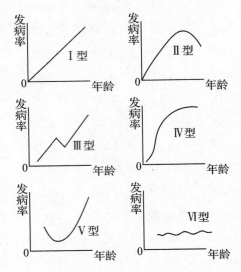

图 14 - 1　恶性肿瘤年龄别发病曲线型别图
Higginson Cancer Epidemiology 1980

2. 性别　恶性肿瘤在男女间发病率有所不同，除胆囊、甲状腺、乳腺及女性生殖系统肿瘤外，通常为男性高于女性，其中尤以消化道癌症及肺癌、膀胱癌为甚。肝癌的性别比在高发区可达(4～6)：1，低发区为(2～3)：1。而食管癌尽管也是男性高于女性，但越是高发区的性别差异越小。其原因有待阐明。肺癌性别比国内为(1.5～3)：1，国外为(2～7)：1。

但肿瘤性别发病率的差异随着年龄的增长而改变。10 岁以下男性高于女性；15～50 岁之间女性高于男性，特别是中年以后更明显，这可能由于这个时期女性宫颈癌和乳腺癌发病率上升的缘故；50 岁以后，男性又高于女性，因常见的胃、肺、食管及肠癌等发病率高峰在 50 岁以后。

3. 种族　肿瘤的种族差异十分明显。鼻咽癌多见于中国人，口腔癌多见于印度人，原发性肝癌多见于非洲班图人。如马来西亚居住的不同民族，调查发现马来人肉瘤多见，印度人口腔癌高发，而中国人鼻咽癌、肝癌突出。癌症的种族差异提示人群的生活习惯和遗传特征可能与其对某种肿瘤的易患性有关。

4. 移民　移民是一类具有相对稳定的遗传性，已脱离原籍旧环境，在新环境中，其生活习惯和饮食类型也可发生变化的特殊人群。因此，移民居住区可作为肿瘤流行病学研究的"天然实验室"。它可比较同类人群生活在不同地区或不同人群生活在同一地区的恶性肿瘤发病率或死亡率，从而进一步探讨恶性肿瘤的环境因素和遗传因素的作用。

例如我国在世界各地的华侨，尤其是广东方言者，不管是在东南亚还是北美，其鼻咽癌的发病率远较当地人为高，且在移民后代中仍保持鼻咽癌的高发特性，这似乎说明鼻咽癌的发生与遗传因素有一定关系。

又如日本胃癌高发,而美国是肠癌死亡率高,移民流行病学研究发现,日本移民的两代人的死亡率处于日本居民与美国白人之间,第二代的死亡率靠近美国白人。即日裔的胃癌死亡率下降了,肠癌上升了。提示这两种癌的发生与环境因素关系密切,与遗传因素关系较小(表14-6)。

表 14-6 1959-1962 年美籍日本人、美国人、胃、肠癌标化死亡率比较

癌的类型	性别	日本人	美籍日本人		美国白人
			非美国出生（一代）	美国出生（二代）	
胃癌	男	100	72	38	17
胃癌	女	100	55	48	18
肠癌	男	100	374	288	489
肠癌	女	100	218	209	483

(MacMahon, B, Epidemiology Principles and Methods, 1970)

5. 职业 恶性肿瘤的职业因素早就被人注意。在 1775 年 Pott 就发现扫烟囱工人阴囊癌发病率较高,从而提出患病可能与职业有关并推断煤烟灰是癌的病因。目前据估计在工业发达的国家,职业肿瘤占全部肿瘤的 4‰～5‰。1987 年国际癌症研究机构(IARC)公布了50 种致癌物质或生产过程,其中与职业有关的有 25 种。包括砷及砷化合物、石棉、联苯胺、沥青焦油、氯乙烯、苯等,所致肿瘤主要有肺癌、膀胱癌、白血病、皮肤癌和肝血管肉瘤等。

第二节 恶性肿瘤的危险因素

肿瘤的病因尚不够明确。一般的看法是有致癌因素作用于靶细胞,最后引起突变,成了癌细胞,而又未能被机体清除,以致繁殖形成肿瘤。其危险因素不外乎环境因素、机体因素。

一、环境

环境是指机体之外的一切因素,既包括由大气、水、土壤、矿物资源等各地理要素组成的气象、地理环境,还包括人类的社会环境。环境中的病因可归纳与下列因素有关:

1. 物理因素 物理致癌因素有电离辐射、紫外线、机械性和外伤性长期慢性刺激等,其中以电离辐射最为重要。电离辐射诱发人类癌症问题,早就引起了人们的注意,可引起白血病、肺癌、皮肤癌、骨肉瘤、甲状腺癌、和恶性淋巴瘤。特别是 1945 年 8 月日本广岛和长崎遭受原子弹爆炸,幸存者中白血病发病率在爆炸后 3 年开始明显升高,尤其在 1950—1954 年。队列研究表明距爆炸中心越近,接受辐射剂量越大者,白血病的发病率越高。

2. 化学因素 1775 年发现化学物质与癌症有关,因而化学致癌受到人们的关注,目前化学因素是最重要的致肿瘤原因。据估计人类肿瘤的 70‰～90‰为环境和食物中的化学物质所引起。根据美国肿瘤研究所收集的资料,截至 1974 年全世界已经筛过 6 000 余种化学物质,发现其中 1/6 有致癌活性。根据致癌物对人和动物的致癌实验结果,可将化学致癌物分成 3 类,其中:

(1) 确认致癌物(proved carcinogens):此类化合物在动物实验和流行病学调查都有明确的证据表明具有致癌性,因而是首要先采取严格防护措施的重点对象。1984 年 WHO 国际癌症研究所（IARC）提出有足够的证据肯定能引起人类癌症的化学物有30种，主要有多环芳烃（PAH）等，其中以苯并芘[B(a)P]致癌活性最强，污染也最普遍，可引起人的皮肤、阴囊、肝、口腔、咽、喉、食管、膀胱等部位的癌症。此外，流行病学调查提示，苯并芘类的多环芳烃在大气污染和吸烟的烟雾中普遍存在，约有10%的肺癌病例可由大气污染包括与吸烟的联合相加作用所致。值得注意的是，2013年底IARC已经把大气污染正式确认为致癌物，具体讲就是大气颗粒物，也就是所谓的PM2.5，是一种确认的人类致癌物。

（2）可疑致癌物（suspected carcinogens）：此类化合物有两种，一种是仅有临床个别致癌报告、尚未得到明确的流行病学证据的化学物，如镉，在英国的某一家碱性蓄电池厂，接触镉的老年工人曾有数人发生了前列腺癌，在大鼠实验中显示镉引起睾丸癌。但是别的工厂和其他国家的同类工厂工人的调查，都没有重复上述的发现；另一种是在多种动物实验中特别是与人类血缘很近的灵长目动物致癌试验中呈阳性的化学物，它们有很大可能对人致癌，如亚硝胺等。亚硝胺类化合物常见于烟熏和腌制食物中，一定条件下能在体内合成。其特点是致癌性强，对多种动物致癌，不同结构的亚硝胺有特异的器官亲和性，许多亚硝胺既溶于水又溶于脂肪，在体内活动范围极广。亚硝胺可致多种肿瘤，如二乙基亚硝胺（DEN）与肝癌、膀胱癌和食管癌，二甲基亚硝胺（DMN）与肝癌等。

这一类致癌物目前有20～30种，目前是需积极研究的重点，在给予明确的否定之前，必须采取有效的预防措施。黄曲霉毒素以前也被看做为这一类可疑致癌物，1987年IARC将其定为与人类有足够证据的致癌剂。

（3）潜在致癌物（potential carcinogens）：这类化合物在动物实验中已获阳性结果，但可能是由于实验条件与人类实际生活有很大不同，或试验剂量过高，或是由于动物与人之间的种属差异等，造成人群中缺乏相应的资料，随着时间的推移，可能升级为确认或可疑致癌物。

3. 地理环境　人类生活在不同的岩圈、水圈、大气圈、生物圈，它是人们赖以生存的物质基础，各地理要素之间又存在着相互联系、渗透、制约的生态平衡之中，生态平衡的破坏，必然对人类健康产生深刻的影响，其中对肿瘤有较大的影响。目前世界的癌症有一百种左右，但环境一变，每种癌症的发病率会各自发生变化。地质、地貌、水文、土壤、气象是构成地理环境的五大因素。如我国肝癌高发区江苏启东市南面的乡肝癌死亡率高达80/10万，而北面的约为20/10万，队列调查结果表明高发区多数居民饮用宅沟水（死水）、泥沟水（半流动水），水源污染十分严重。而相对低发区的居民饮用河水、井水。饮用宅沟、泥沟水的人群肝癌的发病率是饮用河水、井水者的3倍以上（表14-7）。其实水并非肝癌病因，水中必有致癌因素才导致启东水与肝癌的联系。

表14-7　启东各乡1973-1982年饮水类型与肝癌发病率（1/10万）

饮水类型	人年数	肝癌发病率	标化发病率比
宅沟（塘）	63 797.80	147.39	2.639
泯沟（灌溉沟）	159 333.75	76.57	1.359
河水	76 263.25	48.73	0.872
井水	233 086.75	18.88	0.366

（沈卓才等，1985）

同样，环境中某些元素的不足或过多，也可能与某些肿瘤的发生有关，如缺碘与甲状腺肿瘤,食管癌的发病可能与缺钼有关,肝癌的发生可能与水、土、粮中铜锌含量过高有关等。

4. 生物因素　病毒感染与肿瘤关系的研究已有 100 多年的历史,世界上有 15%～20% 的肿瘤与病毒等有关。按照病毒所含核酸的不同,可以分为 DNA 病毒和 RNA 病毒两大类。与人类肿瘤发生关系密切的四个病毒家族分属这两大类:引起人 T 细胞淋巴瘤的病毒(HTLV-1)属于逆病毒家族,是一种 RNA 病毒;人乙型肝炎病毒(HBV)属于嗜肝 DNA 病毒家族;人乳头瘤病毒(HPV)属于乳头瘤病毒家族;EB(Epstein-Barr virus,EBV)属于疱疹病毒家族。这后三个病毒家族都是 DNA 病毒。

肿瘤病毒病因的推断,一般要依据以下的研究:通过回顾性和前瞻性调查,或血清流行病学分析,说明有流行病学证据;病毒感染在肿瘤发生之前;肿瘤细胞内存在这种病毒的颗粒或相关的大分子;此病毒能诱发动物肿瘤或组织培养细胞的转化;接种此病毒疫苗能降低相关肿瘤的发病率。

目前认为与人类恶性肿瘤关系较密切的有:EB 病毒与 Burkiti 淋巴瘤及鼻咽癌,乙型肝炎病毒与原发性肝细胞癌,单纯疱疹巨型病毒(HSV-2)与宫颈癌等。免疫缺陷病毒(HIV)的长期感染与 Kaposi 肉瘤和非霍奇金淋巴瘤有关。近年来发现幽门螺杆菌感染与胃癌有关,日本血吸虫与直肠癌有关,都提示需进一步研究肿瘤的生物病因。

对生物病因的研究除了使用观察性的描述和分析流行病学研究及血清和分子流行病学等实验室研究外,更可在高危人群中接种相应的疫苗来观察肿瘤的发病率是否随之降低。

5. 行为生活方式

(1)吸烟:吸烟与三分之一的癌症有关。吸烟可引起肺癌、口腔癌、喉癌、咽喉癌、食管癌、胃癌、胰腺癌、肾癌和膀胱癌,还可能包括结肠癌。约有 150 多项流行病学研究均证明吸卷烟可致肺癌,一般认为吸卷烟可提高肺癌死亡率 10 倍以上。而且开始吸烟年龄越早,吸烟年数越长,吸烟数量越多,吸入越深,得肺癌的危险性也越大,有明显的剂量反应关系,在戒烟者中发现肺癌危险度有逐渐下降的趋势。

被动吸烟也容易引起肺癌。1979 年第四届国际肺癌会议中报告女性中丈夫吸烟者肺癌危险性增加 50%,其危险度随丈夫的吸烟量增加而增高,停止吸烟则减少。

根据流行病学和实验室研究结果,IARC 在 1986 年"吸烟"集中做出了吸烟与呼吸道癌(肺癌、喉癌)、上消化道癌(口腔、食管)、胰腺癌、膀胱癌及肾盂癌之间有因果关系的结论。

(2)饮酒:有报道认为,饮酒和口腔癌、咽癌、喉癌、直肠癌有关。长期饮酒可导致肝硬化,继而可能与肝癌有联系。酒中可能存在有其他已知的或潜在的致癌物,如多环芳烃、亚硝胺等,酒还可成为其他致癌物的溶剂,帮助致癌物作用于人体。

(3)膳食因素:膳食结构的不合理以及与食物有关的各种致癌因素,大约导致了 1/3 的癌症,其致癌机制正逐渐被人们所认识。

当食物过于精制,纤维素甚少,高动物脂肪、蛋白可以增加乳腺癌、结肠癌和前列腺癌的患病机会。精致缺少纤维素的食物,使肠中菌群的代谢产物可直接作用于肠壁,增加了结肠癌的危险性。同时,有报道认为,动物脂肪可影响人体内激素水平,肉类中多量的铁元素,经过量摄入后可增加氧化游离基的生成,也可能与癌症的发生有关。

而高盐、高淀粉、低脂、低(动物)蛋白、少新鲜蔬菜和水果的食物可使食管癌和胃癌的危险性增加。另外食物的烹调不当,可产生亚硝胺、杂环胺类、多环碳氢化合物和糖醛呋喃类致癌物质,如摄入某些烟熏、腌制食品,得胃癌的危险性增加。从 1930—1980 年这五十年间美国的胃癌死亡率几乎减少至原来的 1/8,调查显示:美国人均食盐销售量、腌肉、腌鱼摄入量的下降与胃癌死亡率呈正相关。而动物性蛋白、新鲜蔬菜水果摄入量以及冰箱使用程度与胃癌死亡率呈负相关,这为胃癌的亚硝基化合物病因假设提供了病因线索。

习惯于食用霉变粮食者发生肝癌、食管癌的危险性增加。

饮用水源不当与肝癌发生有关,目前对于藻类毒素与肝癌的关系,已引起研究者的关注。

二、机体因素

1. 遗传因素   关于癌症与遗传的关系,已有大量研究,主要在两个方面:①调查癌家族的亲属中癌症发病率(或死亡率)与对照组作分析比较;调查癌症高发家族,调查孪生子癌发病率等。越来越多的证据表明,鼻咽癌遗传倾向十分明显,此外乳腺癌、食管癌、胃癌、肝癌、肠癌也有一定的遗传倾向。如食管癌,我国调查发现患者中有家族史高达 27.3%~61.4%,高于非患者。②从遗传学角度来研究体内遗传变异和肿瘤易感性的关系,主要是单核苷酸多态性(Single nucleotide polymorphism,SNP)。近年来,随着"人类基因组计划"的完成、"千人基因组计划"遗传多态性图谱的不断完善和高通量基因分型技术的迅猛发展,全基因组关联研究(Genome-wide association study,GWAS)的出现为全面系统研究恶性肿瘤的遗传因素提供了崭新快速的研究策略。近年来,国内外先后开展了多个恶性肿瘤的 GWAS 研究,发现了染色体 5p15 和 8q24 等多肿瘤易感区域。

2. 精神因素   特殊的生活史引起的感情和精神状态与癌症的发生可能有关。如家庭中的不幸事件、过度紧张、人际关系不协调、心灵创伤、家庭破裂等引起的长期持续紧张、绝望等都是导致癌症的重要精神心理因素。专家认为忧郁消沉的人,其免疫力下降,促使癌症发生或恶化;乐观爽快的人,其免疫力成倍增高,肿瘤生长受到抑制。

3. 其他   个体的年龄、性别、免疫和内分泌功能在癌症的发生中都有一定的意义。随着年龄增长,免疫监测功能降低,致癌因素作用时间又同步增加,恶性肿瘤的发病率也随之增高。

三、多因素的综合作用

越来越多的学者认为肿瘤的病因可能是多因素综合作用的结果。即肿瘤的发生涉及多种因子,既有环境方面的,又有机体方面的。肿瘤发生过程中,除了各种致癌物的单独作用外,也存在它们的相互影响,发生不同的联合作用,包括协同致癌作用(syn-carcinogenesis)、共致癌作用(carcinogenesis)、抗致癌作用(anti-carcinogenesis)。所谓协同致癌作用是指单独作用时两种物质都是弱致癌物,而同时作用或先后作用时则会显著增强诱发肿瘤的作用。共致癌作用指致癌物在某种非致癌因素存在时致癌作用加强。抗致癌作用指相互拮抗、减弱致癌作用。

第三节   恶性肿瘤的预防

根据已获得的流行病学和其他学科的研究来看,恶性肿瘤的致病因素绝大多数存在于外环境中,特别是与人的行为生活方式有密切的关系,因而肿瘤是可以预防的。恶性肿瘤的预防策略包括:避免暴露危险因子,减少发病率的一级预防;通过"三早",减少患病率的二级预防;以及降低病死率和病残率的三级预防。

一、一级预防

一级预防即病因预防,根本在于搞清肿瘤的危险因子和病因,从而针对性地采取预防对策和措施。一级预防可通过双向策略来实现,即:①人群策略:改变与恶性肿瘤有关的行为生活方式与环境;②高危策略:对将来更可能成为恶性肿瘤的高危人群和个体采取针对性的预防。

措施如下:

1. 在全球范围内建立健全肿瘤防治制度和防治机构,完善肿瘤监测报告系统。

2. 加强对恶性肿瘤的病因学研究,将研究的成果及时用于预防的实践并加以总结和提高。

3. 加强人群宣教,增强个人防癌意识。

4. 保护良好的生态环境,防治和消除致癌因素污染　制定卫生法规进行环境监测,切实使人类生活在良好的生态环境中。

5. 消除职业性致癌因素　识别职业高危人群,尽力防止职业性的接触,对经常接触致癌因素的职工,要定期体检,及时诊治。

6. 改变人类与肿瘤发生有关的行为因素　在全人群劝阻吸烟以预防肺癌;提倡性卫生以预防宫颈癌;去除紧张、情绪沮丧等精神心理因素的不良作用,注意口腔卫生以防止口腔癌、舌癌等;合理营养膳食,要注意饮食、营养平衡,减少脂肪、胆固醇摄入量,多吃富含维生素A、维生素C、维生素E、纤维素和全谷类的食物,不吃霉变、烧焦、过咸或过热的食物;加强锻炼,增强机体抗癌能力。

7. 建立疫苗接种和化学预防方法　当环境致癌物作用于个体时,首先经历了致癌剂形成和被机体吸收的起始阶段,然后致癌剂到达和作用于靶细胞,此为促进发展阶段,最后进入细胞赘生和表达的恶变阶段。化学预防可在上述各阶段降低致癌剂的作用剂量和时间,阻止致癌化合物的形成和吸收,防止肿瘤的发生。疫苗预防则有助于防止生物因素对机体的致癌作用。随着人类对肿瘤遗传学研究的深入,人类基因组计划的完成,肿瘤的基因预防成为可能。

正在研究的化学预防剂有维生素类(如叶酸、维生素A、维生素C、维生素E)、矿物质(如硒、钼、钙)、天然品(如胡萝卜素、硫氰酸)和合成物(如维生素A、维生素D衍生物)。此外如用他莫昔芬预防乳腺癌,对高危妇女可降低30%乳腺癌发病率;用阿司匹林预防结肠癌等。

8. 识别并消除医源性致癌因素　疾病诊治过程会遇到各种医源性致癌因素,如治疗某种癌症用的化疗药物可引发其他种类其他部位的肿瘤。因而加强对有危险药物的控制和管理。应慎重考虑对孕妇的腹腔照射,避免对胎儿的不必要的射线暴露。

9. 劝阻近亲婚配,注意孕期、产期卫生　近亲婚配的子女中发生肿瘤的机会较一般人群为高,因而极力劝阻。孕期和产期卫生与宫颈癌发生有关,须加强这方面的指导和宣传。

二、二级预防

二级预防的措施是早期发现、早期诊断和早期治疗,防患于开端。

通过筛查,发现和防治高危人群,根治癌前病变,寻找生物标志物,提高诊治能力。如对40岁以上妇女应推行乳房自我检查,有条件时每年做一次临床检查。应注意月经初潮早、初育迟、绝经迟、肥胖、高脂膳食、有卵巢病史和子宫内膜炎病史的高危人群。对有性生活的妇女均应每 2～3 年做一次宫颈脱落细胞玻片检查。对 40 岁以上人群定期进行肛门指检等，力求早期发现肠癌患者。

常见的癌前病变为：黏膜白斑、皮肤角化症、皮肤慢性溃疡、瘘管、黑痣等皮肤和黏膜癌前病变；常发于肠、胃、食管和子宫颈等部位的息肉；子宫颈糜烂、外翻；萎缩性胃炎、胃的胼体溃疡；肝硬化等。及时治疗癌前病变对预防癌症的发生具有积极意义。

要加强健康教育，使全人群都能注意可能发生癌症的十大信号：①身体任何部位的肿块，尤其是逐渐增大的无痛性肿块；②身体任何部位的非外伤性溃疡，特别是经久不愈的；③不正常的出血或分泌物，如中年以上妇女出现阴道不规则流血或分泌物增多；④进食时胸骨后闷胀、灼痛、异物感和进行性吞咽困难；⑤久治不愈的干咳、声音嘶哑和痰中带血；⑥长期消化不良、进行性食欲减退、消瘦等而原因不明者；⑦大便习惯改变或有便血；⑧鼻塞、鼻出血，单侧头痛或伴有复视者；⑨黑痣突然增大或有破溃出血者；⑩无痛性血尿。医务人员遇有上述症状的患者时，应注意鉴别以及早作出诊断。

肿瘤的基因诊断和基因治疗目前尚在研究中，近年来，生物标志物在肿瘤分子流行病学中的运用，将为肿瘤的二级预防提供新的手段和途径。

三、三级预防

三级预防是尽量提高癌症病人的生存率和生存质量，注重康复、姑息和止痛治疗。

对癌症病人提供规范化诊治方案和康复指导，要进行生理、心理、营养和锻炼指导。对慢性患者开展姑息止痛疗法。注意临终关怀，提高晚期癌症病人的生存质量。

SUMMARY
Chapter 14　Tumour Epidemiology

According to WHO estimates for 2011, cancer now causes more deaths than all coronary heart disease or all stroke. The continuing global demographic and epidemiologic transitions signal an ever-increasing cancer burden over the next decades, particularly in low and middle income countries, with over 20 million new cancer cases expected annually as early as 2025. The risk factors for malignant tumour include lifestyle, environmental and genetic factors. Epidemiology of malignant tumour deals with the distribution and risk factors of malignant tumour, development of prevention strategies and evaluation of them.

1. 简述我国恶性肿瘤的流行特点。
2. 以肺癌为例，简述其主要危险因素。
3. 简述恶性肿瘤三级预防主要内容及实施。

（褚敏捷）

第十五章 性传播疾病流行病学

学习要求

掌握：性传播疾病的传播途径，预防策略与措施。

熟悉：性传播传染源，流行因素。

了解：疾病的流行特征。

性传播疾病（sexually transmitted disease，STD）是一组主要由性接触或类似性接触为主要传播途径和传播方式的传染性疾病，是人类最常见的传染病之一。世界卫生组（WHO）对 STD 的定义为：以性行为接触或类似性行为接触为主要传播途径的、可引起泌尿生殖器官及附属淋巴系统病变的一类疾病，也可导致全身主要器官的病变。近半个多世纪以来，通过性接触传播的病原体不断增加，性病的传播范围不断扩大，发病人数逐年上升。性传播疾病已成为主要的公共卫生问题和社会问题，控制其流行是当前的重要防病任务之一。

1990 年以来，有学者进一步意识到许多性传播疾病感染后没有症状，没有症状并不意味着没有危害，相反可能发生更大的危害。因为不去就医，延误治疗而导致严重的并发症；并且由于不治疗，而导致性病更广泛的传播，对社会造成更大的危害。为了重视没有症状的性病感染，有人提出了性传播感染（sexually transmitted infection，STI）这一概念。据估计，全世界每年约有 3.4 亿人发生性传播感染 STI。

Acquired Immunodeficiency Syndrome（AIDS）has killed more than 25 million people since it was first recognized in 1981, making it one of t he most destructive epidemics in recorded history. Despite recent, improved access to antiretroviral treatment and care in many regions of the world, the AIDS epidemic claimed 3.1 million [2.8-3.6 million] lives in 2005; more than half a million (570 000) were children.

The total number of people living with the human immunodeficiency virus（HIV）reached its highest level: an estimated 40.3 million [36.7-45.3 million] people are now living with HIV. Close to 5 million people were newly infected with the virus in 2005. From "AIDS epidemic update" December 2005

第一节 概 述

一、主要性传播疾病的种类及其病原体

以往所谓的性病主要是指梅毒（syphilis）、淋病（gonorrhea）、软下疳（chancroid）及性病淋巴肉芽肿（lymphogranuloma venereum），亦称经典性病。目前，经典的性病仍是发病率较高的主要性病，是防制工作的主要目标。现已发现通过性接触而传播的病

原体日趋增多,如病毒、沙眼衣原体、支原体、肠道菌、真菌、放线菌、肠道原虫(表 15-1)、昆虫和寄生虫等,感染的疾病种类也多种多样,除经典的性病之外,STD 还包括:艾滋病、非淋菌性尿道炎、衣原体性尿道炎、生殖道支原体病、滴虫病、细菌性阴道炎、性病性盆腔炎、尖锐湿疣、生殖器疱疹、阴道念珠菌病、阴虱病、疥疮、嗜血杆菌阴道炎、传染性软疣、单纯疱疹、乙型肝炎、β 型链球菌病、巨细胞病毒病、梨形鞭毛虫病、阿米巴病、沙门菌病、志贺菌病、弯曲杆菌病、弓形体病、类圆线虫病、隐孢子虫病及甲型肝炎等。1991 年,我国公布的《性病防治管理办法》中规定:艾滋病、淋病、梅毒、软下疳、性病淋巴肉芽肿、非淋菌性尿道炎、尖锐湿疣、生殖器疱疹等 8 种性病为需要进行监测报告的疾病。

表 15-1　常见性传播疾病及其病原体

病原体		病名
螺旋体	梅毒螺旋体	梅毒 syphilis
细菌	淋病奈瑟菌	淋病 gonorrhea
	杜克雷嗜血杆菌	软下疳 chancroid
	肉芽肿荚膜杆菌	腹股沟肉芽肿 granuloma inguinale
	阴道棒状菌或阴道嗜血杆菌	阴道棒状菌阴道炎或阴道嗜血杆菌阴道炎 corynebacterium vaginale vaginitis homophilus vaginale vaginitis
衣原体	性病淋巴肉芽肿衣原体	性病淋巴肉芽肿 lymphogranuloma venereum
	沙眼衣原体	非淋病双球菌性尿道炎 nongonococcal urethritis
支原体	T 株支原体或解脲支原体	生殖器支原体感染 genital mycoplasma infection
病毒	单纯疱疹病毒 II 型	生殖器疱疹 genital herpes infection
	人乳头状瘤病毒	生殖器部位疣(尖锐湿疣) genital werts (condyloma acuminatum)
	触染性软疣病毒	触染性软疣 molluscum contagiosum
	人巨细胞病毒	生殖器感染 genital cytomegalovirus infection
	乙型肝炎病毒	乙型肝炎感染 hepatitis B infection
	甲型肝炎病毒	甲型肝炎感染 hepatitis A infection
	艾滋病病毒	获得性免疫缺陷综合征 acquired immunodeficiency syndrome
原虫	阴道滴虫	滴虫病 trichomoniasis
真菌	表浅部真菌	股癣 tinea cruris
	白色念珠菌	外阴阴道念珠菌病 vulvovaginal candidiasis
寄生虫	疥螨	疥疮 scabies
	毛虱	阴毛虱 pubic lice

二、流行概况

STD 是世界上流行很广的传染性疾病,感染率和发病率逐年上升,流行范围不断扩大,危害程度日趋严重,不仅在发展中国家,在发达国家中也迅速蔓延。淋病、梅毒等经典性病仍未被有效控制,被称为"20 世纪新瘟疫"的艾滋病迅速蔓延,引起全世界的震惊。STD 被认为是 20 世纪 90 年代危害人群健康的主要疾病。

全球每年有数百万 20～24 岁生育力旺盛的青年人感染 STD。WHO 近年报告,每年约有 4 亿新病例。经治疗的 STD 年发病数为 3.33 亿人(不包括艾滋病病人),主要病种为淋病(6 200 万)、人梅毒(1 200 万)、HIV 感染(4 000 万)、生殖器疱疹(2 000 万)、软下疳(700 万)及衣原体感染(8 900 万)。

STD 的真正发病率很难确定,由于漏报严重,官方报告的数字只能显示部分真实发病情况。因此国外有人认为所有的数字都是估计过低了,只能用其来描述流行的趋势。WHO 估计,全世界每年有 5 000 万梅毒新病例及 2.5 亿淋病病例。美国黑人淋病发病率高于白人 30 倍,是报告最多的传染病。

新中国成立前,我国性病流行猖獗,1949 年,估计全国约有 1 000 万性病病人。新中国成立后,党和政府十分重视性病的防治工作,采取了一系列措施,性病发病率迅速下降,到 1964 年正式宣布基本上消灭了性病。1977 年再次报告新发性病病例。20 世纪 80 年代以来,性病病例数不断上升,到 1988 年全国 30 个省市自治区均有性病报告。

第二节 流行特征

一、流行强度和流行趋势

1985—2004 年间,我国性病发病年均增长速度为 29.64%,其中 1980 年—1989 年性病报告病例数年均增长速度为 142.6%,增长幅度范围在 43.65% 至 303.46%。1990 年—1999 年年均增长 20.43%,增长幅度范围在 9.93%～36.88%。2001 年以后,由于机构改革,性病疫情报告出现波动。2001 年至 2003 年间性病报告病例数出现下降。2004 年性病报告病例数又开始上升。2005 年全国性病总报告发病率为 53.87/10 万,全国 31 个省(直辖市、自治区)累计报告 7 种性病 703 001 例(图 15-1)。其中男性 378 044 例,女性 324 957 例。男女病例数之比为 1.16∶1。

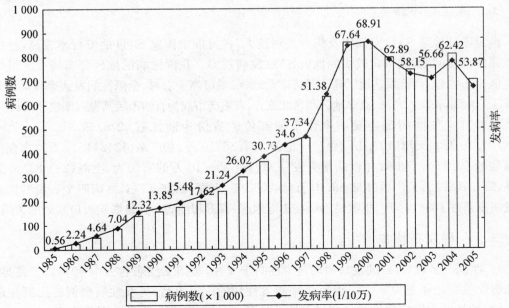

图 15-1 1985-2005 年我国性病发病情况

2001 年全国性病总报告的发病率为 62.98/10 万,2002 年为 58.23/10 万,2004 年为 62.42/10 万,2005 年为 53.87/10 万。从发病率来看,近年来似乎有所下降。但并不能说明实际的性病发病呈下降趋势。目前我国性病疫情报告正处于网络直报的过渡阶段,性病疫情报告系统不稳定,报告病例数字无法反映真正的发病趋势。2005 年全国 15 岁以上各年龄组的报告性病数均出现下降,但新生儿的报告病例数较 2004 年增长了 38.94%,这是一种矛盾的结果(表 15-2)。仅有当成人性病上升时,新生儿性病才会上升。由于新生儿发生性病是一个较严重的事件,故新生儿性病的漏报率较低。但成人性病的漏报率很高,根据对淋病与梅毒的网络直报情况调查,以县为单位的全国性病报告覆盖率仅为 40% 左右。因此,新生儿年龄组的发病趋势才真正反映了实际的性病发病趋势。我国专家估计,实际性病发病数是报告数的 5～10 倍或以上。

表 15-2　2004-2005 年全国性病年龄分布

年龄	2004 年			2005 年			病例数增减 (%)
	病例数	构成 (%)	发病率 (1/10 万)	病例数	构成 (%)	发病率 (1/10 万)	
0～	2 260	0.28	11.07	3 140	0.45	21.64	38.94
1 月～	2 738	0.34	1.88	2 671	0.38	1.74	−2.45
10～	1 103	0.14	0.84	835	0.12	0.63	−24.30
15～	22 535	2.78	20.96	20 346	2.92	18.75	−9.71
20～	306 245	37.83	138.30	26 0987	37.47	116.87	−14.78
30～	277 865	34.32	112.59	232 919	33.44	93.56	−16.18
40～	127 479	15.75	73.24	109 286	15.69	62.24	−14.27
50～	67 584	8.35	27.02	63 547	9.12	25.26	−5.97

(资料来源:中国疾病预防控制中心性病控制中心)

二、地区分布特点

世界不同地区 STD 发病率及病种差别较大,在发展中国家 STD 的流行率较高,已经成为主要的社会问题,城市化较快的地区 STD 发病较多。我国性病的地区分布特点为沿海开放地区高于内地,经济发达地区高于经济落后地区,城市高于农村,全国性病发病率较高的地区有珠江三角洲、长江三角洲、京津地区和东北三省,自重庆市成为直辖市后其发病率快速增长。

2005 年 7 种性病报告发病率位于前五位的省份为浙江省(226.97/10 万)、上海市(219.27/10 万)、天津(129.32/10 万)、北京(127.35/10 万)和广东(121.74/10 万),占全国病例总数的 50.57%。2003 年性病报告发病率超过 100/10 万的省份为:上海(234.83/10 万)、浙江(214.01/10 万)、广西(102.36/10 万)。2002 年,上海、浙江、广东、海南四个省份的性病报告发病率超过 100/10 万。少数民族所在边远地区,梅毒和性病一直是影响人口素质的大问题。

三、人群分布特征

1. **性别**　多数 STD 的发病率均是男性高于女性,美国艾滋病病人中 90% 以上是男性,非洲男女发病之比则为 1:1。但近年来随着性病的广泛流行,男女性病病例的比例在逐渐缩小,有的性病女性的病例数已超过男性。1977-1988 年男女性病性别比为 2.04:1,1989

年为 1.89：1,1994 年为 1.68：1,2000 年为 1.40：1,2004 年为 1.33：1,2005 年为 1.16：1。不同病种、不同地区 STD 男女性别发病水平也有差异。如 2005 年我国淋病的男女性别比为 3.4：1,梅毒为 0.99：1,非淋病双球菌性尿道炎为 0.67：1,尖锐湿疣为 1.01：1,生殖器疱疹为 2.52：1,淋病、生殖器疱疹男性报告的病例数高于女性。沿海开放地区 STD 的病人先以女性为高,男性随之升高,这是 STD 由外传入的早期特征。

2. 年龄　我国 2005 年全国 STD 报告资料分析,20～49 岁性活跃的青壮年占全部性病病例数的 86.9%,全国性病监测点报告,2005 年 20～29 岁年龄组性病发病率为 116.87/10 万,30～39 岁组为 93.56/10 万。美国疾病预防控制中心估计每年的 1 900 万 STD 新感染者中,几乎一半是 15～24 岁的年轻人。1978—1984 年美国全国范围内的调查证实,13～20 岁的青少年有性行为的人群中,衣原体感染率为 8%～26%,是美国淋病患病率的 2 倍。值得注意的是,STD 发病年龄有前移的迹象和有从青年向儿童蔓延的趋势。我国 STD 0～13 岁组的发病率虽然最低,但是年平均增长速度最快,尤其是 1987 年以来,儿童 STD 病人在逐年增加。

3. 职业　我国 STD 发病以工人最多,约占 1/3,无业及待业青年占 20%,个体工商业者占 15%,服务行业及供销人员占 10%,这些职业人群的病例数占 STD 总数的 80% 左右。1990 年报告待业青年及无业人员分别比 1989 年增加了 37.75% 和 30.39%。农民病人也在增加。近年来干部及国家公职人员 STD 的患病人数增长最快,平均增长幅度为 290.71%。

四、流行模式

1. 瘟疫型　特点是蔓延迅速,波及面广,感染率、发病率高,成为严重的社会问题。如 20 世纪 40 年代的梅毒广泛传播,70 年代西方国家淋病和生殖器疱疹感染流行,80 年代艾滋病全球蔓延。

2. 潜流型　在特定地区的特殊人群中,性传播疾病的感染率和发病率已达到较高水平,但是隐晦不漏,像地下潜流,不为人们所充分警觉与重视。目前我国性病流行属于此种模式。

3. 静隐型　如艾滋病,其潜伏期长,人群中已有大量感染者存在,但多数尚未出现临床症状或被检测发现,这种貌似平静,然而进一步转化为瘟疫型流行已不可避免,形成一触即发、一发难收的局面。

五、多重感染

患有一种性传播疾病者存在同时感染其他种类性病的危险,即病人可能同时感染多种性病病原体,如 15% 的软下疳患者可合并梅毒而成为混合下疳。女性的多重感染较男性常见。性传播疾病病人很容易发生艾滋病病毒感染。

六、生殖器外感染

异常性行为和类似性行为的性接触,不仅增加了性病传播的机会,而且常造成生殖器以外的感染。除了手指、舌、唇、鼻等部位感染外,淋球菌、杜克雷嗜血杆菌、衣原体和病毒均可通过口—生殖器,或生殖器—肛门(直肠)接触感染,如淋球菌性咽炎、衣原体直肠感染、肛门疣等。生殖器外感染常因症状不典型和发生非预料部位而造成诊断上的困难。

七、艾滋病流行特征

艾滋病亦称获得性免疫缺陷综合征(acquired immune deficiency syndrome, AIDS),是

由人类免疫缺陷病毒（human immunodeficiency virus，HIV）引起的一种传染病。现发现HIV可分为 HIV-1 和 HIV-2 两种变型。目前已知 HIV-1 型有 8 种亚型。当前世界上AIDS 主要由 HIV-1 引起。我国主要为 HIV-1 型。

1. **国外流行概况**　自 1981 年美国发现首例 AIDS 病人以来，目前 AIDS 已在全球广泛流行，分布于全球 5 大洲 210 多个国家。2006 年全球 HIV 感染人数估计达 3 950 万，比 2004年增加了 260 万，每天约有 12 000 人感染。这些人中 3 720 万为成年人，230 万为 15 岁以下的儿童，约 48％ 为妇女。估计全球有 1％ 的 15～49 岁成年人感染了 HIV，其中 75％ 是因与异性性交引起。2006 年全球 HIV 新感染者达 430 万，其中儿童有 53 万。世界上许多地区新 HIV 感染者主要集中于年轻人，在 15 岁及 15 岁以上的成年人中，年轻人（15～24 岁）占2006 新感染 HIV 人数的 40％。

撒哈拉南部非洲依旧是全球 AIDS 流行最严重的地区。世界上 63％ 的成人和儿童 HIV感染者在撒哈拉南部非洲，其流行中心在南非。2006 年全球 HIV 感染者的 32％ 和 AIDS 致死者的 34％ 在南非。一些撒哈拉南部非洲国家 HIV 流行正在下降，但这一趋势尚未扩大和广泛到可以减少流行对这个地区的整体影响。2006 年约 72％ 因 AIDS 死亡的成人和儿童在撒哈拉南部非洲。2006 年，整个撒哈拉非洲地区估计有 2 470 万成人和儿童 HIV 感染者，比2004 年多 110 万人。

东亚、欧洲东部和亚洲中部在过去几年中 HIV 感染者数量增加最为明显。这些地区2006 年感染者数比 2004 年增加了 21％。2006 年欧洲东部和亚洲中部有 27 万成人和儿童HIV 新感染者，较 2004 年增加了 70％。2004—2006 年南亚和东南亚 HIV 新感染者数增加了 15％，非洲北部和中东部增长了 15％。2006 年整个亚洲估计有 860 万艾滋病感染者，其中包括 96 万新感染者，约有 63 万人死于艾滋病。

2. **我国流行情况**　我国于 1985 年发现首例 AIDS 病人，目前全国 31 个省、市、自治区均有 HIV 感染者的报告。地区分布特点是：西部地区感染多因吸毒引起，其中云南最高；中部地区多因采供血和应用血液制品而感染；东南沿海地区主要通过性接触传播所致。

我国目前 AIDS 传播形式严峻。1994 年后，全国 HIV 感染人数大幅度增加。截至 2007年 4 月 30 日，全国累计报告艾滋病病毒感染者 203 527 例，其中艾滋病病人 52 480 例，死亡16 155 例。在我国，2013—2015 年三年中，艾滋病的发病人数分别为 42 286 例、45 145 例和51 556 例，死亡人数分别为 11 437 例、12 030 例和 13 008 例。每年发病人数和死亡人数均有上升。以 2014 年为例，比 2013 年同期的发病率增加 6.67％，死亡率增加 5.09％。

第三节　传染源

性病病人及其病原携带者是 STD 的主要传染源。他们通过直接性接触或其他性行为感染他人。性病病人有典型症状、体征，在生殖器损伤部位形成含有病原体的特有病变。但是能够得以及时发现的病人只是少数。由于性传播疾病是具有与其他传染病所不同的传播方式，以及社会、家庭、他人对性病病人的鄙视，使性病传染源的"隐匿性"比其他疾病更明显，大多数病人因不去就诊或因求医行为上的隐匿性，造成性传播疾病的传染源很容易出现被漏诊、漏报、误诊而未及时发现。尤其是那些症状不典型或无明显临床症状的病人及其病原携带者更易被忽视，成为最为危险的传染源。实际上，能够被发现和管理的性病病人仅仅是冰山之巅。根据性传播疾病的流行特征，STD 的高危人群包括下列对象，他们同时也是主要传染源和重点筛检对象。

一、妓女

妓女卖淫是 STD 流行的主要原因,同时由于妓女流动性大,性伴侣多,增加了传播性病的危险性。妓女因频繁从事卖淫活动常被感染,生殖道内含大量病原体,有的感染后出现明显症状、体征而发病,也有的不出现症状,而成为更危险的传染源。在拉丁美洲有 4%～31%的妓女患有淋病,非洲为 20%～50%。妓女中无症状感染者及携带者也明显高于其他人群。西方国家妓女中疱疹病毒(HSV-Ⅱ)培养阳性率高达 3%～12%。非洲的妓女 HIV 感染率高达 25%～90%,是艾滋病的主要传染源。在东方,妓女也是性传播疾病的主要传染源。日本 72% 的性病由妓女传染,香港男性 STD 患者中,有 80% 为妓女所传染。

二、性乱者

青少年未婚性乱者、离异者、无业或待业青年、长途汽车司机、采购推销人员、特殊服务人员、个体商贩、归国劳务人员等性乱者多,感染机会也多。我国各地性传播疾病的检测结果,性病病人中未婚者占 35%～53%。乌鲁木齐和上海闸北报道的性病病人中 90% 以上有性乱交史。2001 年至 2002 年间,北京公安部门送检的 910 人中,嫖客 STD 感染率为 52.75%,暗娼为 62.94%。

三、吸毒者

吸毒者尤其是静脉药瘾者是 AIDS 的主要感染者。美国的艾滋病病人中 1/4 是静脉药瘾者,近年来欧洲的艾滋病病人中静脉药瘾者的比例增多。在 HIV/AIDS Ⅰ型流行地区,如意大利的罗马和米兰、美国东部等地,静脉药瘾人群中的 HIV 感染率在 50% 左右。中国近半数的 HIV 感染是由于注射吸毒引起,云南、新疆、广西、广东、贵州、四川、湖南等七个省份,近 90% 的 HIV 感染者是注射吸毒人群。

四、同性恋/双性恋者

同性恋是 STD 急剧上升的一个重要因素。西方国家中同性恋在总人口中占有一定的比例:英国 5.3%、意大利 6%～8%、美国 10%～12%(旧金山 17%),美国约有多于 800 万例同性恋者。我国也有关于同性恋者的调查报告。2004 年,卫生部的调查表明,处于性活跃期的中国男性同性恋者约占性活跃期男性人群的 2%～4%。据此估算,中国有 500 万～1 000 万男性同性恋者。同性恋者相互间的性接触可引起 AIDS、乙型肝炎、淋病、梅毒、尖锐湿疣、疱疹感染等多种 STD,是重要的传染源。同性恋传播性传播疾病的危险性还在于这些人的性伴侣多且常不固定。在泰国的 Bangkok,男性同性恋 HIV 的感染率从 2003 年的 17% 上升到 2005 年的 28%。

性病病人的性伴侣与配偶也是 STD 的主要高危人群。

五、供血者

有些 STD 感染者在发生淋巴循环和血液循环继发感染后,血液内有病原体存在,若以这些人的血液做血源,可直接感染受血者,同样,如使用病人的血制品也可将病原体传给使用者。

第四节　传播途径

一、性接触传播

性行为的直接接触是 STD 的主要传播途径,例如后天梅毒 95％是由性接触传播,与淋病感染者发生性接触会有 50％～90％ 的感染机会。美国艾滋病病人中 75％通过性接触传播。嫖娼者受感染的机会可随着与卖淫者的性交频度而增加。与卖淫者性交一次平均受感染率为 30％,二次为 60％,三次为 90％。这种途径感染可占全部 STD 病例的 95％以上。性行为的直接接触能传播 STD 的原因在于:

1. 生殖器可直接接触病原体　若一方生殖器上有病原体存在,经性行为接触后,另一方生殖器就可直接接触病原体而患病,这是 STD 传播的主要原因。

2. 生殖器组织压力增加　性行为的直接接触使双方生殖器处于充血状态,组织内压力增加,易发生损伤,性病病原体可经此损伤部位侵入生殖器。

3. 腺孔开放易于感染　性行为中一些腺体处于开放状态,故易发生腺体炎症,如:男性尿道球腺、前列腺、女性的前庭大腺等。在性接触中除异性性接触外,尚包括同性性接触及双重性接触,如肛交、口交等不同方式性行为和类似性行为均能传播 STD。除性交外,接吻性性行为、触摸性性行为也可传播某些 STD。

二、血源性传播

国内外文献报道,经静脉输注性病感染者的血液、血液成分或血液制品等,可感染 AIDS、乙型肝炎或梅毒等疾病。

静脉药瘾者所使用的注射针头、针管或器具,是 HIV 通过血液传播的一个主要形式。在美国,AIDS 的感染者中有 25％为静脉药瘾者。俄罗斯最近报道,90％的 AIDS 感染者为注射毒品吸食者。世界卫生组织估计,由于使用被 HIV 阳性血液污染的针头进行穿刺后而感染 HIV 的危险性为 0.13％～0.15％。梅毒也可以通过同样的途径传播,但不多见。

经血源性传播感染 STD 的特点:发病快、可跨越病程、发生播散性病变、全身症状重等。

三、母婴传播

许多 STD 可以经胎盘、产道等垂直传播的方式而使胎儿或新生儿受感染,如胎传梅毒和新生儿淋菌性眼炎等。由病毒所引起的性传播疾病大多存在垂直传播的危险。全球 90％以上婴儿和儿童的 HIV 感染是通过母婴传播的。孕妇感染 STD 后病原体可随血液通过胎盘进入胎儿体内,可导致死胎、死产、自发性流产或早产,或出现严重的出生缺陷。分娩时新生儿通过感染的产道吸入或直接接触产道中的病原体分泌物而发生感染,还可在出生后不久的围生期内受到感染。也有报道 HIV 可通过初乳及哺乳传给婴儿。已证实感染 HIV 的妇女有 50％的机会可在分娩时及围生期传给胎儿。

四、非性行为的直接接触传播

主要通过直接接触病人的病变部位或其分泌物所致。接触病变部位感染的病例很少见,必须是病人病变表面有糜烂或溃疡,而另一方的皮肤同时有破损时,病原体才能侵入而发生感染。病人病变的分泌物中有大量病原体,接触时易感染,因此应妥善处理病人的分泌物。

五、其他传播途径

在为病人检查、手术、换药、护理等操作中,若防护不严,可能导致感染。或病人使用过的器械、注射器、针头等不经过严格消毒或及时销毁,再用者可能感染。接触病人的衣物、被褥、物品、毛巾、浴盆、便器等,可能感染 STD,因病人衣物等常被生殖器病变部位或分泌物污染,所以淋病、滴虫病等疾病均可通过毛巾、浴盆、衣物等生活用品传播。在文化水平较低、卫生水平较差的地区,这种传播时有发生。性传播疾病在人与人之间的间接接触传播相对来说还是比较少见的。

六、人群易感性

人群对 STD 普遍易感,几乎没有年龄、性别的差异。人群对 STD 既无先天性免疫力也无稳固的后天获得性免疫力,因此可以反复感染 STD,也可迁延不愈,反复发作。

第五节 流行因素

一、生物学因素

STD 病原体种类繁多,耐药菌株与日俱增是 STD 流行的生物学基础。人群对其既无先天免疫,也无持久的获得性免疫,普遍易感;可能重复感染,也可能同时感染多种病原体;可反复发作,也可迁延不愈,时隐时现,间歇排菌。迄今对性传播疾病尚无人工免疫方法,也无可靠的化学预防方法,且性成熟年龄和月经初潮提前,第一次性行为年龄降低,婚前性行为的比例增加、性关系多元化、性伴侣数多等因素,造成了 STD 绵延不断、发病率居高的流行态势。

滥用抗生素是导致 STD 病原体对抗生素敏感性降低的主要原因。淋球菌最重要的三种耐药变异株是产青霉素酶淋球菌(PPNG)、染色体突变引起的青霉素耐药菌株(CMRNG)和质粒介导的对四环素的耐药菌株(TRNG)。在耐药菌株中,PPNG 对公共卫生的影响最大,增加了控制淋病的难度,易引起暴发。

二、社会因素

1. 环境因素 经济发展迅速,旅游事业兴起,对外交流频繁,使不少青年人放纵自己的行为,从而造成疾病的传播。另外,法律不健全,管理工作薄弱,卫生宣教不够深入,专业人员少,防治经费不足,监测手段单调等,都会影响疾病的流行。

2. 人口流动 我国每年有 1.2 亿～1.5 亿的流动人口,这些人多为性活跃人群,人群相对集中、流动性强,防病意识弱,卫生服务不能有效覆盖等特征,易造成 STD 的传播和感染。

3. 嫖娼、卖淫 嫖娼、卖淫和社会性道德混乱,是 STD 蔓延的主要因素。近年全国 HIV 哨点监测数据显示,暗娼人群中的 HIV 感染率在近 10 年内上升了 50 倍,从 1995 年的平均 0.02% 上升到 2004 年的平均 1.0% 左右。个别地方暗娼人群中的 HIV 感染率已经达到或者超过 10%。全球研究表明,性病患者感染 HIV 的危险性或传播 HIV 的危险性为非性病患者的 2～16 倍。我国暗娼人群为性病患病率最高的人群,性病正在促进艾滋病的传播和流行。

4. 吸毒、贩毒 截止 2007 年 4 月,我国公安部门公布全国吸毒者达 80.39 万人。我国 HIV 感染者中有近 70% 是静脉注射毒品者。吸毒者性病检出率为 32.5%,女性患病率高达 43.25%,这与性乱密切相关。

5. 淫秽文艺作品泛滥 电影、电视、录像甚至电子游戏均充斥性的渲染与描述,引起青少年的性放纵和性乱交,因此,不能低估淫秽宣传品在 STD 流行中的作用。

6. 缺乏自我保护意识　自我保护的基本卫生知识和防范意识是造成 STD 流行的一个原因。减少不安全的性行为、提高安全套的使用率、提高防病意识将能有效预防 STD 的传播和流行。

7. 性病医疗市场混乱　无照行医、个体游医充斥社会,他们不报告疫情。一些病人不愿到医院就诊,而求助于他们。许多病人因得不到正规有效地治疗而长期不愈,甚至产生耐药菌株,这些人作为传染源会造成 STD 长期蔓延。

三、心理学因素

性心理和对性行为态度的改变,使原来的社会价值体系的控制作用减弱。社会观念的急剧变革,某些心理承受能力较差者可能产生心理变异现象,性变态是其中一种表现。性观念、性心理、性行为及道德标准的改变,同性恋行为及无防护的不安全的性行为,也都是 STD 流行的潜在危险因素。社会上那种对舒适、奢侈生活的追求,对单调乏味、低报酬的艰苦劳动的厌恶以及对性满足的渴望,构成了女性卖淫的主要社会心理。推广避孕技术和减少对人工流产手术的限制,解除了人们对妊娠的顾虑,性接触的随便增加了感染性病的机会。

STD 的发生和流行必须要有一定的生物学基础,并为一定的社会因素所制约,同时受到个人心理状态及社会人群的态度所影响。不同阶层人群的态度可能影响防制策略的制定与落实。对性病的认识不足和缺乏必要的思想准备,往往会造成心理上的恐惧。性自由、性解放使传统道德标准和行为准则被抛弃,特别是为年轻人所抛弃。在韩国大学生中的一项调查表明:大约有一半的男性、12％的女性有过婚前性行为;有 40％的男性、13％的女性在过去两个月里有 2 个或 2 个以上的性伴侣,4.9％的男性被诊断患过 STD。多米尼加 12～18 岁的青少年当中有 40.2％承认有过性行为,首次性行为的平均年龄为 14 岁。国内调查发现,在校大学生中有未婚性行为者占 20％左右。

第六节　预防策略与措施

一、策略

有效地预防和控制 STD,事关国家繁荣、经济发展、人民富裕、民族昌盛。研究并应用有效的疫苗或理想药物可以预防和治疗某种性传播疾病,但这些并非是短期内所能达到的。当前切合实际的预防对策是成立各级性病防治行政机构,制定综合治理规划、防制方案和卫生法规,建立起分类分级管理体制,健全性病防治网,保证性传播疾病三级预防对策的落实。

对 STD 防治的主要策略包括:

一级预防是指通过个人和社会的努力,保护健康人群不受性病病原体所感染,达到降低性传播疾病发病率和增进健康的目的。要做到疾病的一级预防必须政府重视,加强领导,在各级政府统一领导下综合治理。STD 的发生、发展、蔓延与诸多社会因素密切相关。要在全社会普及 AIDS、性病防治知识,开展广泛持久的健康教育,充分发挥非政府组织的重要作用。

二级预防是指早期发现传染源(包括所有感染者的迅速鉴定),及时采取有效的干预措施,达到控制性病、缩短病程、降低患病率的目的。早期发现和彻底治疗病人,是消灭传染源、防止性传播疾病扩散蔓延的主要环节。

三级预防旨在减少性病所造成的危害,促进康复,减少并发症,改善病人适应生活的能力,提高生存质量。

二、措施

1. 加强健康教育，提高预防意识　要将广泛宣传性病的防治知识作为一项经常而又长期的社会教育工作。性病的宣传教育要正确、科学、恰如其分，既要做到不隐瞒、不回避，也要不夸张、不渲染。要使人们认识到 STD 对个人、家庭和社会的危害，并掌握预防办法，提高人们的自我保护意识。

2. 防治机构和队伍　健全各级性病防治专业队伍，尤其是社区性病防治队伍，培训人员，改进和完善性病实验室诊断条件，执行性病报告制度，制定统一的诊断标准和防治方案，不断提高防治工作质量。及时治疗现症病人，防止 STD 慢性化，减少携带状态。目前我国的性病医疗市场比较混乱，主要表现在以承包、挂靠在公立医疗机构的性病门诊，对性病病人进行乱治疗、大处方治疗，从中牟取暴利，严重损害了患者的身心健康和经济利益。因此，以法规为依据，整顿性病医疗市场是当前一项迫切而艰巨的任务。

3. 减少性暴露频率，取缔嫖娼、卖淫活动　减少与已感染的性伴侣性暴露的频率、提高避孕套使用率或进行预防性治疗，可减少来自感染性伴侣传播的危险性。卫生、公安、司法和民政等部门密切配合，加强管理，严厉打击嫖娼、卖淫活动。

4. 切断性接触以外的其他传播途径　性病病人和高危人群不能作为供血者，要严格保证血液及血液制品的安全。采血、输血及其血液/血制品的储存均应进行严格检验，所用的一切器具（包括采血、注射用具等）必须经过严格消毒。同时，对进口血制品严格把关。注意做好浴池、旅店、游泳池、理发店的公共卫生工作，防止医院内感染的发生。医务人员应注意自身防护及严守操作规程。为了防止母婴传播，已明确患有 STD 的孕妇最好能中止妊娠。

5. 监测　以整个人群为基础的性病监测耗资太大，也不能迅速地为流行病学评价提供确切信息。一般采用监测点监测方法，通过监测点的资料来推测、估计性传播疾病的总体情况和趋势。监测的目的是为了及时掌握 STD 的流行动态，了解其传染的来源，调查各方面的影响因素，考核防治效果，为制定防治措施提供依据。因此在开展全面疫情管理的同时，应做好监测点的主动监测工作，建立和健全性传播疾病的监测网络，逐步把性病监测纳入初级卫生保健计划，以扩大监测工作的覆盖面，早期发现病人，及早防治。

（1）监测点及监测机构的完善：建立哨点监测系统；选取医院、性病诊治机构、血站、检疫所、戒毒所、拘留所、收审所、劳教所、监狱等作为监测哨点，建立健全各级 STD 监测网。我国于 1995 年开始建立全国 HIV 哨点监测网，至 2005 年底在全国 31 个省（自治区、直辖市）已设立国家级监测哨点 329 个，其中性病门诊哨点 120 个，暗娼哨点 66 个，吸毒者哨点 77 个，长途卡车司机哨点 25 个，孕产妇哨点 37 个，男性同性恋哨点 3 个和嫖客哨点 1 个。但若要全面控制 AIDS，仍应加大监测力度。艾滋病哨点监测在一定时间和一定地点应用一致的方法，重复对艾滋病现患率调查，这样可以为预防和控制艾滋病的行动提供信息。监测工作中的保密工作既要考虑到血样资料的偏性，对病人负责，又要注意到防治工作的需要。当前我国主要采用无关联监测、匿名监测、自愿保密监测、主动及被动保密监测。

（2）特殊人群，如妓女、同性恋者、药瘾者、特殊服务行业（酒吧女招待、按摩女郎、旅店服务员、归国劳务人员、购销人员、长途运输汽车司机、外国留学生、旅游者）、盆腔炎及宫外孕病人、嫖客、多性伴侣者、输血及应用血制品者应定期或常规做性病检查。

（3）教育有不正当性接触者在暴露于高危情况后尽早接受检查，尤其是当怀疑性伴侣是性病感染者时更应及早检查。

（4）认真做好婚前检查、涉外婚姻检查、产前检查，开展有关心理及性知识的咨询和指导；对已确诊的病人应追踪其传染源及其接触者；筛选所发现的阳性者，给予全程治疗，定期复查,务求彻底治愈。

(5) STD 监测工作质量考核

1) 疫情报告的考核:①STD 监测网是否落实,医务人员作为法定报告人的责任是否明确;②有无报告制度,方法是否正确;③报告是否及时、准确,有无漏项;④疫情漏报的检查核实。

2) STD 监测网是否健全,人员配备、实验室设备、技术力量、监测计划报告是否齐全。

3) 与公安、司法、民政等部门配合的情况。

4) 各种类型体检中 STD 检出情况。

5) 专业培训情况。

6) 科研、科普情况。

(6) 预防接种:由于大多数人感染 STD 后不能得到稳固的免疫力,这就成为重复感染 STD 的主要原因。人群对 STD 无先天免疫力,所获得的免疫力也主要为抗病原体的抗体,但其保护力不强,故可再感染。已知淋病、梅毒、衣原体、软下疳等均不能产生较强的特异免疫力,这为疫苗的研究和应用带来困难。国内外目前正致力于 HIV 疫苗的研制,虽然对 HIV 疫苗的研究做了大量的工作,并进行了初步的人体试验,但仍未达到令人满意的结果。我们期待着 HIV 疫苗的出现,这将是预防 AIDS 的关键。

SUMMARY
Chapter 15　Sexually Transmitted Diseases Epidemiology

Sexually transmitted diseases (STD) are infections that are commonly spread by sex, especially vaginal intercourse, anal sex and oral sex. Most STD initially do not cause symptoms. This results in a greater risk of passing the disease on to others. Symptoms and signs of disease may include: vaginal discharge, penile discharge, ulcers on or around the genitals, and pelvic pain. STD acquired before or during birth may result in poor outcomes for the baby. Some STD may cause problems with the ability to get pregnant.

More than 30 different bacteria, viruses, and parasites can cause STD. Not all STD are symptomatic, and symptoms may not appear immediately after infection. In some instances a disease can be carried with no symptoms, which leaves a greater risk of passing the disease on to others. Depending on the disease, some untreated STD can lead to infertility, chronic pain or even death. Prevention is key in addressing incurable STD, such as HIV and herpes. Sexual health clinics promote the use of condoms and provide outreach for at-risk communities.

The most effective way to prevent sexual transmission of STD is to avoid contact of body parts or fluids which can lead to transfer with an infected partner. Not all sexual activities involve contact: cybersex, phonesex or masturbation from a distance are methods of avoiding contact. Proper use of condoms reduces contact and risk. Although a condom is effective in limiting exposure, some disease transmission may occur even with a condom.

1. 影响性传播疾病流行过程的社会因素是什么?
2. 简述预防 HIV/AIDS 流行的主要策略。

(陆益花)

第十六章 分子流行病学概述

学习要求

掌握：分子流行病学的主要研究内容和研究方法。
熟悉：分子流行病学的基本特征。

随着分子生物学的快速发展，产生了许多交叉学科和新的学科分支，作为传统流行病学和分子生物学交叉融合的产物——分子流行病学（molecular epidemiology）这一术语也逐渐为人们所熟知。作为流行病学发展的一个重要方向，分子流行病学对流行病学本身的发展和疾病防治事业都具有重要意义。

第一节 分子流行病学的定义、特点和现状

（一）分子流行病学定义

根据分子流行病学发展现状和疾病防治、健康促进的要求，将分子流行病学定义为："分子流行病学是阐明人群和生物群体中医学相关生物标志的分布及其与疾病/健康的关系和影响因素，并研究防治疾病、促进健康的策略与措施的科学。"所谓生物标志（biological marker 或 biomarkers，简称 M 或 BM）是指能代表生物结构和功能的可识别（即可检测）物质特征。由于生物的生命现象极其复杂，而且可以说任何生命现象都具有物质基础，所以生物标志的范围非常广泛，包括生化与分子生物学的、细胞的、免疫学的、遗传的、甚至生理功能的等等。当前，分子流行病学中应用的生物标志主要是分子生物标志（molecular biomarker），如生物大分子（biological macromolecule）物质——核酸、蛋白质、脂类、抗体等。而医学相关生物标志（medicine-related biomarker）是指与疾病或健康状态相关的生物标志。这些生物标志（即可识别的物质特征）就构成了流行病学测量的因变量和自变量，它们可以是数值的，也可以是分类的。

> Molecular epidemiology is its use of biological and in particular genetic markers as a measure of the propensity of developing a disease or as an indicator of a disease or an exposure in the study of the distribution and cause of disease.

（二）分子流行病学的特点

1. 分子流行病学是应用群体调查研究方法，来解决疾病或健康相关生物标志的分布等一系列课题。因此，其被认为是流行病学的一个分支学科。

2. 人群、与疾病和健康密切相关的环境生物群体是分子流行病学的研究对象。

3. 分子流行病学的研究内容主要包括人群的疾病（包括传染病和非传染病）、健康状态相关生物标志的分布，与疾病和健康的关系，以及其影响因素；与人类疾病和健康密切相关的环境生物群体生物标志的分布、与人类疾病和健康的关系及其影响因素。也包括制定和评价基于分子流行病学的疾病防治、健康促进的策略和措施。

4. 分子流行病学的特征是生物标志、群体、现场、应用。是传统流行病学宏观调查研究和分子生物学等微观检测的有机结合。

（三）分子流行病学现状

分子流行病学经过三十多年的发展，已具有比较完整的理论和方法体系，尤其是近年来发展很快，主要表现在以下几个方面：

1. 内容更加丰富　分子流行病学起初是从研究传染病开始的，如传染源、传播途径、病原体鉴定等，目前逐渐包含疾病和健康状态相关生物标志的分布、影响因素、人群易感性、防治效果评价及病原生物进化变异规律和检测手段等。

2. 手段越来越多　除应用传统流行病学群体调查研究方法外，分子流行病学还应用一些独特的现场和实验室方法。在分子流行病学产生初期，主要检测手段是质粒图谱、核酸分子杂交、抗原抗体技术。当前应用于分子流行病学研究的检测方法很多，如生物芯片技术、分子生物学的核酸技术、蛋白质技术、酶技术等，此外免疫学、细胞学、生物化学、分析化学、生理学等技术也广泛应用于分子流行病学研究。

3. 应用范围不断扩大　伴随分子流行病学快速发展，其应用已不仅限于预防医学，一些非预防医学专业人员，如基础医学、生物学、环境科学和人类学等研究工作者也将分子流行病学应用于本研究领域。

第二节　分子流行病学研究内容

一、生物标志

（一）生物标志的种类

分子流行病学研究中的生物标志总体上说有三类：暴露生物标志（exposure biomarker），简称暴露标志（exposure marker，M_{exp}）；效应生物标志（effect biomarker），简称效应标志（effect marker，M_{eff}）；易感生物标志（susceptibility biomarker），简称易感标志（susceptibility marker，M_{sus} 或 SM）。

1. 暴露标志　与疾病或健康状态有关暴露因素的生物标志，称为暴露标志，其包括外暴露标志和内暴露标志。外暴露标志是指暴露因素进入机体之前的标志和剂量，如吸烟烟雾、环境物质、病毒、细菌、生物毒素等。内暴露标志是指暴露因素进入机体之后的标志；对于生物性病原因子来说，可以是生物病原因子本身、其代谢产物或与宿主体内生物大分子结合产物，像病毒整合基因、生物毒素-DNA 加合物等；对于非生物性病原因子可以是体内转运分子、代谢产物或与宿主靶体结合物等。

2. 效应标志　指宿主暴露后产生功能性或结构性变化的生物标志，如突变基因、畸变染色体、特异蛋白等。其包括疾病标志（disease marker，M_D）和健康状态标志（health marker，M_H）。

3. 易感标志　指宿主对疾病发生、发展易感程度的生物标志。如 HLA-DQB1-non-Asp-

57 和 DQA1-Arg-52 基因携带者为胰岛素依赖型糖尿病的易感基因。易感性主要与宿主的遗传特征,以及生长发育、营养、免疫、机体活动状态等有关。不同疾病阶段,可以具有不同的易感性标志。

我们把生物标志大致分为三类,即暴露生物标志、效应生物标志、易感生物标志,就某一种生物标志而言,它们的概念是相对的;比如一种效应生物标志 ASFM(如突变的基因),当我们研究其分布变迁的原因时,它是因变量,是效应标志;但当我们研究其与临床疾病标志 CDM 或与亚临床标志 SCCM 的关系时,ASFM 就又成了影响因素或暴露标志。

(二)生物标志的选定

1. 生物标志的筛选　根据健康与疾病连续带(HDC)的模型,宿主疾病或健康状态从暴露到结局,可以发生很多生物特征变化,但能够作为生物标志的只是其中很小一部分。因为生物标志必须:①具有较好的特异性和稳定性;②检测方法具有较高的灵敏度和特异度高;③检测方法快速、简便。因此不同 HDC 阶段都要对候选生物标志的本身特性、在疾病过程中的意义、检测方法等进行深入研究,然后根据研究目的、生物标志与所要代表 HDC 进程中特定阶段的关联程度进行筛选。如乙肝病毒(HBV)感染的生物标志有 HBsAg、抗 HBs、HBcAg、抗 HBc、HBeAg、抗 HBe、HBV-DNA 等。如果关注的是病毒早期感染,由于体内尚未产生抗体,只能选择 HBV-DNA 或 HBsAg 等病毒标志为生物标志。如果关注的是 HBV 在群体中的总感染水平,则 HBV 抗原、特异抗体都可以作为生物标志。

2. 生物标志特性　在生物标志的选定时,需要进行生物标志特性研究,主要包括:①分子特性,即生物标志的化学结构和组成、物理特性、稳定性等;②时相特性:即生物标志在不同 HDC 阶段的表现和意义;③个体内变异:由于生物标本采集时间、部位等不同,即使同一个体的结果也可能具有一定差异;④个体间变异:由于个体差异,不同生物个体之间的生物标志检测结果也是不同的;⑤群体间变异:不同生物群体(如年龄、性别、民族等)的生物标志检测结果也是不同的;⑥储存变异:生物标志的生物特性、储存条件、储存时间等都会影响其检测结果。

3. 检测方法实用性及可信性　在初步选定生物标志以后,需要对其检测方法的实用性进行探讨。由于流行病学研究样本一般较大,生物标志检测花费较高,而且常常需要一定仪器设备和实验室条件,因此,应探讨生物标志检测的"最佳"方法,而不是所谓的"最新"方法。检测方法要成熟稳定、操作简便、标本容易采集,而且可信性强。所谓可信性是指同一标本使用同一方法多次检测结果的变异程度。如在上述 HBV 感染的研究中,欲了解人群中病毒携带情况,可以检测 HBsAg,也可以直接检测 HBV-DNA;后者又可以应用核酸分子杂交或 PCR 等,应对这些方法的实用性和可信性进行研究。

4. 检测方法的有效性　对于生物标志检测方法,在广泛应用之前,需要进行有效性研究,即灵敏度和特异度研究。此处要区分流行病学的灵敏度和实验室所谓的敏感性的不同,后者一般指某实验方法检出的标本中最小物质含量。

二、暴露测量

(一)外暴露研究

外暴露主要指环境因素暴露,分为生物性因素和非生物性因素。作为分子流行病学研究的生物标志一般是生物性病原因子,如病原生物、生物毒素等。

1. 生物性病原因子检定　在传染病防制中,首要任务之一是准确查明病原体;因此研究病原生物分型分类和检定的最有效手段是传染病分子流行病学的重要使命。如在流感嗜血杆菌研究中表明,其主要毒力因子是 b 型荚膜,因此 b 血清型被视为致病菌。但从爱斯基摩人和阿拉斯加居民中检出的流感嗜血杆菌 b 血清型菌株却不引起发病;分子流行病学研究表明,这些菌株属于一个克隆,其与能引起侵袭性发病的 b 型菌株克隆在遗传学上有一定差异;因此,仅以血清学等一般生物学方法对流感嗜血杆菌进行分型检定对于该病的防治是远远不够的,需要新的分型检定方法研究。当然细菌学、血清学、生物化学等方法目前仍是病原生物检测鉴定的重要手段。

随着生物毒素病因研究的不断深入,其作为外暴露标志的意义受到人们的重视,并已取得可喜成绩,如霉菌毒素、藻类毒素等在恶性肿瘤发病中的作用。

2. 病原生物进化变异规律研究　虽然目前多种传染病和寄生虫病得到有效控制,甚至被消灭或消除了危害。但也应看到,近 20 多年来仅新出现的传染病就有 30 余种,如艾滋病、新型肝炎、出血热、O139 霍乱、O157 大肠埃希菌肠炎等严重危害人们健康和生命;而且许多老的传染病又逐渐成为重要的公共卫生问题,如结核、性病等。究其原因,一是生物在不断进化变异中,人类生活和生产活动、环境改变等加速了它们的进化变异;二是对人类来说病原生物和非病原生物是相对的,有时是可以互相转变的,如病原生物丢失致病基因、非病原生物获得致病基因、条件致病菌等;因此,新病原生物的出现也就很自然了,人类与传染病和寄生虫病的斗争将继续激烈地进行下去。因此,研究病原生物群体遗传关系和进化变异规律已成为分子流行病学的重要研究内容。如伤寒杆菌变异规律的研究对阐明伤寒杆菌流行规律、预测流行趋势及防制都是非常重要的。

3. 确定传播途径　如 1981 年美国俄亥俄、乔治亚、密西根等州发生 S. munchen 菌感染暴发,最初调查未能确立传播途径。进一步调查研究发现,在密西根地区,76% 的病人有大麻暴露史,而对照仅为 21%,从病家获得的大麻标本中分离出 S. munchen 菌株,每克高达 10^7;但这些菌株与从其他来源的菌株在表型上无法区分,既往也没有大麻作为病原菌传播途径的报道,因此无法作出结论。然而,通过质粒谱分析发现,所有与暴露大麻有关的菌株都含有两个质粒(3.1 和 7.4MD),而在对照菌株中却没有这两个质粒,从而确认含有这两个质粒的 S. munchen 菌株是本次暴发的病原体,传播途径是大麻;根据大麻去向预测其他地区的流行情况也被后来的事实所证明。

4. 非生物性因素的暴露测量　主要见于研究慢性非传染病、地方病等。如环境中的有毒元素和化学物质、饮食因素等。

（二）内暴露研究

1. 传染性疾病　感染状况与传染源的追踪:通过对生物标志的检测,如病原体抗原、抗体、核酸、蛋白质等,能准确、快速地判断疾病的感染情况,有时是唯一可行的办法。如艾滋病病毒的检测对描述感染分布、追溯传染源、确定传播途径、保护易感人群、阐明流行规律都具有重要价值。如 1992 年美国某地发现一例艾滋病人,初步调查没有发现明确的艾滋病人接触史,也不具有 HIV 感染的危险因素,研究者甚感困惑;进一步调查发现,这个患者曾接受一名牙科医生的治疗,检查发现该牙医为 HIV 感染者,并发现还有 6 名接受这个牙医治疗的病人都感染了 HIV。对这 7 名病人和牙医的 HIV 与 35 株从当地其他人分离的 HIV 进行核酸序列分析表明,牙医与其中 5 名病人的 HIV 株具有克隆关系,而与其他 37 株的遗传关系较远,从而判定这名牙医是其 5 名病人 HIV 感染的传染源。

2. 慢性非传染性疾病

（1）内暴露水平:由于生物个体差异和物质特性、接触途径不同,测定宿主体外暴露水平常不能确切评判其在疾病中的意义。而检测生物体内暴露水平,如细胞、组织、血液、组织液等生物标本内的含量,为进一步的生物作用剂量和早期生物效应研究提供直接有力的证据。

(2)生物作用水平:研究暴露因子作用于生物靶体如 DNA、蛋白质等的情况有利于阐明暴露—早期生物效应关系,如胃癌与饮水、食物中硝酸盐、亚硝酸盐、胺类化合物摄入量有关,后者在体内形成亚硝基化合物,这些化合物可与细胞内 DNA 形成加合物,进之引起一系列癌发效应。DNA 加合物水平可以示为亚硝基化合物的生物作用剂量,为进一步研究其影响因素及与早期生物效应或发病的关系提供了基础。

三、效应测量

(一)传染病

1. 免疫效应　病原生物感染后,可以引起机体特异和非特异的免疫应答,如抗体产生等。对人群中某病原体的特异性抗体水平及其影响因素的研究对阐明传染病和寄生虫病的流行规律、制定防治对策和措施、评价防治效果等都具有很重要的意义。

2. 病理性效应　病原生物感染后可以产生一定的病理损害,如肝炎病毒感染引起的肝细胞损害,痢疾杆菌感染引起的肠道损伤等,测量机体损害性的生物标志不仅可以了解感染状况及其影响因素,而且对研究病原体特征和预后判断都是非常重要的。

(二)慢性非传染病

在生物体暴露于病因之后,首先发生生物效应的就是生物大分子,尤其是基因和蛋白质结构和功能改变等。因此,努力发现和研究暴露后不同阶段的早期生物效应分子,对病因研究、发病机制、早期诊断、高危人群筛检和疾病防治都很有价值。在慢性非传染病的效应标志研究中,主要有两类:结构异常标志和功能异常标志,但由于慢性非传染病的病程长,发病原因复杂,涉及基因多等特点,其生物标志也多而繁杂。

1. 基因表达异常和代谢异常　在暴露早期或轻度暴露的情况下,生物体虽不一定有基因突变、组织损伤等明显病理性改变,但可以发生基因表达的异常或代谢异常。由于早期生物效应常是暴露因素直接作用的结果,把早期基因表达或代谢异常作为生物标志,可以更好地研究不同暴露因素作用强度和作用机制。

2. 基因突变或染色体畸变　当暴露达到一定程度,机体就会出现结构异常的生物标志。早期生物效应分子既可作为暴露后的生物效应结局,也可以作为下一级生物效应结局的影响因素。如:亚硝胺暴露能与食管癌上皮细胞内 DNA 形成加合物,继之引起抑癌基因突变失活或原癌基因激活,后者又使细胞癌变转化直至肿瘤形成。因此,亚硝胺-DNA 加合物、抑癌基因突变失活等不仅可以作为早期效应的结局标志进行研究,也可作为下一步的暴露标志进行研究。

(三)健康状态

注重健康是 21 世纪医学的重要课题,分子流行病学不仅要研究疾病,同样也要研究健康状态。通过人群中健康状态相关生物标志分布及其影响因素的研究,如生长、发育和衰老等,可以为阐明健康分布规律、制定促进健康的策略和措施提供科学依据。

四、易感性测量

宿主易感性高低在疾病发生、发展和预后中具有重要意义。易感性不仅表现在遗传性疾病,对于传染病和慢性非传染病来说同样具有意义;而且在疾病不同阶段,易感性意义也不相同。

(一)遗传性疾病

随着传染病和寄生虫病被控制,慢性非传染病和遗传性疾病的危害越来越重要。目前,全世界大约有4 000余种遗传病,人群中有25%~30%的人受到各种遗传病的危害。除少数已经查明原因以外,大多遗传病病因不明。目前的任务是探明遗传病易感(致病)基因、分布规律、影响因素和防制手段,这是一项长期而艰巨的任务。如Huntington病(HD)是一种遗传性舞蹈病,中年发病,而后逐渐加重,因无法治疗,10~20年后死亡;人群患病率约为5/10万,但在某些家族危害甚大;20世纪80年代以前临床、病理、生化等多年研究没有突破性进展;20世纪80年代初应用分子流行病学方法对不同家族群体进行研究,很快确定了HD基因紧密连锁遗传位点D4S10及其DNA标志,为该病的早期诊断和防制提供了可靠指标。此后经过十余年深入探索,终于克隆了该病易感(致病)基因。其次,发展灵敏度和特异度高、快速方便的基因诊断方法用于遗传病基因分布研究、高危人群筛检等也是分子流行病学的重要研究内容。这对提高全民族人口素质,搞好计划生育具有深远意义。人类基因组计划、后基因组计划、疾病基因组计划等的实施将对揭示疾病遗传易感性提供科学依据。

(二)慢性非传染病

虽然环境因素在慢性非传染病发病中具有重要作用,但易感因素也是不可忽视的。分子流行病学研究表明心脑血管病、恶性肿瘤、糖尿病等慢性非传染病都有易感性相关基因标志存在。

(三)传染病

人们对传染病和寄生虫病的易感性水平高低可以从两个方面评判,一是特异性免疫力水平;二是对该病原体致病的遗传易感性。第一个方面常用血清学生物标志进行评判,如血清中特异性抗体的有无与水平。第二个方面可用基因标志进行评判。如非洲疟疾流行很严重,每年造成千百万人患病,数万人死亡;研究表明:西部非洲人群HLA特定抗原基因的分布与疟疾发病的严重程度有密切关系;对艾滋病的研究表明:不同基因特征的人群对HIV的易感性也具有很大差异。

五、疾病防治效果评价

(一)预防效果评价

1. 传染性疾病防治效果评价 分子流行病学对传染病预防控制措施效果的评价主要体现在以下两个方面:

(1)预防接种效果评价:在传染病的预防效果评价中,如疫苗接种,可以检测体内免疫抗体产生情况判断预防效果;也可以对不同人群采取措施与否的感染情况进行分析。分子流行病学在预防措施效果评价中显得尤为重要。

(2)预防接种相关发病研究:在预防接种过程中,有时会发生疫苗相关病例或逃逸病例,前者是疫苗接种以后,在该病的最短最长潜伏期内发生的病例,而且从病人分离出该病的菌株或毒株;后者是疫苗接种以后在有效保护期内发生了该病的病例。第一种情况可能是疫(菌)苗株发生突变而具有致病性或是偶合的野生株感染;第二种情况可能是野生株或疫苗株发生了突变,使疫苗株的预防接种不能保护野生株的感染。此时,只有应用分子流行病学方法对病人分离菌株或病毒株与疫苗株和野生株进行研究,如核酸序列分析等,方可得出明确结论。

2. 慢性非传染病防治效果控制　在进行慢性非传染病的预防控制效果评价中,传统流行病学常遇到一些难题,一是这类疾病的潜隐期长,如果以疾病率的变化为指标则周期长,效果常不显著,给研究工作带来很大困难;二是慢性非传染病发病的多因素,在采取多种措施后测量其疾病率的变化,无法准确判断不同干预措施在疾病防制中的效应。分子流行病学采用最早期的生物效应标志为结局进行测量,大大缩短了效果评价的时间,也使不同措施的效果评价更加客观和准确。如在食管癌防制研究中,如果降低亚硝胺摄入量或应用亚硝胺阻断剂,进而研究人群中亚硝胺 DNA 加合物的水平或细胞癌基因激活、抑癌基因突变作为测量指标,可极大提高预防措施效果评价工作的效能。

（二）治疗效果评价

应用分子流行病学进行治疗措施的效果评价比以传统诊断为依据的效果评价要节约时间、费用和人力,而且更加客观;有时分子流行病学评价是唯一可靠的方法,如基因治疗。

第三节　分子流行病学研究方法

一、测量指标与标本采集

（一）测量指标的选择

1. 一般原则

（1）生物标志应特异、稳定。

（2）标本采集、储存方便。

（3）检测方法比较简单、实用,而且操作规范,便于与同类研究结果比较。

（4）检测方法灵敏度和特异度高。

2. 测量指标

（1）暴露指标:暴露可以是内暴露,也可是外暴露;可以是危险因子也可是预防和治疗等保护性因子。选择何种生物标志作为暴露指标应考虑:最好能代表接触剂量或生物作用剂量;前者便于以后进行大样本人群研究和制定疾病防制策略措施,后者对进一步研究早期生物效应等具有意义。

（2）效应指标:宿主暴露以后会产生一系列相应的生物效应,直到最终结局。一般以最早期生物效应标志作为探索暴露因素的致病作用或干预措施的短期效果评价指标,如抗体产生、代谢异常、基因表达异常等;选择结构和功能改变作为确定暴露的致病作用和早期诊断、早期预防的指标;应用临床诊断标志作为干预措施长期效果评价或预后的指标。

（3）易感性指标:一般选择抗体水平作为传染病易感性指标,而易感基因及其表达产物等作为心脑血管病、恶性肿瘤、糖尿病等慢性非传染病的易感性标志。

（二）标本采集

生物标本一般包括病原的和人体的生物标本。通常将储存有一种类型或多种类型生物标本,并能保持它们的生物活性以供研究之用的系统称为生物标本库（biological specimen bank，BSB）,如血清库、组织库、病原生物库等。生物标本采集和储存是分子流行病学研究是否成功的关键,一般要求:①在采集和储存过程中不能受到"污染",包括外界生物的、化学的和其他标本的"交叉污染";②储存的生物标本在任何时候进行检测都可以获得一致的结果;③所有的生物标本都应有详细的背景材料和鉴别标志。由于标本种类很多,其采集方法和储存条件等各不相同。

常用的生物标本有：微生物标本、血液（血清）标本、组织标本、其他生物标本（如唾液、胃液、尿液、精液、头发、媒介生物等），其采集和储存要保证标本内各种生物大分子、细胞结构等不被破坏。生物标本的储存一般是冷藏（0 ℃短期或－80 ℃、液氮长期储存），具体储存条件可参阅有关专著。

二、现场调查研究方法

一般来说，流行病学描述性、分析性、实验（干预）性研究方法都可以应用于分子流行病学。由于分子流行病学研究可以使体外和体内的暴露剂量能准确测量、机体内微细的形态结构和功能变化能早期察觉、错误分组和错误诊断的现象大大减少等，从而大大提高了研究的效力，一般需要的样本量相对较小。同时，由于分子流行病学研究中的指标检测需要一定实验室条件，标本采集受到某些限制等，使分子流行病学不宜作大规模现场调查研究。因此，分子流行病学在横断面研究中多是小样本抽样调查，在分析性研究中多为病例对照研究、队列与病例对照结合的巢式病例对照研究、病例－病例研究等，在实验性（或干预性）研究也多采用小样本随机对照试验。当检测方法简便或研究确实需要时，也进行大样本研究，如疫苗效果评价等，也常应用大样本现场随机对照研究。

三、实验室检测技术

（一）核酸技术

1. **核酸电泳图谱** 对于较小分子量的核酸片段，如质粒、RNA 等，可以直接进行核酸凝胶电泳、溴化乙啶染色进行初步检定。常用的检测如细菌质粒电泳图谱、RNA 电泳图谱（如轮状病毒）等。

2. **核酸酶切电泳图谱** 核酸，尤其是染色体 DNA，分子量一般都很大，直接进行电泳不但不能很好分离，而且也不能提供更多有关核酸分子结构的信息。限制性内切酶具有 DNA 内核苷酸序列特异切割作用，如 HindⅢ识别的 DNA 特异序列是"AAGCTT"，在 DNA 分子中只要有这一序列，HindⅢ就会将其在这一部位切断。因此，不同核苷酸序列的 DNA 分子经过酶切后可以产生大小不同、数目不等的片段，经过凝胶电泳分离和染色（或核酸分子杂交），这些片段表现为不同的条带；一个生物体 DNA 条带表现为一个特征性条带谱型，这种特征性条带谱型称为限制性片段长度多态度（restriction fragment length polymorphism，RFLP），用这种方法进行 DNA 分子结构异同性的比较称为 RFLP 分析。

3. **核酸分子杂交** 核酸分子杂交是根据 DNA 双链分子变性和复性两大特征而发展起来的。将一条已知序列的特定 DNA 片段标记为基因探针（gene probe），检测被测标本中是否具有基因探针的互补序列。常用核酸分子杂交方法有：原位杂交、斑点杂交、转印杂交（包括 Southern blot 检测 DNA 和 Northern blot 检测 RNA）等。

4. **核酸体外扩增** 核酸体外扩增主要指 PCR 技术，其是近年来分子生物学领域发展最快、应用最广泛的技术之一。该方法快速、灵敏、特异，其可以检出生物标本中只有一个拷贝的 DNA 片段；PCR 技术不仅应用于检测，也应用于特定 DNA 片段的制备和基因克隆等。目前使用的 PCR 技术除常规方法以外，还有定量 PCR、原位 PCR、免疫 PCR、荧光 PCR、随机引物 PCR（RAPD）、单链构象多态性 PCR（SSCP-PCR）、反转录 PCR（RT-PCR）等。

5. **核酸序列分析** 核酸序列分析技术近年来有了很大的发展，由于核酸测序仪的出现，这项工作变得轻松、便捷。通过核酸测序可以分析所要比较的任何 DNA 片段（或基因）之间碱基序列的异同。单核苷酸多态度（single nucleotide polymorphism，SNP）研究，目前被认为是揭示人类发病及其易感性极具美好前景的领域。

（二）蛋白质技术

几乎所有的生物都含有蛋白质，包括结构蛋白或功能蛋白；蛋白质分离检定技术主要有凝胶（介质为琼脂糖或聚丙烯酰胺）电泳、蛋白转印杂交（Western blot）、高速离心、色谱分析、蛋白质测序等，最常用的是凝胶电泳和蛋白转印杂交技术。

（三）酶学技术

蛋白酶的分离检定技术与蛋白质相似，但要求一定的条件（如温度 4～6 ℃、特定缓冲液等）。蛋白酶可以进行功能检定和结构检定，如定性检测细胞、组织内某种酶的存在与否，定量测定某种酶的活性等；生物标本内的蛋白酶经过凝胶电泳分离再进行特异染色可以确定其分子量，并进行不同生物体间的异同比较，如近年来分子流行病学中应用的多位点酶电泳（multilocus enzyme electrophoresis，MEE）法。

（四）生物芯片技术

生物芯片（biochip）技术是近年来发展起来的一种基于分子杂交原理的新型生物标本检测技术，可以检测核酸、蛋白质等生物大分子，测定核酸的芯片有时也称为基因芯片。生物芯片技术的主要特点：一是快速，短的几十分钟就可以获得结果；二是检测量大，一块芯片一次可以检测数百上千、甚至数万个生物特征（如基因、蛋白质、特定抗原等）。

（五）其他技术

分子流行病学应用的实验室技术很多，除上述介绍的以外，还有免疫学技术，如酶联免疫吸附试验（ELISA）、荧光免疫试验（FIA）、放射免疫试验（RIA）、免疫细胞化学检测（ICC）等；色谱技术，如高效液相色谱技术（HPLC）、液相蛋白色谱技术（FPLC）、毛细管电泳技术等。

四、研究设计与资料分析

（一）研究设计

1. 研究目的和路线　根据学科发展及欲解决的问题，选择研究初步路线。

2. 设计要点

（1）研究目的：在进行研究设计时，首先要明确通过该项研究可能阐明或解决的问题，充分考虑创新性、实用性、可行性。

（2）测量指标：根据研究目的和研究路线确定测量指标。主要考虑生物标志是否特异、稳定，标本采集是否方便，是否有灵敏而特异的检测方法，生物标志是否最好地代表了所要阐明或解决的问题关键。

（3）测量方法：根据测量指标，结合实验室条件合理选择测量方法，检测方法要简便、成熟，灵敏度和特异度高；新方法要考虑检测结果与其他方法结果的可比性。还要考虑是进行数值测量，还是分类测量。

（4）调查方法与样本：确定所要进行的调查研究方法，如描述性、分析性或干预（实验）性研究；样本选择：样本来源的地区和人群，样本大小，标本采集和储存的要求。

（5）结果与分析：在设计中要预测研究结果，根据选择的测量指标和测量方法确定资料分析方法，即率或比分析、定量分析、遗传关系分析等。并要制定总结、分析、结果报告的具体计划。

（6）质量控制：在注重现场质量控制的同时，要特别重视实验室的质量控制，制定监控和核查计划。

（7）注意事项：在研究的不同阶段都要注意一些关键问题及其处理办法，最好有预实验。

（二）资料分析

1. 传统流行病学指标　传统流行病学常用分析指标如疾病率、比和危险度估计等，都可应用于分子流行病学研究。有些指标的含义可能有些变化，如生物标志发生率、检出（阳性）率等；对于数值变量资料也可计算均数、标准差等。

2. 血清流行病学分析　抗体的几何平均滴度、阳转率、感染率等。

3. 遗传关系分析　在进行遗传关系分析时首先要明确几个分子流行病学的概念：

（1）基因型（genotype）：具有相同遗传结构的一类生物体。

（2）克隆（clone）：许多生物特征（表型或基因型）相同的生物体，虽然分离来源、地区、时间可能不同，但它们的这些特③征几乎只能解释为共同来源，则这些生物体称为一个克隆。

（3）克隆群（clone cluster）：遗传关系非常紧密的多个生物克隆，可以划分为一个克隆群。

遗传关系主要分析指标有：不同生物群（个）体之间的遗传一致性（如相似系数 S）和遗传差异（如遗传距离 D），其计算方法和公式很多，此处介绍几个简单方法：

相似系数计算：$S=2C/(C_1+C_2)$

C：相同特征数。C_1：组 1 具有的特征数，C_2：组 2 具有的特征数。

遗传距离计算：$D=r/t$

r：错配特征对子数，t：被比较的特征对子数。

4. 遗传多态性分析　遗传多态性主要分析不同生物群体的变异程度。基因多态度分析常用指标有：遗传多态度（H）、杂合度（h）；计算方法如：

遗传多态：$H_i=1-\dot{a}_j F_{ij}^2[N/(N-1)]$

等位基因频率：$F_{ij}=S_{ij}/\dot{a}_j S_{ij}$

平均遗传多态度：$H=(\dot{a}H_i)/T$

遗传杂合度：$h=(\dot{a}A_i)/T$

H：平均遗传多态度；H_i：第 i 个遗传位点的遗传多态度；F_{ij}：第 i 个遗传位点第 j 个等位基因的基因频率；S_{ij}：第 i 个基因位点第 j 个等位基因的频数；N：样本数；T：遗传位点数；h：遗传杂合度；A_i：第 i 个遗传位点的等位基因数。

此外，资料分析中还可使用聚类分析、核酸突变热点分析、序列一致性分析、分子进化分析等，目前已有很多计算机处理软件可供使用，可参考有关文献和书籍。

（三）实验中的质量控制

1. 一般实验质量控制

（1）标本采集和储存：采集过程中主要影响因素有：采集部位、时间和方法。储存过程的影响因素有：储存温度、时间、标本介质等。

（2）试剂和材料：同一测定指标最好使用同一批次的试剂材料；确需使用二批以上试剂材料，则不同批次要进行对比分析和标准化。

（3）仪器：仪器原则上使用前调校，不要随意更换，特别是有量度的仪器设备。

（4）实验方法：一项研究中,对于一种生物标志测量方法要统一。

（5）操作规范：每一步骤都要制定操作规范,保证操作者内（即同一操作者）和操作者间（即不同操作者）的可重复性。

2. 设立多重对照 为保证检测质量,可以设立多种对照,而且可以采取“盲法”。

（1）标准对照：指含有某种生物标志,并已知其含量的生物标本。

（2）空白对照：指不含某生物标志（或生物分子）的生物标本。

（3）重复对照：指来源于同一份待测生物标本具有不同编号的多份生物标本。

在实验中可以利用盲法加入实验样本中一定量的阳性对照、阴性对照和重复对照,以监督和控制检测质量。

3. 重复试验

（1）实验室内重复试验：为控制实验室内操作偏倚,在同一实验室内不定期进行实验室内不同操作者之间的交叉重复试验。

（2）实验室间重复试验：为控制实验室间测量偏倚或检验实验室内结果可靠性,可在不同实验室进行同一批标本的检测,核查其一致性。

（四）误差

1. 随机误差 分子流行病学研究样本一般相对较小,出现随机误差的机会较大。但另一方面,由于分子流行病学结局测量的有效性（如灵敏度和特异度）较好,所以结果真实性也较高。在分子流行病学研究设计、结果报告等方面,对此要有清醒的认识。

2. 偏倚

（1）选择偏倚：在这一类偏倚中,除样本选择偏倚外,还可出现标本采集偏倚（如采集的部位、时间、机体状态、方法等不同造成的偏倚）,如果标本来自某生物标本库,则更容易出现选择偏倚。

（2）信息偏倚：主要是检测偏倚、样本储存偏倚。检测偏倚包括：操作偏倚、试剂（材料、仪器）偏倚、方法偏倚等；样本储存偏倚主要指由于生物标本储存条件和时间不同造成检测结果偏倚。

（3）混杂偏倚：由于研究设计原因,也可以产生混杂偏倚。

第四节 分子流行病学研究实例

1. 研究题目 波兰某工业区环境中芳香族化合物暴露人群的 DNA 加合物研究（1990）。
2. 测量指标 DNA 加合物和淋巴细胞 DNA。
3. 测量方法 采集血液淋巴细胞,应用荧光检测竞争 ELISA 法和 DNA 加合物 ^{32}P 后标记技术。
4. 研究设计 采用横断面分析研究；选择煤焦油作业工人为暴露组,当地城市居民和近郊农民分别为对照组。排除年龄、吸烟及其他职业暴露等因素的影响；比较 3 组 DNA 加合物水平。
5. 结果分析 结果：当地城市居民（19 例）与煤焦油作业工人（63 例）的 DNA 加合物水平和谱型相似,而近郊农民（15 例）的 DNA 加合物水平与煤焦油作业工人相比低 2～3 倍。结论：环境中芳香族化合物暴露（煤焦油）可以导致体内 DNA 加合物水平升高。

6. 质量控制　每份标本都同时在两个不同的实验室进行检测,结果显示一致性很高。

第五节　分子流行病学应用前景

一、传染病预防控制

在传染病的预防控制中,有许多问题需要解决,其中大多课题需要应用分子流行病学来解决。分子流行病学目前已经广泛应用于传染病预防控制,但进一步的研究和应用将主要表现在以下几个方面:

1. 病原体研究　如病原体的分布及其影响因素、病原体的流行病学分类和检测鉴定、病原体群体进化变异规律及影响因素等。

2. 传染源研究　如感染类型及群体发病谱、传染源确定与追踪等。

3. 传播途径研究　如传播途径的确认与流行传播规律、传染来源追踪等。

4. 人群易感性研究　如在群体中对重要传染病的特异抗体进行检测、易感基因分布及其与流行的关系等研究。

5. 疫苗及免疫预防制剂的研究　如高效安全的基因工程多价疫苗研究等。

6. 防治对策和措施研究及其效果评价　如干预对感染率的影响、对发病率的影响、对发病谱的影响,免疫预防效果评价、疫苗相关病例的研究、疫苗逃逸病例的研究等。

二、慢性非传染病预防控制

分子流行病学虽然最初主要用于传染病研究,但目前更使慢性非传染病防治研究进入一个新阶段,主要表现在:

1. 暴露测量更加科学、准确;如将暴露测量分为外暴露、内暴露、生物作用剂量等。

2. 细微效应可以察觉,可以测定健康疾病连续带不同阶段的效应指标。

3. 易感性研究深入到基因和分子水平。

4. 防治措施效果评价更加有效。

三、健康状态研究

医学的本意是治病的科学,其研究对象是病人;因此在漫长的医学实践中,我们主要是探讨疾病的发病原因、诊断、治疗和预防,可以称其为疾病医学。而流行病学是群体医学,它不仅关注病人群体,也关注非病人群体,不仅关注疾病发生、发展,也关注整个人群的健康。所以,流行病学是健康医学的主力军,现代流行病学将研究领域扩展为疾病(包括传染病和慢性非传染病)、伤害和健康状态也就成为必然。由于社会发展阶段和传统流行病学指标测量方法的限制,过去流行病学对健康的研究尚无很大贡献;分子流行病学的出现开启了流行病学进军健康研究的新时代,主要表现在:

1. 以生物标志为基础的健康状态分布及其影响因素研究正在受到人们的重视。

2. 由于健康相关生物标志的精确测量,使健康促进从模糊走向科学。

3. 随着分子流行病学对不同生物标志分布及其影响因素研究的深入,人们对健康和疾病将有更加深入的了解。

分子流行病学是一门新兴的边缘学科,尚有很多不成熟的地方,但已显示出了强大的生命力。随着先进的生物标志检测技术、计算机技术、信息技术和统计学方法等的不断引入,分子流行病学将把流行病学研究提高到一个崭新阶段。未来的分子流行病学工作者不但要熟练掌握传统流行病学原理和方法,还要不断地学习和掌握分子生物学等相关学科的理论和技术,从而造就出新型的分子流行病学人才,完成流行病学历史的使命。

SUMMARY

Chapter 16　Molecular Epidemiology

Molecular epidemiology has developed rapidly in recent years. Molecular epidemiology is actually the comprehensive application of the methods of traditional epidemiology and molecular biomedicine in examining the cause relationship between risk factors and diseases. Such molecular biotechnology would provide insights into underlying pathophysiologic mechanisms and facilitate the development of novel diagnostic and therapeutic approaches. This chapter describes the basic concepts, methods of molecular epidemiology, and biomarkers of diseases.

1. 在分子流行病学研究中,一般采取哪些实验室质量控制措施?
2. 简述分子流行病学的设计要点。
3. 简述分子流行病学研究中标本采集与储存的要求。
4. 确定一项生物特征能否作为分子流行病学研究的生物标志,需要做哪几方面的研究?

（姜丽英）

第十七章 伤害流行病学

学习要求

掌握：伤害的危害特点、伤害的测量指标及伤害的预防策略和干预措施。

熟悉：伤害的定义、分类和伤害的分布特征。

了解：伤害发生的原因及影响因素，我国伤害防控政策方针。

据世界卫生组织（WHO）统计，伤害每年导致全球 500 多万人死亡和更多人的残疾，为大多数国家居民的前 5 位死亡原因之一，尤其是 1~44 岁人群的第一位致死原因。无论是发达国家还是发展中国家，伤害的发生率、致残率和死亡率都高居不下，因此伤害已成为严重威胁人类健康的一项全球性重大公共卫生问题，与传染性疾病、慢性非传染性疾病一起构成危害人类健康的三大疾病负担，其预防与控制越来越受到世界各国的重视。

Injuries have become one of the major threats to human health and one of the major causes of death. Injury epidemiology deals with the occurrence, distribution and risk factors of injuries, development of preventive strategies and measures, and evaluation of interventions. The ultimate goal is to control and reduce the occurrence of injuries and to promote human health.

伤害流行病学（injury epidemiology）是运用流行病学原理和方法描述伤害的发生频率及其分布，分析伤害发生的原因及危险因素，提出干预和防制措施，并对措施效果进行评价的一门流行病学分支学科。其目的是确定伤害的重点种类，阐明分布特点，探讨危险因素，制定有效的预防策略和措施。

第一节 概 述

一、伤害的定义

伤害的英文 injury 来自拉丁语 injuris，本意为"不正确（not right）"，其含义为损伤、损害或丧失，即造成了人体的损伤或功能丧失。

美国疾病预防控制中心（CDC）给伤害所下的定义为：由于运动、热量、化学、电或放射线的能量交换，在机体组织无法耐受的水平上，所造成的组织损伤或由于窒息而引起的缺氧称为伤害。

伤害不仅可以造成躯体损伤和功能障碍，也可以引起精神创伤和心理障碍，因此较完整的定义为：由于运动、热量、化学、电或放射线的能量交换超过机体组织的耐受水平而造成的组织损伤和由于窒息而引起的缺氧，以及由此引起的心理损伤统称为伤害。

我国将伤害定义为：凡因能量（机械能、热能、化学能等）的传递或干扰超过人体的耐受性造成组织损伤，或窒息导致缺氧，影响了正常活动，需要医治或看护，称之为伤害。

伤害的诊断标准（或称之为操作性定义）在美国为：伤害必须是到医疗机构诊治或活动受限一天的情况。我国中华预防医学会界定伤害诊断标准为：经医疗单位诊断为某一类损伤或因损伤请假（休工、休学、休息）一日以上。

伤害通常容易与意外事故（accident）混为一谈。意外事故通常指"一种潜在有害的、无意识的、意料之外的突发事件"，这似乎意味着在一定程度上排除了故意伤害（如自杀和暴力）且这类事件是无法预知和预防的。这种认识显然是错误的。实际上，伤害可以是有意识的伤害（如自杀、谋杀、暴力等），也可以是无意识的伤害（如车祸、溺水、跌倒等），同时伤害是可以预防的。

二、伤害的分类

研究目的不同，伤害的分类方法也不同，主要的分类方法如下：

（一）按照造成伤害的意图分类

1. 故意伤害（intentional injury） 是指有意识地自害或加害于他人所造成的伤害。包括自杀、自虐、自残、家庭暴力、虐待儿童、强奸、他杀、斗殴等。

2. 非故意伤害（unintentional injury） 是指无目的性、无意识的伤害，主要包括车祸、跌落、烧烫伤、中毒、溺水、切割伤、动物叮咬、医疗事故等。

（二）按照伤害的性质分类

1. 国际疾病分类（International Classification of Diseases，ICD） 根据 ICD-10 确定伤害的分类是目前国际上比较公认和客观的伤害分类方法。在 ICD-10 中对伤害的分类有两种体系，一种是根据伤害发生的部位进行分类（S00-T79，表 17-1），多用于公共卫生领域；另一种是根据伤害发生的外部原因或性质进行分类（V01-Y98，表 17-2），多用于临床上。

表 17-1 ICD-10 伤害发生部位分类表

伤害发生部位	ICD-10 编码	伤害发生部位	ICD-10 编码
所有部位伤害	S00-T97	脊柱、皮肤、血管损伤及异物进入	T08-T19
头部损伤	S00-S09	烧伤、灼伤及冻伤	T20-T35
颈部、喉部及气管损伤	S10-S19	各类中毒、药物反应及过敏反应等	T36-T65、T88
胸部损伤	S20-S29	自然和环境引起的伤害	T66-T78
腹部、会阴、背及臀部损伤	S30-S39	伤害并发症、医疗意外及并发症	T79-T87
肩及上肢损伤	S40-S69	陈旧性骨折及损伤	T90-T96
下肢损伤	S70-S99	中毒后遗症	T97
多部位损伤	T00-T07		

（WHO ICD-10 Code，1993）

表 17 - 2　ICD-10 损伤与中毒的外部原因分类表

损伤与中毒的外部原因分类	ICD-10 编码
损伤与中毒的全部原因	V01-Y98
交通事故	V01-V99
跌倒	W00-W19
砸伤、压伤、玻璃和刀刺割伤、机器事故	W20-W31、W77
火器伤及爆炸伤	W32-W40
异物进入眼或其他腔口、切割和穿刺器械损伤	W41-W49
体育运动中的拳击伤及敲击伤	W50-W52
动物咬伤或动、植物中毒	W53-W59、X20-X29
潜水或跳水意外、溺水	W65-W74
窒息	W75-W84
暴露于电流、辐射和极度环境气温及气压	W85-W99
火灾与烫伤	X00-X19
暴露于自然力量下(中暑、冻伤、雷击等)	X30-X39
有毒物质的意外中毒	X40-X49
过度劳累、旅行及贫困	X50-X57
暴露于其他和未特指的因素	X58-X59
自杀及自残	X60-X84
他人加害	X85-Y09
意图不确定的事件	Y10-Y34
刑罚与战争	Y35-Y36
药物反应、医疗意外、手术及医疗并发症	Y40-Y84
意外损伤后遗症及晚期效应	Y85-Y89
其他补充因素	Y90-Y98

(WHO　ICD-10 Code,1993)

2. 国际伤害外部原因分类(international classification of external causes of injury, ICECI)　ICECI 是一套能全面记录和描述伤害发生原因的分类体系(图 17 - 1,表 17 - 3),可以对 ICD-10 外部原因的分类起补充性的作用,为专业领域提供更加细节的分类。

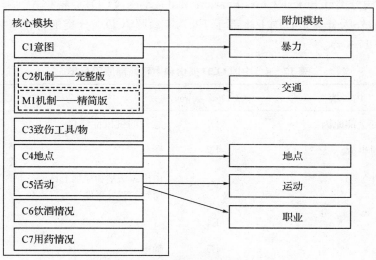

图 17 - 1 核心模块与附加模块的关系
(ICECI,WHO,2004)

表 17 - 3 ICECI 模块和内容总述

模块	内容	编码	级别	模块	内容	编码	级别
核心		C		交通		T	
	意图	C1	2		致伤人/物	T3	2
	伤害机制——完整版	C2	3		交通事故类型	T4	1
	伤害机制——精简版	M1	2	地点		P	
	致伤工具/物	C3	3		室内/室外	P1	1
	伤害发生地点	C4	2		具体地点	P2	1
	伤害发生时所从事活动	C5	2		户型	P3	1
	饮酒情况	C6	1		主人的角色	P4	1
	精神类药物的使用	C7	1		医疗服务模式	P5	1
暴力		V			学校类型	P6	1
	自害最可能的相关危险因素	V1	2		市区范围以内/市区范围以外	P7	1
	以前的自杀企图	V2	1	运动		S	
	施暴者与受害人关系	V3	2		运动/锻炼活动的类型	S1	2
	施暴者性别	V4	1		运动阶段	S2	2
	暴力性质	V5	3		个人防护措施	S3	1
	法律干预的方式	V6	2		外界保护措施	S4	1
	冲突的类型	V7	1	职业		O	
交通		T			受伤时的工种	01	1
	交通方式	T1	2		职业分类	02	1
	伤者的角色	T2	1				

(ICECI,WHO,2004)

3. 中国疾病分类(Chinese Classification of diseases,CCD)　根据中国疾病分类所确定的损伤与中毒的外因分类是我国卫生部于 1987 年参照 ICD-9 分类的标准,并结合我国实际情况制定的(表 17-4)。

表 17-4　中国 CCD 损伤和中毒外部原因分类

内　容	CCD-87 编码	内　容	CCD-87 编码
损伤和中毒全部原因	E1	意外的机械性窒息	E9
机动车交通事故	E2	砸死	E10
机动车以外交通事故	E3	由机器切割和穿刺工具所致的意外事件	E11
意外中毒	E4		
意外跌落	E5	触电	E12
火灾	E6	其他意外效应和有害效应	E13
由自然与环境因素所致的意外事故	E7	自杀	E14
		他杀	E15
溺水	E8		

(吴系科,1996 年)

三、伤害的危害特点

1. 伤害是人类重大公共卫生问题和主要死亡原因之一　全球每年有 500 多万人死于伤害,发达国家由伤害导致的死亡占全部年龄调整死亡的 7.6%,在发展中国家为 10.7%,在各国的死因顺位排列中伤害位居第 4~5 位。我国伤害死亡率可以高达 65.24/10 万,因伤害死亡人数约 70 万人,占死亡总人数的 9%左右。

2. 伤害是威胁劳动力人口健康和生命的主要原因　伤害是美国 0~44 岁人口的首位死因,伤害导致的潜在减寿年数(PYLL)和经济损失远远大于肿瘤、心脏病和其他慢性疾病。我国资料显示,35 岁以下人口中,51%的死亡为伤害死亡。伤害的 PYLL 占全部 PYLL 的24%,在美国和中国,PYLL 死因顺位的首位都是伤害。

3. 伤害具有常见、多发、死亡率高、致残率高的特点　由于伤害的发生非常普遍,而且多数伤害无生命危险,所以往往不受人们重视。其实伤害导致的死亡只占伤害发生总数的极小部分,只是"冰山一角",而由伤害导致的伤残、就诊、住院的数量极其惊人。

4. 伤害所造成的(直接和间接)经济损失和社会负担巨大　伤害不仅可以通过劳动力人口健康的丧失而影响社会经济发展,同时伤害本身也会造成巨大的经济损失和社会负担。1996 年美国伤害导致的医疗花费占总医疗花费的 12%,伤害总花费为 2 600 亿美元。在美国的医院病床中,有 1/8 是由伤害病人占用的。据我国 1990—1995 年监测数据显示,伤害疾病负担占全部疾病负担的 17%。自杀作为一种伤害对社会的危害也很大,每年由自杀导致的死亡约占全部伤害死亡的 16%,2000 年全球约有 100 万人自杀。

第二节 伤害的流行病学研究

一、伤害的流行特征

（一）全球流行特征

全球每年有约 500 万人死于伤害，至少有 3 亿人发生一次以上伤害，其中 1 500 万人遗留不同程度的功能损害，800 万人终身残疾。全球伤害总死亡率约为 76.1/10 万，其中以道路交通伤害死亡最多，其次为自杀、谋杀和战争等。

1. 地区分布　总体来说，发展中国家的伤害死亡率高于发达国家（表 17-5），其中伤害死亡率最低的是荷兰和马尔代夫，最高的是纳米比亚。不同地区主要伤害种类也各不相同，各类伤害在死因中的顺位也不同。某些发展中国家由于教育程度低、贫困和民族纷争等原因，暴力事件层出不穷，暴力伤害是主要的死亡原因。道路交通伤害在发达国家死亡人数稳中有降，而发展中国家则持续上升。

> Most injuries occur in those aged 15-59 years old. The incidence of injury is higher in men than that in women and higher in the developing countries than that in the developed countries. Suicide and adolescent injuries are on an increase in recent years; whereas occupational and traffic injuries are on a decrease in particular in the developed countries.

2. 人群分布　伤害的发生与年龄有关，表现为 0~14 岁伤害发生率较低，15 岁以后伤害死亡率攀升，并维持在一个较高的水平，65 岁以后伤害死亡率则再次攀升。伤害死亡率在 0~14 岁的儿童期中以 0~1 岁最高，其后随年龄的增加而下降。

不同人群伤害的种类亦不同，如未满周岁的婴幼儿的主要危险是窒息，少年儿童容易发生溺水淹死，青壮年则以道路交通伤害和故意伤害为主，老年人多见自杀和跌倒。

大多数伤害（除自杀外）的发生率和死亡率均为男性高于女性，男性死亡率大约是女性的 2~3 倍，以交通事故致死的差别最大。自杀不论男女均是 15 岁以上人口重要的伤害死亡原因。表 17-6 列出了 2008 年世界部分国家分性别年龄伤害死亡人数。

3. 时间分布　由于危险职业从业人员的减少及交通工具和道路等的安全性能提高，发达国家的职业性伤害和道路交通伤害的发生有逐步下降的趋势。据统计，意大利的职业性伤害死亡率在 1951—1998 年间每年平均下降 4.42%；美国在 1981—2003 年间，意外伤害和他杀的死亡率均有下降趋势，而自杀死亡率基本保持不变（图 17-2）。

（二）我国分布特征

报告显示，在中国，每年各类伤害发生约 2 亿人次，因伤害死亡人数 70 万~75 万人，占死亡总人数的 9% 左右，是继恶性肿瘤、脑血管病、呼吸系统疾病和心脏病之后的第五位死亡原因。目前最为常见的伤害主要有交通运输伤害、自杀、溺水、中毒、跌落等，导致的死亡案例占全部伤害死亡的 70% 左右。估算每年发生各类需要就医的伤害约为 6 200 万人次，占全年居民患病需要就诊总人次数的 4.0%，每年因伤害引起的直接医疗费达 650 亿元，因伤害休

表 17-5　2008 年部分国家的伤害标化死亡率（1/10 万）

国家	伤害总死亡率	交通事故	跌倒	淹死	中毒	火灾	自伤
阿富汗	148.5	25.1	4.9	7.5	3.6	4.0	4.1
阿塞拜疆	36.3	8.5	2.1	4.1	2.6	2.8	5.1
澳大利亚	30.0	6.8	3.1	0.9	3.0	0.3	7.8
奥地利	33.6	6.9	5.3	0.8	0.2	0.3	11.8
白俄罗斯	124.8	17.2	9.1	9.5	28.2	5.5	22.9
巴西	76.1	22.1	6.7	3.5	0.4	0.6	5.8
比利时	41.6	10.0	5.1	0.6	1.5	0.4	15.7
丹麦	33.1	5.4	2.8	0.6	3.0	0.9	10.1
德国	25.2	5.7	4.6	0.5	0.9	0.3	9.1
厄瓜多尔	81.4	20.4	3.9	4.0	2.4	1.1	8.2
刚果	140.3	42.4	5.7	5.0	11.9	5.7	15.1
哥伦比亚	97.2	18.0	3.6	2.5	0.4	0.5	6.0
哈萨克斯坦	155.4	21.6	3.4	8.9	20.9	3.2	31.1
荷兰	22.1	4.0	4.0	0.4	0.9	0.3	7.4
加拿大	32.1	7.8	3.7	0.8	2.1	0.6	9.9
柬埔寨	65.2	16.7	5.2	7.4	0.8	0.7	4.6
喀麦隆	110.6	32.6	4.7	4.3	6.4	5.8	9.0
肯尼亚	116.4	28.2	4.7	4.1	4.4	4.2	10.1
立陶宛	119.7	15.5	11.9	9.4	20.0	2.8	31.2
马尔代夫	22.2	2.4	1.8	7.3	0.2	0.2	1.1
墨西哥	56.6	13.1	2.6	2.3	1.2	0.7	4.5
纳米比亚	160.3	53.4	10.2	5.1	2.4	8.2	22.3
南非	72.1	20.2	2.0	1.0	0.6	4.8	7.4
日本	24.6	8.4	2.2	0.6	0.7	0.2	4.5
瑞士	30.5	3.8	7.5	0.6	1.9	7.5	12.6
意大利	24.6	8.4	2.2	0.6	0.7	0.2	4.5
伊朗	89.7	43.8	3.3	1.3	2.9	3.5	3.7
印度	99.1	18.7	23.5	5.9	1.4	5.1	19.1
智利	45.5	12.4	4.3	2.5	1.4	2.0	10.7

（WHO,2011）

表 17-6 2008 年世界部分国家分性别年龄伤害死亡人数

国家	男性			女性		
	0~14 岁	15~59 岁	≥60 岁	0~14 岁	15~59 岁	≥60 岁
阿富汗	7 200	16 400	1 200	6 500	4 000	800
阿塞拜疆	200	1 800	300	100	500	200
澳大利亚	100	3 400	1 700	100	1 000	1 600
奥地利	0	1 400	1 300	0	400	1 100
白俄罗斯	100	8 900	2 200	100	1 800	1 200
巴西	5 000	99 100	14 700	2 900	14 900	8 900
比利时	100	2 200	1 500	0	700	1 600
丹麦	0	800	700	0	300	800
德国	300	10 000	9 300	200	3 000	9 200
厄尔多瓜	600	6 600	1 200	400	1 000	400
刚果	400	2 000	400	300	800	200
哥伦比亚	1 700	32 000	3 100	1 000	4 000	1 000
哈萨克斯坦	900	17 000	1 500	500	3 800	400
加拿大	200	5 600	2 900	100	1 900	3 000
喀麦隆	2 400	6 800	1 300	2 000	4 600	900
肯尼亚	4 500	20 100	2 700	2 900	1 900	1 600
南非	1 900	18 000	3 100	1 500	5 000	2 200
日本	500	21 400	25 300	300	7 200	18 900
瑞士	0	1 000	1 200	0	300	1 100
意大利	200	6 900	7 400	100	1 500	8 400
印度	70 400	427 300	131 000	56 900	175 300	119 400
智利	200	4 600	1 500	100	800	700

(WHO,2011)

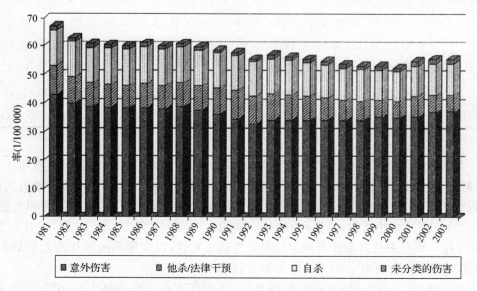

图 17-2 美国 1981—2003 年年龄调整伤害死亡率变化趋势(CDC,2005)

工而产生的经济损失达 60 多亿元。

1. 地区分布　在我国,城市与农村的伤害死亡均排在死因顺位的第 5 位,农村高于城市。城市人群伤害死亡的原因依次为:交通事故、自杀、意外坠落、中毒、他杀、溺水、火灾和烧伤;农村人群伤害死亡的原因依次为:自杀、交通事故、溺水、意外坠落、中毒、他杀、火灾和烧伤。表 17 - 7 为 2005 年城乡人群伤害的主要死因和水平。

表 17 - 7　2005 年中国城市和农村居民不同性别、年龄人群的伤害死亡率(1/10 万)

死因	0～岁		1～岁		5～岁		15～岁		25～岁		60～岁		合 计	
	男	女	男	女	男	女	男	女	男	女	男	女	男	女
城市														
交通事故	6.81	0.00	2.89	3.09	3.31	1.50	8.77	3.63	22.50	7.60	32.57	18.84	18.66	7.29
意外中毒	1.22	0.00	0.72	0.33	0.36	0.52	0.89	1.34	3.31	1.73	4.09	3.89	2.18	1.37
触电	0.00	0.00	0.11	0.00	0.06	0.07	0.97	0.00	1.32	0.13	0.97	0.36	1.08	0.15
意外跌落	5.37	1.86	1.36	0.68	1.02	0.46	1.69	0.82	6.75	1.26	33.09	37.63	7.37	4.98
火灾	0.00	1.07	0.21	0.00	0.12	0.07	0.04	0.04	0.44	0.07	2.92	1.91	0.58	0.37
淹死	0.24	0.54	13.86	8.79	8.84	1.70	3.38	1.17	2.51	1.09	5.06	4.73	5.46	2.70
自杀	0.98	0.00	0.00	0.00	0.66	0.20	3.54	3.59	8.92	8.28	34.77	30.51	10.65	11.13
他杀	0.24	0.00	0.92	0.45	0.36	0.26	2.09	0.22	2.60	1.11	1.49	0.84	1.75	0.74
合计	33.41		18.99		10.43		17.96		39.77		120.76		45.28	
农村														
交通事故	3.73	7.33	5.45	3.21	3.15	1.11	17.20	4.22	24.09	7.24	25.74	14.40	19.02	6.50
意外中毒	1.86	0.00	0.42	0.00	0.56	0.69	0.84	1.41	4.35	1.75	7.81	4.86	3.42	1.80
触电	0.00	0.00	0.00	0.00	0.56	0.14	0.72	0.28	1.72	0.43	1.49	0.37	1.30	0.34
意外跌落	0.00	0.00	2.52	0.54	1.01	0.69	2.28	1.55	7.50	2.14	24.91	20.01	7.29	3.76
火灾	0.00	2.44	1.26	0.00	0.00	0.00	0.00	0.14	0.32	0.04	2.82	3.18	0.53	0.57
淹死	3.73	2.44	25.58	18.20	14.16	5.95	5.29	2.39	3.64	2.57	10.30	12.90	7.15	4.82
自杀	0.00	0.00	0.00	0.00	1.57	0.69	2.77	4.22	7.95	9.73	44.18	41.33	11.62	12.64
他杀	0.00	0.00	0.00	0.54	0.45	0.55	1.56	0.28	1.66	0.58	2.66	1.12	1.47	0.59
合计	40.17		32.46		17.61		24.31		44.10		118.83		44.71	

(中国疾病预防控制中心)

2. 人群分布　数据显示,伤害死亡率以 60 岁以上为最高,其次是 25～59 岁和 0～4 岁。不同年龄段,主要的伤害致死原因各异,0～14 岁主要死因为溺水,15～59 岁劳动力人口多发交通事故死亡,60 岁及以上老年人无论男女三大致死原因均为自杀、意外跌落和交通事故。自杀是女性伤害死亡的首位,农村和城市分别达 12.64/10 万和 11.13/10 万,尤其高发于 15～34 岁女性。除自杀外其余伤害死因均是男性高于女性,以交通事故致死的差别最大,农村和城市男女性别比分别为 2.93∶1 和 2.56∶1(表 17 - 7)。

3. 时间分布　1995—2008 年间数据显示,中国伤害死亡率总体上呈下降趋势,即各类伤害死亡率多有下降趋势,以自杀率的下降比例最高,由原来死因顺位第一位跌为第二位,而道路交通伤害升为第一位(图 17-3)。

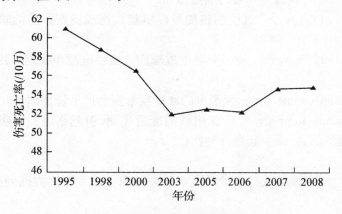

图 17-3 1995—2008 年中国伤害死亡率

现阶段对伤害的研究,以国际上对农业伤害的研究发展比较迅速,加拿大、美国和澳大利亚等欧美发达国家已经建立了比较完善的农业伤害监测系统。研究表明,农业同采矿业与建筑业,被列为世界三大最危险职业。全球每年大约有 17 万农民在农业生产中丧生,有数百万农民在农场事故中严重受伤。在美国,农业伤害死亡率约为其他职业平均致残率的 2 倍,超过了采矿业和建筑业中的死亡率;在瑞典,农业伤害的发生率为 50.2/1 000,高于工业伤害的发生率(26.8/1 000);而在加拿大,农民和农场工人每年因农业伤害造成的死亡人数占所有职业死亡人数的 13%。男性是农业伤害发生的高危人群,大约是女性的 3 倍。年老的农民更易发生致死性农业伤害。农业伤害最常发生在夏种秋收季节,地点多集中在田地、农场和道路。发生的主要原因包括农业机械、动物伤、跌落和交通工具。受伤部位以四肢伤居多,受伤程度以轻、中度为主。

农业伤害除了造成直接的身体伤害外,还会对伤者家庭和国家造成沉重的经济负担和卫生服务负担。美国用于农业伤害治疗、康复以及其造成的生产损失等方面费用每年大约超过 100 亿美元,而加拿大每年因农业伤害造成的经济负担估计约有几百万美元。

中国是一个拥有 13 亿人口的农业大国,57%(约 7.4 亿)的人口居住在农村,其中超过一半的人口直接或间接从事农业劳动。在我国,农业伤害研究还处于初期阶段,多为针对非致死性农业伤害的调查,其发生率在 7.03%~43.9%之间,仅有一项研究调查得到农业伤害死亡率为 58.81/10 万。因此建议国内学者和国家机构将农业伤害作为一个关键的影响农民健康的问题来研究,把农业伤害与预防纳入各级疾病预防与控制中心的业务范围,为中国农业伤害的研究提供人员和机构的保障。

二、伤害发生的原因及影响因素

伤害的发生与其他疾病的发生一样,是人与周围环境交互作用的结果,其发生的原因也包括致病因子、宿主和环境三个方面。

(一)致病因子

引起伤害的致病因子是能量(energy),大量的能量迅速地传递可导致伤害;少量的能量长期而缓慢传播仅引起疾病。引起伤害的能量主要有五种:

1. 动能(kinetic energy) 或称为机械能(mechanical energy),是伤害中最常见的病因。如汽车相撞、击打、挤压、跌落等导致的能量传递。

2. 热能(thermal energy) 过度的热能可以引起烧伤或烫伤。热能缺乏可以导致体温过低或冻伤。

3. 电能(electrical energy) 能引起触电或烧伤。接触电源和使用家用电器是最常见的电伤害原因。

4. 辐射能(radiative energy) 大剂量的放射线暴露会产生烧伤。

5. 化学能(chemical energy) 干扰机体的能量代谢,引起伤害。如吸入一氧化碳可破坏血红蛋白携带氧的能力,而引起急性脑损伤。

（二）宿主

即受伤害的个体,是伤害流行病学的主要研究对象。宿主有多方面的因素与伤害有关,如:

1. 年龄 伤害发生的危险性在不同年龄人群中差异明显。儿童易发生溺水,青壮年易发生交通事故,老年人易发生跌落。因此计算伤害发生频率时,多采用年龄别的发生率和死亡率。

2. 性别 伤害的发生存在明显的性别差异。除自杀外均是男性高于女性。男女生理上的差异是内在的固有因素,更主要的是因为男女的暴露机会和暴露率不同。

3. 种族 种族的伤害死亡率差异很大。在美国亚裔美国人的意外伤害、他杀及自杀的死亡率均低于其他种族;美国白人及土著人的自杀率和美国的土著人意外伤害发生率最高;美国黑人的他杀死亡率最高。我国蒙古族的肢残率明显高于其他民族。

4. 职业 职业因素是伤害的一个十分重要的影响因素。在我国东风汽车公司1983—1997年工伤流行病学研究中发现,冲压工工伤率最高达22.38%。在工伤种类中,又以机械伤害、物体打击、起重伤害、坠落和车祸为主。

5. 行为因素 不良的行为习惯可导致伤害高发,如酒后驾车、不系安全带。饮酒是影响司机判断力、自控力及综合定向能力从而引起车祸的重要原因。尽管驾驶员系安全带是有明文规定的,但美国车祸中有13%的司机是因未系安全带所致,在中国这个比例则更高。尤其是在新建的高速公路上行驶,很多司机未系安全带,从而使车祸伤害的危险性增高。

6. 心理因素 心理素质是导致各类伤害的重要原因。由于女性和老年人心理脆弱,容易产生自杀倾向。A型性格人群由于在生活中容易争强好胜,所以多发生车祸、溺水和坠落等伤害,有学者将此称为事故倾向(accident-prone)。在德国,选择士兵时要经过心理测试,凡具有事故倾向的人均被排除在外。在我国,部分城市也已开始对司机进行心理素质的测试。

（三）环境

影响伤害发生的环境主要包括社会环境、自然环境、生产环境和生活环境。致病因子与宿主均处于同一环境中,三者相互作用从而导致伤害的发生。

1. 社会环境 社会环境是指社会公众对伤害危害的认识和态度、预防和控制伤害的法律、法规的制定及其执行程度,以及伤害事件发生后社会对伤害的承受力等。如果这些环境情况不良,则伤害发生较多,反之则较少。

2. 自然环境 在自然环境中不良的气象条件是导致伤害发生的重要因素。雨雪天是交通事故的多发时间;浓雾或雨雾天极易造成撞车事故;天气长期干燥易发生火灾;气压低或潮湿闷热天气会使人疲乏而导致工伤多发等。

3. 生产环境 在生产环境中安全防护设施、生产管理水平、劳动时间、强度和种类以及操作规范都是影响伤害发生的因素。如煤矿工人由于井架的安装问题和通风条件差最容易发生伤害事故。

4. 生活环境 人们生活居住的环境也存在着导致伤害发生的危险因素。居室装修时未采用防滑地板易导致摔伤;燃气热水器安装在通风不良的卫生间中易发生煤气中毒;娱乐场所用易燃材料装修,且防火设施不配套,易发生火灾;城市有游泳池的社区溺水的发生率远低于无游泳池而在自然水体中游泳的社区。

三、伤害的测量指标

(一)频率指标

测量伤害频率的指标包括伤害发生率、伤害死亡率、残疾患病率(disability prevalence)等。

1. 伤害发生率 指单位时间内(通常是年)伤害发生的人数与同期人口数之比,是进行伤害研究与监测常用的指标。

$$伤害发生率 = \frac{某人群发生伤害的人数(或人次数)}{同期该人群的平均人口数} \times 1\,000‰$$

计算时如以机动车伤害发生率为例,可以有机动车驾驶员伤害发生率,也可以有一般人群的机动车伤害发生率,在国外研究机动车伤害发生率时,有时应用车辆数或车辆一公里数作分母。

2. 伤害死亡率 指因伤害致死的频率。可以计算伤害的总死亡率,也可以按照伤害的种类计算分年龄别、性别等人群特征的死亡率。

$$伤害死亡率 = \frac{某人群因伤害死亡的人数}{同期该人群的平均人口数} \times 100\,000/10\,万$$

(二)负担指标

1. 潜在减寿年数(potential years of life lost,PYLL) 是指人们由于伤害未能活到期望寿命而过早死亡,失去为社会服务和生活的时间,即死亡造成的寿命损失。计算公式为

$$PYLL = \sum_{i=1}^{e} a_i d_i$$

式中:e 为期望寿命(岁),i 为年龄组(通常计算其年龄组中值),a_i 为剩余年龄,$a_i = e - (i+0.5)$,d_i 为某年龄组死亡人数。

应用 PYLL 测量伤害的危害性时,不仅可以评价伤害导致死亡的数量,也可以评价伤害死亡对特定人群所带来的总体生存年数的影响。因此,PYLL 能够直观地表示出不同年龄段的死亡所造成的寿命损失,用人年为单位来进行评价。如 对不同地区的 PYLL 进行比较时,可用 PYLL 率(PYLLR:每 1 000 人口的 PYLL)或标化 PYLL 率(SPYLLR)。

2. 伤残调整寿命年(disability-adjusted life years,DALY) DALY 指从发生伤害到死亡(或康复)所损失的全部健康生命年。包括因早死所致的潜在减寿年数(PYLL)和伤残所致的健康生命损失年(years of life lived with disability,YLLD)两部分。

$$DALY = PYLL + YLLD$$

伤害为人类健康带来的危害表现在两个方面,致死性伤害所致的早死和非致死性伤害所致的失能,DALY 全面地反映了这两方面的危害。

此外评价伤害损失程度的指标还有潜在工作损失年数、潜在价值损失年数、限制活动天数、卧床残疾天数、缺勤天数等。

第三节　伤害的预防与控制

伤害与疾病一样，也是可以预防的，伤害研究的主要目的就是预防伤害的发生并且减低伤害的危害程度。

一、预防策略

（一）三级预防（three-tier prevention）

1. 一级预防　目的是通过减少能量传递或暴露的机制来控制或消除导致伤害发生的危险因素。如交通安全法律，游泳池周围的栅栏，有毒物品的安全盖，枪支的保险装置等都属于一级预防措施。实现一级预防可以通过如下策略：

（1）健康教育：可以针对全人群包括社区居民、工厂里的所有职工、学校中的所有师生等开展伤害预防的健康教育。这一策略的目的在于提高全民对伤害危害的认识和预防伤害重要性的认识，进而提高每个人对伤害预防的意识，加强自我保护。还可以针对伤害的高危险人群有针对性地开展伤害预防教育培训。比如，对驾驶员的安全培训，对学校学生进行防火、交通安全、防电和防溺水的专题教育，可以降低这些伤害的易发人群的暴露危险。

（2）健康促进：通过各种渠道和途径，教育、指导和帮助人们加强自我保健的能力和促进行为的改善，以预防和减少伤害的发生。如20世纪80年代由澳大利亚学者提出的环境与健康的整合策略。针对工作场所的伤害现象，可以采取工作场所健康促进项目。即通过：①把伤害预防纳入企业政策；②由雇员与雇主共同讨论建立一个安全的工作环境；③通过岗位培训和职业教育加强工人预防伤害的能力；④通过投资改善不合理的生产环境；⑤明确雇主和雇员在职业伤害预防中的责任；⑥雇主和雇员共同参与伤害预防活动等，使工作场所的伤害得到有效的控制。

2. 二级预防　目的是当伤害发生时，减少伤害的发生及其严重程度。摩托车头盔、安全带、救生衣和防弹衣都是二级预防的范例。值得注意的是一些有效的二级预防措施并不能够减少所有的伤害。例如，摩托车头盔对减少头部损伤非常有效，但对于身体其他部位损伤缺乏保护作用。安全带也无法限制四肢的活动以预防交通事故中割伤、擦伤和四肢骨折的发生。

3. 三级预防　指伤害已经发生后，控制伤害的结果。现场紧急救助、心肺复苏、康复等均属三级预防。

（二）主动干预与被动干预

主动干预要求宿主主动采取措施进行干预，它要求人们养成某种安全习惯、尤其是在每次暴露于危险因素前要主动实施安全行为，如安全带、头盔的使用即属于主动干预。被动干预不需要宿主的行动，一般通过改善致伤因子、媒介或环境来实现，是自动发生作用的措施，如在车辆设计中改善刹车、安装安全气囊等属于被动干预措施。被动干预相比主动干预更具成效，因为主动干预需要宿主主动采取行动、且花费时间，如戴头盔（主动干预）对预防摩托车伤害是有效的，但在实施过程中首先要教育车手戴头盔的重要性，并且在每次骑车时都必须记住戴上头盔。相比较而言，提高道路和机动车的安全性（被动干预）对预防道路伤害更为有效。同样在预防儿童误服药物导致中毒方面，使用安全药盖（被动干预）比教育儿童不要乱服药或提醒父母把药物锁到安全的地方(主动干预)更有效。在实践中,将两种策略有效的结合可以更好地控制伤害的发生。

(三)Haddon 伤害预防的十大策略

美国原国家公路交通安全局负责人 William Haddon 在伤害的预防与控制方面做了大量的研究,提出了预防与控制伤害发生和减少死亡的十大策略。

1. 预防危险因素的形成 如禁止生产有毒、致癌杀虫剂,禁止生产和出售具有车祸危险的机动车辆,宣布禁止进口或销售潜在性有害物质。

2. 减少危险因素的含量 如为了预防车祸,限制车速;限制武器使用范围,禁止私人藏有武器;有毒物品应采用小包装、安全包装等。

3. 预防已有危险因素的释放或减少其释放的可能性 防止路面太滑,改进刹车灵敏性,提高路旁路标能见度,加强驾驶员培训及车辆年检。在美国应用儿童安全药物容器盛放药物,防止儿童误食药物引起中毒。

4. 减缓危险因素的释放速度 如摩托车骑手戴安全帽,机动车司机及前排乘客应使用安全带及自动气囊。

5. 将危险因素从时间、空间上与宿主分开 如行人走人行道,快车、慢车车道分开等;戴安全帽,穿防护服,穿防护背心,戴拳击手套等。

6. 用屏障将危险因素与宿主分开 如用绝缘物把电缆与行人隔开。

7. 改变危险因素的基本性质 机动车车内突出的尖锐器件应改成钝角或软体,以防触及人体导致伤害;加固油箱防止撞车时油箱破裂,漏油造成火灾。

8. 增强人体对危险因素的抵抗力 平时治疗骨质疏松症,增强体质,防止撞车引起骨折。

9. 对已造成的损伤提出有针对性的控制与预防措施 如加强现代化通讯设施,让急救中心派车将受伤者运走,实施抢救措施,减少残疾率和死亡率。

10. 改善医疗及康复条件 发生伤害之后,应提供较好的医疗和康复条件。

(四)"5E"伤害预防综合策略

"5E"伤害预防综合策略是目前国际公认的伤害预防综合策略,其有效性在很多国家的应用实践中都得到证明,可以有效地减少与控制伤害的发生。

1. 教育预防策略(education strategy) 包括在一般人群中开展改变态度、信念和行为的项目,同时还针对引起或受到伤害的高危个体。

2. 环境改善策略(environmental modification strategy) 通过减少环境因素降低个体受伤害的可能性。

3. 工程策略(engineering strategy) 包括制造对人们更安全的产品。

4. 强化执法策略(enforcement strategy) 通过法律和公安部门的措施确保在人群中维持某些行为和规范的实施。涵盖了强制实施法律以创造安全环境,还包括确保安全产品生产和销售的法律和规范。

5. 评估策略(evaluation strategy) 涉及判断哪些干预措施、项目和政策对预防伤害最有效。通过评估使研究者和政策制定者知道什么是预防和控制伤害的最佳方法。

二、预防措施

(一)四项干预措施(四"E"干预)

1. 工程干预(engineering intervention) 通过干预措施影响媒介及物理环境对伤害发

生的作用。如在设计汽车时注意配置儿童专座及伤害急救药品和器械。

2. 经济干预(economic intervention) 用经济鼓励手段或罚款影响人们的行为。如在国内外有许多保险公司对住宅以低价安装自动烟雾报警器或喷水系统来防止火灾。

3. 强制干预(enforcement intervention) 用法律及法规措施来影响人们的行为。此类干预措施只有法律及法规真正实施之后才有效。如规定使用安全带。

4. 教育干预(educational intervention) 通过说服教育及普及安全知识来影响人们的行为。目前,我国资源十分有限、经济尚不发达,在特殊人群中开展积极的健康教育,是一种十分有效的干预手段,尤其是对有一定文化教育背景的人群更是如此。

(二) Haddon 模型

根据伤害发生的阶段,Haddon 将其分为伤害发生前、发生中和发生之后三个阶段进行有针对性的预防。表 17-8 是根据 Haddon 伤害预防模型中伤害发生的三个条件和三个阶段所建立的预防模型简表。

表 17-8 Haddon 伤害预防模型简表

伤害发生时间阶段	伤害发生条件	伤害预防主要内容
发生之前	宿主	遴选合格司机
	致病因子	上路前车辆安全检查,特别是车闸、轮胎、灯光
	环境	公路的状况及维修
发生之中	宿主	司机的应变能力和乘车者的自我保护意识
	致病因子	车辆内部装备(尤其是轮胎)性能
	环境	路面状况与路边障碍物
发生之后	宿主	防止失血过多,妥善处理骨折
	致病因子	油箱质地的改善与防止漏油
	环境	车祸急救、消防、应急系统与措施
结局	宿主	伤害严重程度制定和预防死亡
	致病因子	车辆损坏度评价及修复
	环境	公路整治与社会、家庭经济负担

根据 Haddon 模型,我们可以知道,伤害预防主要是根据伤害发生的不同阶段,针对宿主、致病因子和环境开展针对性的预防。在实际伤害发生时,往往几个因素和发生时间是交织在一起的,这比我们根据 Haddon 伤害预防模型所给出的简表更为复杂,但其原理是一样的,就是针对宿主、致病因子和环境开展预防。同时,不同种类伤害发生的时间、地点不同,其预防措施也是各异,故在实际工作中应予以考虑。

三、我国伤害防控政策方针

我国自开展伤害流行病学研究以来,伤害预防与控制工作已经取得了长足的发展,但同时也面临诸多的挑战。

为了更好地预防和控制伤害,我国制定了多部政策法规。早在 20 世纪 50 年代初,我国就颁布了《中华人民共和国劳动保险条例》,进入 21 世纪后又先后颁布了《中华人民共和国职业病防治法》、《中华人民共和国道路交通安全法》、《学生伤害事故处理办法》和《老年人跌倒干预技术指南》等多部法规。

同时还应用伤害预防控制具体措施，包括认真贯彻预防为主的方针，从公共卫生的角度积极预防伤害的发生；进一步加强对伤害预防控制工作的组织领导与协调；加强伤害预防有关的社会动员，提高全社会预防伤害的意识；伤害预防与医疗急救、康复和社区卫生服务等工作结合起来，形成伤害防治网络。

思考题

1. 简述伤害的定义和判断标准。
2. 伤害危害的特点是什么？
3. 常用的伤害测量指标有哪些？
4. 简述伤害预防"5E"综合策略。
5. 简述 Haddon 伤害预防的十大策略。
6. 简述伤害的四项干预措施（四"E"干预）。

（肖艳杰）

第十八章　循证医学

学习要求

掌握：循证医学、系统评价和 Meta 分析的定义；循证医学的实践步骤；系统评价与传统综述的主要区别。

熟悉：循证医学实践的基础；证据的分类、来源及质量分级；系统评价与 Meta-分析的步骤；系统评价与 Meta-分析的主要偏倚及其识别。

了解：循证医学的产生和发展；循证医学与传统医学的关系。

循证医学（evidence-based medicine，EBM）是医学领域近 20 多年来迅速发展起来的一门新兴学科，其核心思想是任何医疗决策都应遵循现有最好的科学研究证据。实施循证医学将促进医学实践中经济有效的措施的应用，淘汰现行无效的措施并防止新的无效措施引入医学实践，从而提高医疗卫生服务的质量和效率，使有限的医疗卫生资源得到充分的利用。

第一节　概　述

一、循证医学的定义

循证医学即"遵循证据的医学"，是关于如何遵循现有最好的、科学的证据进行医学实践的科学。著名的临床流行病学家 David L. Sackett 定义循证医学为"慎重、准确和明智地应用当前所能获得的最佳研究依据，同时结合临床医生的个人专业技能和多年的临床经验，考虑患者的权利、价值和期望，将三者完美地结合以制定出患者的治疗措施。"

循证医学不同于传统医学，传统医学是以个人经验为主，即根据非实验性的临床经验、临床资料和对疾病基础知识的理解来诊治病人，强调从经验中学习，注重经验的累积。循证医学并非要取代临床技能、临床经验、临床资料和医学专业知识，它只是强调任何医疗决策应建立在最佳科学研究证据基础上，即经验是必要的，但只能弥补科

Evidence-based medicine is the science and art of making medical decisions based on current best evidence, and it is the integration of best research evidence with clinical expertise and patient value about the care of individual patient. Evidence-based clinical practice is about making evidence-based decisions for individuals whereas evidence-based health care is its application to public health and healthcare policies. Evidence-based medicine has brought about new challenges as well as new opportunities for epidemiology

学知识的不足,从科学研究中学习应该是第一位的。循证医学的诞生,正在彻底改变着沿袭千古的医学实践模式,引发了一场医学实践模式的革命。

二、循证医学的产生和发展

1948 年,英国医学杂志发表的链霉素治疗肺结核的疗效研究作为世界公认的第一个随机对照试验(randomized controlled trial,RCT)问世,促进了临床流行病学这个流行病学重要分支的产生和发展。20 世纪 70 年代,欧美国家开始大样本多中心随机对照临床试验,产生了大量高质量的临床研究成果。

由于文献检索方法的限制以及人们对这些科研结果的意义认识不足,科学研究产生的大量医学新知识未能得到及时的应用与推广。著名英国流行病学家、内科医生阿奇·考克兰(Archie Cochrane)看到了这些研究成果对临床实践的巨大的潜在意义和价值,尖锐地指出了整个医学界对这些研究成果的忽视,从而唤起了社会对系统总结、传播和利用临床研究证据的极大重视。

20 世纪 80 年代初期,以大卫·萨基特(David Sackett)为首的一批临床流行病学家,在加拿大麦克玛斯特(McMaster)大学率先对年轻的住院医师进行了检索文献、分析理解和正确利用科学研究结果的能力培训,并于 1992 年在美国医学协会杂志 JAMA 上发表了题为"循证医学:医学实践教学新模式"的文章,首次提出了"循证医学"的概念。从 1991 年起,对国际上著名的 30 多种医学杂志发表的论著,由临床流行病学、临床有关学科及方法学专家,有选择地、系统地进行分析与评价,将最佳的研究论文,作了精练的摘要加专家评述的形式,向临床医生推荐,供循证医学实践之用。1995 年 Sackett 受聘于英国牛津大学后,组建了循证医学中心(Evidence-Based Medicine Center),并相继出版了循证医学专著及循证医学杂志。1993 年国际上还成立了科克伦协作网(The Cochrane Collaboration,CC),广泛地收集临床随机对照试验(RCT)的研究结果,在严格质量评价的基础上进行系统评价(systematic review)和 Meta 分析(meta-analysis),将有价值的研究结果推荐给临床医生及相关专业的实践者,以帮助实践循证医学。

循证医学的产生是社会和科学发展的需要和必然。早在 20 世纪 80 年代以前,医学研究和临床实践一直以传统的经验医学为指导,医生根据自己及高年资医师的经验、教科书和医学期刊上零散的研究报告等非系统观察的证据为依据来处理病人。虽然传统医学也是基于证据的,但相对而言这些证据可靠性差、质量也较低。同时,如果说传统医学也有遵循证据的实践行为,那么这些行为多是自发的、不明确的、无意识和不系统的,其结果可能是:一些真正有效的疗法因不为临床医生所了解而长期未被采用,一些实践无效甚至有害的疗法因从理论上推断可能有效而长期广泛使用。面对这些问题,迫切需要一种科学严谨的医学模式来指导临床医生如何寻找最佳证据作为临床决策的依据,在这个背景下,循证医学作为一种新的医学实践模式开始形成并逐渐发展起来。

中国于 1997 年 7 月获卫生部批准在四川大学华西医院成立了中国循证医学中心,诞生了首个循证医学专业研究机构。随后,《中国循证医学杂志》和《循证医学》相继创刊,推动了循证医学在我国的发展。

三、循证医学实践的基础

循证医学是遵循证据的临床实践活动,其基础包括实践活动主体的临床医师、服务主体的病人、遵循的最佳证据、筛检和使用证据的理论与方法以及实践活动的医疗平台。

（一）医师

高素质的临床医师是循证医学实践的主体。因为对疾病的诊断和对患者的任何处理都是通过医生去实施的，所以要求临床医生不仅要具备一定的专业技能和丰富的专业知识，同时也善于使用获得的最佳证据，否则无法进行循证实践。

（二）病人

病人是循证医学实践的服务主体。医生的任何诊治决策的实施，都必须通过患者的参与和合作，才会取得相应的效果。所以，循证实践的实施要求医生充分地关心和爱护患者，尊重患者的人权和正当的权益，把患者的利益放在决策的第一位，这样才可能保证有效的诊治措施，取得患者的高度依从性，从而产生最佳效果。

（三）最佳证据

证据是循证医学的基石。最佳的研究证据是指对当前临床研究的文献，应用临床流行病学的原理、方法以及有关质量评价的标准，进行认真分析和严格评价所获得的新近最真实可靠的、且有实际临床应用价值的研究成果或证据。应用这些证据指导临床医疗实践，将会有助于取得更好的临床效果。

（四）临床流行病学的基本知识和方法

临床流行病学的基本理论和临床研究的基本方法是实践循证医学的学术基础。因为要想收集最佳证据，必然要分析其研究设计是否科学合理；要评价文献的质量高低，必须要掌握严格的评价标准，还要分析文献的研究结果是否存在偏倚的影响及其可被接受的程度，以评价结果的真实性、可靠性；要评价文献的重要意义，就必须分析研究终点指标的合理性、准确程度以及临床价值等。而上述这些因素都是临床流行病学所研究的核心内容。

（五）医疗平台

循证医学实践需要在具体的医疗平台上实施。创造和应用临床最佳研究成果，都需要借助一定的医疗设备和条件。因此，高质量的临床服务、必要的医疗环境和条件是成功实践循证医学的重要保障。

四、循证医学实践的步骤

广义的循证医学所包括的实践活动是指一切与医疗卫生服务有关的活动。循证医学的实践过程包括提出问题、查寻证据、评价证据、应用证据和后效评价 5 个基本步骤。

（一）提出问题

明确提出患者存在的且应重点解决并可以解决的临床问题，是循证医学实践关键的第一步。这些问题主要来源于诊断、治疗、预防、病因、预后、不良反应等临床实践的各个方面，归纳起来有：①临床发现：如何恰当地采集临床信息并合理解释；②病因：如何识别疾病的病因；③临床表现：如何根据临床表现对病人分类；④鉴别诊断：如何鉴别出那些可能的、严重的并对治疗有反应的疾病；⑤诊断性试验：如何基于准确性、精确性、可接受性、费用及安全性等因素来选择和解释诊断性试验，以便确定或排除某种诊断；⑥预后：如何估计病人可能的病程和并发症；⑦治疗：如何选择经济有效、副作用小的治疗方法；⑧预防：如何通过识别和改变危险因素来减少发病及通过筛检早期发现疾病。

临床问题的构建一般应包含四个要素：病人或人群（patient or population）、干预措施（intervention）、比较措施（comparison）及结局效果（outcome）。在临床实践中，临床医生可能同时面对多个方面的问题,需要考虑:哪个问题对病人的生命健康最重要？哪个问题最有可能得到解决？哪个问题在临床实践中最常遇到？然后确定优先回答的问题。同时提出的问题要有恰当的范围,范围太宽或太窄都会影响问题的解决。

(二)查寻证据

根据提出的临床问题,确定有关"关键词",应用电子检索系统和期刊检索系统等多种渠道,全面检索和收集相关文献资料,即证据。

证据包括原始研究证据和二次研究证据,原始研究证据是指直接在病人中进行的单个有关病因、诊断、预防、治疗、康复及预后等研究的第一手数据,经过统计分析后所获得的结论,其常见来源有:①MEDLINE:国际上最权威的生物医学文献数据库,由美国国立图书馆制作;②Embase 数据库:是欧洲的大型生物医学文献数据库并以药物研究文献收录较多而著名;③中国生物医学文献数据库(Chinese Biomedical Literature Database,CBM):是中国医学科学院医学信息研究所开发研制的综合性医学文献数据库;④中国循证医学/Cochrane 中心数据库(Chinese Evidence Based Medicine,CEBM/Cochrane Center Database,CCD):是由中国循证医学/Cochrane 中心组织建立和更新的以中文发表的临床干预性随机对照试验和诊断试验数据库;⑤国立研究注册(The National Research Register,NRR):是英国国立卫生服务部资助或关注的在研或新近完成的临床试验数据库。

二次研究证据是将研究某一问题的全部原始研究证据尽可能全面地收集起来,进行严格评价、整合处理、分析总结后等再加工后得到的更高质量的证据,主要包括系统评价、临床实践指南和卫生技术评估等。其常见来源有:①Cochrane 图书馆、循证医学评价数据库(Evidence Based Medicine Reviews,EBMR)、美国国立卫生研究院卫生技术评估与导向发布数据库(National Institutes of Health Consensus Statements and Technology Assessment Statements,NIHCS&TAS)及临床证据数据库(Clinical Evidence,CE)等。②循证医学杂志(Evidence Based Medicine)、美国医师学会杂志俱乐部(ACP Journal Club)、Bandolier 及循证护理杂志(Evidence Based Nursing)等。③国立指南库(National Guideline Clearinghouse,NGC)、指南(Guideline)等。

不同研究方法所提供的证据的质量不同,因此在检索关于干预效果的文献时,应首先检索随机对照试验的系统评价,Cochrane 图书馆是现今收集最多的、最权威的、应用最广泛的系统评价证据库。

(三)评价证据

对检索到的有关文献,需要用临床流行病学和循证医学质量评价的标准,从证据的真实性、可靠性、适用性及临床价值进行严格评价。具体评价内容主要包括三个方面:研究的方法学质量如何、研究显示的效果的大小和精确度以及研究的结果是否可以外推到自己的病人。如果收集的合格文献有多篇,则可以作系统评价和 Meta 分析,这样的结论更为可靠。

不同研究方法所提供的证据的质量由高到低排列如下:一级,所有随机对照试验的系统评价或 Meta-分析;二级,单个样本量足够大的随机对照试验;三级,设有对照但未采用随机方法分组的研究;四级,无对照的系列病例回顾或观察;五级,专家意见。

(四)应用证据

经过严格评价的文献,从中获得真实、可靠并有临床应用价值的最佳证据,用于指导临床决策,服务于临床;对于经过评价是无效甚至是有害的措施则应立即停止其使用或被引入;对于尚无定论的措施,则可以为进一步的研究提供信息。

（五）后效评价

应用当前最佳证据指导解决具体临床问题的效果如何，还需要进行后效评价，从中总结出经验和教训，以不断地提高临床实践的技能和水平。

总之，实践循证医学的关键，就是不断基于具体的临床问题，将医师的临床经验、当前最好的证据和患者的需求相结合，寻求最佳解决方案和最佳解决效果的过程。通过这样不断的实践和评价总结，才能逐步提高医疗质量和学术水平，推动医学实践不断发展。

第二节　系统评价与 Meta 分析

一、概述

（一）系统评价

系统评价（Systematic Review, SR）是一种综合原始研究结果的研究方法，即针对某一具体临床问题，系统、全面地收集所有的相关文献，采用临床流行病学的原则和方法严格评价文献，筛选出符合质量标准的文献加以定量（quantitative）或定性（qualitative）合并，最终得出综合性结论。同时，随着新研究结果的出现进行及时更新，随时提供最新的知识和信息，为临床医疗实践和宏观医疗卫生决策提供重要的决策依据。

系统评价属于二次研究，其合并过程可以是定性的，也可以是定量的。前者是指用描述的方法，就某一专题在一段时间内的单个原始研究的结果进行综合总结的过程，后者是用定量合成的方法对原始研究进行统计学处理，分析评价其合并效应量的过程，即 Meta 分析（Meta-analysis）。

Cochrane 系统评价是指 Cochrane 协作网成员在 Cochrane 协作网统一工作手册指导下，在相应 Cochrane 评价组编辑部指导和帮助下完成的系统评价。因其质量控制措施非常严格，被公认为其平均质量比普通系统评价更高。

系统评价与传统的综述均是对现有研究文献的分析和总结，其目的都是为某一领域和专业提供全面和最新的知识和信息，使读者在短时间内了解某一专题的研究概况和发展方向，获得解决某一临床问题的方法。但两者有以下的主要区别（表 18-1）。

表 18-1　系统评价与传统综述的主要区别

特征	系统评价	传统综述
研究的问题	某一具体临床问题	涉及的范畴较广泛
资料来源与检索	系统检索所有文献（发表和未发表的）	无固定方法，通常只局限于少数数据库
文献检索策略方法	详细说明	通常无说明
原始文献的纳入标准	有明确纳入标准	无明确标准、主观、随意
原始文献的评价	有严格的评价方法	评价方法不统一或未评价
提取资料的方式	设计的统一数据收集表格	无表格、主观、随意
分析和整合数据的方法	定量、科学的分析方法	定性、无统一的分析方法

（二）Meta 分析

Meta 分析是一种定量合并方法，最早于 1955 年被具体应用，1976 年由英国教育心理学家 Glass 在教育学文献综述中首次命名为 Meta-analysis。Meta 为希腊词，意为"after，more comprehensive，secondary"，中文曾译为荟萃分析、二次分析、汇总分析、集成分析等。Meta 分析是对同一问题的多个独立研究结果进行系统评价及定量综合的一种统计方法。目的可以达到增大样本含量，减少随机误差所致的差异，增大检验效能，有助于发现最佳证据，服务于循证医学实践。

> Meta-analysis is mainly referred to the statistical methods used to combine the results of primary studies.

二、系统评价与 Meta-分析的步骤

（一）提出问题，制订研究计划

与其他研究一样，首先应提出需要解决的问题。系统评价的问题一般来自临床研究或流行病学研究中不确定或有争议的问题。然后针对提出的问题拟订一个详细的研究计划，包括研究目的、文献检索的途径和方法、文献纳入和排除标准、数据收集与统计分析方法等。

（二）检索文献

采用多途径、多渠道，系统、全面地收集与研究问题相关的文献。利用多种电子资源数据库，辅以参考文献的追溯和手工检索等方法。除公开发表的文献外，还要注意收集未正式发表的文献如会议专题论文、学位论文、专著内的章节、制药工业的报告等通过常规方法难以检索到的文献，以及各种语种发表的文献。

（三）选择文献

根据事先拟定的纳入和排除标准，对检索出的相关文献进行仔细的筛选，选出符合要求的文献。文献资料的选择分三个步骤：①初筛：根据检索出的引文信息如题目、摘要，删除明显不合格的文献；②阅读全文：对可能合格的文献，逐一阅读和分析全文，以确认是否合格；③联系作者：如文献中提供的信息不全面或不能确定，或者有疑问和有分歧，应通过与作者联系获得确切信息后再决定取舍。

（四）评价文献质量

文献质量评价包括对研究的内部真实性（internal validity）和外部真实性（external validity）的评价，前者涉及研究的方法学质量，即研究设计和实施过程中避免或减小偏倚的程度；后者涉及研究结果外推的程度。目前评价文献质量的方法较多，没有统一的金标准，研究者应根据研究目的仔细选择恰当的评价工具。同时纳入研究的质量高低可以用权重表示，也可以用量表或评分系统来评价。

（五）提取文献信息

从符合纳入要求的文献中摘录用于系统评价的相关信息，包括：①一般资料：评价的题目、原始文献的编号、来源、发表日期等；②研究特征：研究的设计方案、研究对象的特征、样本含量、研究措施的具体内容和实施方法、有关偏倚的防止措施等；③研究结果：结局指标及值大小、随访时间、失访和退出情况等。所有的数据资料均要输入系统评价管理软件（Review Manager，RevMan），以进行文献结果的分析和报告。提取资料和计算机录入时应由双人独立进行，以保证资料摘录和输入的质量。

（六）分析资料

对收集的文献资料，可采用定性或定量的方法进行汇总分析，以获得相应的结果。

1. 定性分析（qualitative synthesis）　是叙述性合成资料的方法，即通过表格对合格研究

的研究特征(如研究设计、研究对象、研究结局及研究质量等)与研究结果进行结构化的比较和总结,定性的评价研究结果在不同研究特征上的相似性,同时为定量分析打下基础。

2. 定量分析(quantitative synthesis) 是用统计学方法汇总研究结果,包括异质性检验、Meta 分析和敏感性分析。

(1)异质性检验(heterogeneity test):由于各个原始研究的研究方法、研究对象、研究条件等不尽相同,使各个研究的结果间不可避免存在差异,即异质性。异质性的来源主要有三方面:①临床异质性:指不同研究中研究对象、干预措施和结果测量等存在差异;②方法学异质性:指不同研究中研究设计和质量等存在差异;③统计学异质性:指不同研究中效应值等存在差异。

异质性检验(又称同质性检验、齐性检验)就是对各个原始研究结果之间的变异程度进行检验,目的是判断各个独立研究结果是否具有一致性(可合并性)。其检验方法主要有目测法和 Q 检验法两种,目测法是通过绘制森林图观察各研究效应值的置信区间的重叠程度来判断异质性,若置信区间大部分重叠则认为异质性较小。Q 检验法是通过建立零假设为各研究的总体效应值相同进行统计学检验,如 $P \leqslant 0.10$,则认为各研究间异质性较大。Meta 分析的常用软件均具有自动进行异质性检验的功能,软件结果中另一个衡量异质性的指标 I^2 指数,当 $I^2 > 50\%$,认为各研究结果间异质性较大。

(2)Meta 合并:经异质性检验,如果各研究效应量之间无异质性,采用固定效应模型(fixed effect model)合并效应量;若存在异质性,应分析其来源及对效应合并量产生的影响。如果影响较小,可按相同变量进行分层合并分析(亚组分析)或采用随机效应模型(random effect model)进行合并分析;如异质性过大,则应放弃 Meta 分析,只做一般的统计描述。Meta 合并包括合并效应量的点估计、区间估计及假设检验等。

固定效应模型假设各独立研究是来自同一总体的样本,各研究间的差异只由抽样误差引起,一项个体研究内部的方差与另一项个体研究内部的方差相等(方差齐性)。其主要统计方法包括 Mantel-Haenszel 法、Peto 法和 General Variance-Based 法。该模型在实际应用中最为广泛。随机效应模型的计算,目前主要采用 D-L 法,该法是 1986 年由 DerSimonian 和 Laird 首先提出的,该法假设各研究来自不同的总体(不同质),在分析效应指标的差异时考虑了各研究的变异,其关键是对每个研究的权重进行校正,即通过增大小样本资料的权重,减少大样本资料的权重来处理资料间的异质性,计算时以研究内方差与研究间方差之和的倒数作为权重纳入分析。与固定效应模型相比,二者主要步骤完全相同,唯一不同的只是需要事先计算研究间方差,重新校正每个研究的权重。

如果原始文献指标为定量变量,可选用加权均数差(weighted mean difference,WMD)或标准化均数差(standardized mean difference,SMD)为合并效应量的指标。如果原始文献指标为二分类变量,可选择相对危险度(relative risk,RR)、比值比(odds ratio,OR)、率差(rate difference,RD)等来估计合并效应大小。

合并效应量常采用森林图(forest plot)表示。该图是由多个原始文献的效应量及其95%可信区间绘制而成,横坐标为效应尺度,以 0 为中心(对于 OR 或 RR 则以 1 为中心),纵坐标为原始文献的编号。图中每一条水平线段代表一个独立研究结果的效应量及其95%置信区间,水平线段中间的方块代表该研究结果效应量的点估计值,方块大小反映该研究在 Meta 分析中的权重,线段长短表示研究结果效应量95%置信区间的范围。菱形块代表多个原始研究结果合并后的效应量及95%置信区间的大小。图中的垂直线代表无效线,如果一个原始研究的水平线段与垂直线相交,表明该研究效应量的 95％ 置信区间包含 0(效应量为 WMD 或 SMD 时)或 1(效应量为 OR 或 RR 时),效应量在比较组间无统计学意义。如果一个原始研究的水平线段不与垂直线相交,当水平线段落在垂直线的右侧时,表示试验组的效应量大于对照组;当水平线段落在垂直线的左侧时,表示试验组的效应量小于对照组。

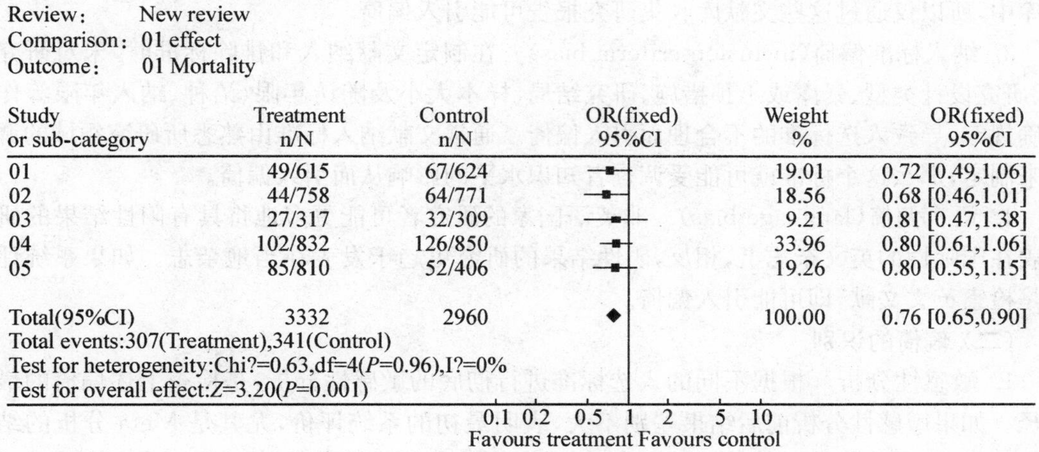

Review: New review
Comparison: 01 effect
Outcome: 01 Mortality

Study or sub-category	Treatment n/N	Control n/N	OR(fixed) 95%CI	Weight %	OR(fixed) 95%CI
01	49/615	67/624	■	19.01	0.72 [0.49,1.06]
02	44/758	64/771	■	18.56	0.68 [0.46,1.01]
03	27/317	32/309	■	9.21	0.81 [0.47,1.38]
04	102/832	126/850	■	33.96	0.80 [0.61,1.06]
05	85/810	52/406	■	19.26	0.80 [0.55,1.15]
Total(95%CI)	3332	2960	◆	100.00	0.76 [0.65,0.90]

Total events:307(Treatment),341(Control)
Test for heterogeneity:Chi?=0.63,df=4(P=0.96),I?=0%
Test for overall effect:Z=3.20(P=0.001)

0.1 0.2 0.5 1 2 5 10
Favours treatment Favours control

图 18-1 Meta 分析结果森林图

(3)敏感性分析(sensitivity analysis):是用于评价 Meta 分析结果的稳定性和可靠性的分析方法,目的是发现影响 Meta 分析结果的主要因素。常用以下几种方法:①选择不同统计模型时,效应合并量点估计和区间估计的差异;②剔除一些质量较差的文献前后效应合并量的差异;③根据研究特征对文献进行分层前后效应合并量的差异;④改变纳入和剔除标准前后效应合并量的差异。

若敏感性分析未从实质上改变结果,说明结果较为稳定可靠;若敏感性分析得到不同结果,则在解释结果和下结论时应非常慎重。

(七)报告结果

结果报告中需阐明:根据合并结果能否得出某一疗法有效的结论,是否具有推广应用价值。如果现有资料尚不足以下结论,应指出是否具有某种趋势,是否能对将来的研究具有指导意义。

(八)更新系统评价

系统评价所得出的结论不是一成不变的,因为它只是对现有资料综合分析的结果。应定期收集新的同类原始研究,按前述步骤重新进行汇总分析,以及时更新和补充新的信息,使系统评价更完善。

三、系统评价与 Meta 分析的主要偏倚及其识别

系统评价实质上是一种观察性研究,在研究的各个阶段均可能产生偏倚,致使合并后的结果歪曲了真实的情况,因此应该对系统评价中的偏倚进行识别和分析。

(一)偏倚的种类

1. 发表偏倚(publication bias) 是指有统计学意义的阳性研究结果较无统计学意义的阴性结果被报告和发表的可能性更大。如果系统评价只是基于已经公开发表的研究结果,可能会因为有统计学意义的研究占多数,从而夸大效应量或危险因素的关联强度而导致偏倚产生。

2. 文献库偏倚(database bias) 世界上几个主要的医学文献检索库如 Medline、Embase、Science Citation Index(SCI)虽然收集的杂志种类多,但绝大部分来自发达国家,发展中国家所占比例很小,而且发展中国家具有阳性结果的研究可能更容易发表在这些文献检索库中,所以仅通过这些文献库收集研究报告可能引入偏倚。

3. 纳入标准偏倚(inclusion criteria bias) 在制定文献纳入和排除标准时,未对研究对象、研究设计类型、暴露或干预措施、研究结局、样本大小及随访年限、语种、纳入年限等作出明确规定,导致入选标准的不合理而引入偏倚。通常文献纳入标准由熟悉所研究领域的调查者来制定,那么这个标准就可能受调查者知识水平的影响从而引入偏倚。

4. 语言偏倚(language bias) 非英语国家的研究者可能更多地将具有阳性结果的研究发表在国际性的英文杂志上,相反,阴性结果的研究更趋于发表在当地杂志。如果系统评价只是检索英文文献,即可能引入偏倚。

(二)偏倚的识别

1. 敏感性分析 根据不同的入选标准进行彻底的敏感性分析,是检查上述偏倚的最佳途径。如果敏感性分析前后结果差别不大,表明最初的系统评价,尤其是 Meta 分析的结果较为可靠;如果分析前后的结果不一致,提示可能有潜在的因素影响,需进一步研究明确。

2. 漏斗图(funnel plot) 漏斗图分析就是根据图形的不对称程度判断 Meta 分析中是否存在偏倚。以纳入 Meta 分析的各研究的效应值(或效应量对数)作为横坐标,样本含量(或效应量标准误的倒数)作为纵坐标绘制散点图。通常小样本研究的效应量因精确度较低而分散在图形底部很宽的范围内,随着样本量增大,标准误减小,研究结果则集中在图形上部较窄的范围内。若纳入的研究无偏倚,则图形呈现倒置的漏斗形(图 18 - 2);若图形不对称或不完整,则提示可能存在发表偏倚。通常不被发表的是样本含量较小的阴性结果研究,因此散点图的左下角缺失而不对称(图 18 - 2)。

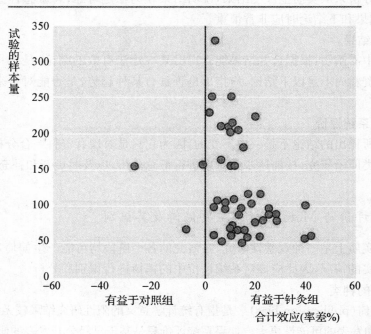

图 18 - 2 漏斗图

3. 失安全数(fail-safe number, N_{fs})　是指能使 Meta 分析结论逆转所需的最少阴性研究结果的个数,通过计算失安全数即可估计发表偏倚的大小。P 值为 0.05 和 0.01 时的失安全数计算公式如下:

$$N_{fs0.05} = (\sum Z/1.64)^2 - S$$

$$N_{fs0.01} = (\sum Z/2.33)^2 - S$$

公式中 S 为研究的个数,Z 为各独立研究得到的 Z 值。失安全数越大,说明 Meta 分析的结果越稳定,结论被推翻的可能性越小。

（三）偏倚的控制

1. 采用多渠道、多种数据库资源,进行系统、全面、无偏地检索相关的文献,可以有效地减少发表偏倚和文献库偏倚的产生。

2. 制定客观严密的纳入标准,进行仔细地筛选,可以有效地减少纳入标准偏倚和筛选者偏倚。

此外,若发表偏倚较大,则需进一步收集相关资料信息,如与原文作者或研究组联系,查询有无阴性结果的研究,若有,则尽量从中获得相关资料,使发表偏倚减少到最低水平。

四、Meta 分析举例

用固定效应模型进行 Meta 分析。

1. 二分类变量资料　实际应用中多用 Peto 法。

（1）计算第 i 个研究的 OR_i

$$OR_i = \frac{a_i d_i}{b_i c_i}$$

（2）异质性检验(heterogeneity test):目前常用 Q 统计量检验法,无效假设为纳入的各个研究的效应量均相同。其公式表达为

$$Q = \sum \frac{(a_i - E_i)^2}{V_i} - \frac{\left[\sum (a_i - E_i)\right]^2}{\sum V_i}$$

其中 a_i 为治疗组的实际阳性数,E_i 为理论阳性数,V_i 为 $(a_i - E_i)$ 差值的方差

$$E_i = \frac{n_{1i} m_{1i}}{T_i}, V_i = \frac{n_{1i} m_{1i} n_{2i} m_{2i}}{T_i^2 (T_i - 1)}$$

Q 值服从于自由度为 $k-1$ 的 χ^2 分布,若 $Q \geqslant \chi^2_{a,k-1}$,$P \leqslant \alpha$,表明各研究的效应指标不相同,即各研究之间存在异质性,支持随机效应模型的假定;若 $Q < \chi^2_{a,k-1}$,$P > \alpha$,尚不能认为各研究的效应指标不相同,即各研究之间是同质的,支持固定效应模型的假定。

（3）计算合并的 $OR_{合并}$ 及其 95% 可信区间

$$OR_{合并} = exp\left[\frac{\sum (a_i - E_i)}{\sum V_i}\right]$$

$$95\%CI = \exp\left(\ln OR_{合并} \pm \frac{1.96}{\sqrt{\sum V_i}}\right) = \exp\left[\frac{\sum (a_i - E_i) \pm 1.96 \sqrt{\sum V_i}}{\sum V_i}\right]$$

例 18-1　以 20 世纪 70 年代进行的 5 个临床试验研究,评价阿司匹林治疗心肌梗死的疗效。资料见表 18-2～4。

表 18 - 2　阿司匹林治疗心肌梗死的 5 个临床试验

研究编号	阿司匹林组		对照组		合计	95%可信区间		上限
	死亡	存活	死亡	存活		OR 值	下限	
1	49	566	67	557	1 239	0.72	0.49	1.06
2	44	714	64	707	1 529	0.68	0.46	1.01
3	27	290	32	277	626	0.81	0.47	1.38
4	102	730	126	724	1 682	0.80	0.61	1.06
5	85	725	52	354	1 216	0.80	0.55	1.15

表 18 - 3　Q 统计量计算过程

研究编号	LnOR	VarlnOR	Wi	WilnOR	WilnOR^2
1	−0.33	0.04	25.71	−8.46	2.78
2	−0.38	0.04	24.29	−9.34	3.59
3	−0.22	0.08	13.27	−2.86	0.62
4	−0.22	0.02	48.80	−10.71	2.35
5	−0.23	0.04	28.41	−6.41	1.44
合计			140.48	−37.78	10.79

$Q=10.79-[(-37.78)^2/140.48]=0.63, v=5-4=1, P>0.50$, 异质性检验无统计学意义, 说明各研究间效应量是同质的, 故采用固定效应模型进行分析。

表 18 - 4　Peto 法计算合并效应量过程

研究编号	观察阳性数 a_i	理论频数 E_i	方差 V_i	a_i-E_i	$(a_i-E_i)^2/V_i$	OR_i
1	49	57.58	26.30	−8.58	2.80	0.72
2	44	53.54	25.11	−9.54	3.63	0.68
3	27	29.88	13.38	−2.88	0.62	0.81
4	102	112.78	49.30	−10.78	2.36	0.80
5	85	91.26	27.06	−6.26	1.45	0.79
合计	307	345.03	141.15	−38.03	10.85	0.76

合并效应量 $OR_{合并}$ 为 0.76, 其 95% 可信区间为 0.65~0.90。

2. 数值变量 (连续性变量) 资料　以标准化均数差值为效应量 d_i, 第 i 个治疗组和对照组的均数分别为 x_{1i}、x_{2i}, 方差分别为 s_{1i}^2、s_{2i}^2, 两组合并方差为 s_i, 计算过程如下:

(1) 计算效应量 d_i

$$d_i=\frac{\overline{x_{1i}}-\overline{x_{2i}}}{s_i} \qquad i=1,2\cdots m。$$

合并标准差
$$s_i=\sqrt{\frac{(n_{1i}-1)s_{1i}^2+(n_{2i}-1)s_{2i}^2}{n_{1i}+n_{2i}-2}}$$

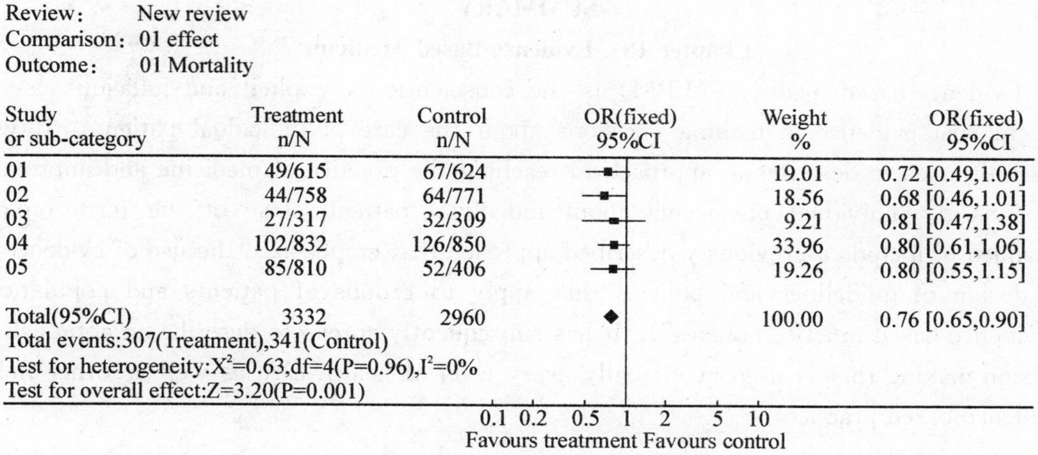

Review: New review
Comparison：01 effect
Outcome：   01 Mortality

Study or sub-category	Treatment n/N	Control n/N	OR(fixed) 95%CI	Weight %	OR(fixed) 95%CI
01	49/615	67/624		19.01	0.72 [0.49,1.06]
02	44/758	64/771		18.56	0.68 [0.46,1.01]
03	27/317	32/309		9.21	0.81 [0.47,1.38]
04	102/832	126/850		33.96	0.80 [0.61,1.06]
05	85/810	52/406		19.26	0.80 [0.55,1.15]
Total(95%CI)	3332	2960		100.00	0.76 [0.65,0.90]

Total events:307(Treatment),341(Control)
Test for heterogeneity:X²=0.63,df=4(P=0.96),I²=0%
Test for overall effect:Z=3.20(P=0.001)

0.1 0.2   0.5 1   2   5   10
Favours treatrment Favours control

图 18 - 3　例 18 - 1 的 Meta 分析结果

（2）计算合并效应量 $d_{合并}$ 及其 95％可信区间

$$d_{合并} = \frac{\sum w_i d_i}{\sum w_i}$$

$$95\%CI = d_{合并} \pm 1.96 \sqrt{\frac{1}{\sum w_i}} \qquad 其中 \ w_i = \frac{n_{1i} n_{2i}}{n_{1i} + n_{2i}}$$

（3）异质性检验

$$Q = \sum w_i d_i^2 - \frac{(\sum w_i d_i)^2}{\sum w_i}$$

例 18 - 2　为了综合分析某降血脂药物的疗效，经检索及严格评价后，纳入了 5 个随机对照研究，见表 18 - 5。

表 18 - 5　某降血脂药物疗效的 Meta 分析

研究 编号	治疗组			对照组			s_i	d_i	w_i	$d_i w_i$	$d_i^2 w_i$
	n_{1i}	x_{1i}	s_{1i}	n_{2i}	x_{2i}	s_{2i}					
1	13	5.0	4.7	13	6.5	3.8	4.27	0.35	6.5	2.28	0.801
2	30	4.9	1.7	50	6.1	2.3	2.10	0.57	18.75	10..71	6.11
3	35	22.5	3.4	25	24.9	10.7	7.36	0.326	14.58	4.76	1.55
4	20	12.5	1.47	20	12.3	1.66	1.57	−0.127	10.00	−1.27	0.16
5	8	6.5	0.76	8	7.38	1.41	1.13	0.78	4.00	3.12	2.43
合计	106			116					53.83	19.6	11.07

经异质性检验 $Q=3.93, v=5-1=4, P>0.05$，即认为 5 个研究间异质性不大，可以采用固定效应模型。本例效应量的合并值 $d_{合并}$ 为 0.364，其 95％可信区间为 0.097～0.631。

SUMMARY
Chapter 18 Evidence-Based Medicine

Evidence-based medicine（EBM）is the conscientious，explicit and judicious use of current best evidence in making decisions about the care of indicidual patients. It was originally used to describe an approach to teaching the practice of medicine and improving decisions by individual physicians about individual patients. Use of the term rapidly expanded to include a previously described approach that emphasized the use of evidence in the design of guidelines and policies that apply to groups of patients and populations ("evidence-based practice policies"). It has subsequently spread to describe an approach to decision making that is used at virtually every level of health care as well as other fields (evidence-based practice).

1. 什么是循证医学？简述循证医学的实践步骤。
2. 什么是系统评价和 Meta 分析？简述系统评价和 Meta 分析的步骤。
3. 系统评价与传统综述的主要区别是什么？
4. 简述异质性检验的目的和方法。
5. 简述系统评价与 Meta-分析中可能存在的偏倚，如何识别？

（肖艳杰）

附录 流行病学实习指导

实习一 疾病频率指标的测量

【目的】掌握流行病学常用指标的计算与用途。

【学时】3 学时。

【方法】课堂运算与讨论。

【课题一】附图 1-1 表示在一个 15 000 人的群体中,1996—1999 年冠心病的发病及预后情况。

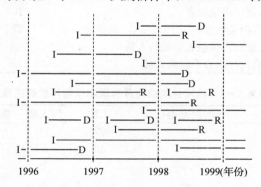

附图 1-1 某人群中冠心病在 1996—1999 年间的发生及预后情况
图例:I 代表发病,R 代表好转或治愈,D 代表死亡

问题:

1. 试计算 1997 年该人群冠心病发病率、死亡(专)率和病死率。

2. 试计算 1997 年 1 月 1 日该人群冠心病的患病率。

【课题二】1998 年某疾病监测点为了查实该地主要疾病的发生、死亡及有关情况,进行了一次流行病学调查。这里,将该调查资料有关数据列为附表 1-1。

问题:

1. 试计算该疾病监测点人群下列各项指标:

(1) 1998 年的恶性肿瘤发病率、患病率、死亡(专)率及病死率。

(2) 1998 年 1 月 1 日恶性肿瘤的时点患病率。

(3) 1998 年细菌性痢疾家庭内与非家庭内的续发率。

2. 上述诸指标对防制有关疾病有何启示?

【课题三】2000 年末,某地一所有 47 名员工的小学,在 10 天内有 20 位教职工突然发生肺炎。与教师接触密切的 137 名学生未发现病例。流行病学调查结果显示,此暴发为一次暴露于共同致病因素所致。发病与接触病人无关,与集体分购甘蔗时,接触、吸入其所附霉尘有关。病人在恢复期血清 lgE 显著增高。甘蔗表面分离出以青霉菌、毛霉菌等真菌为优势的菌株。吸入霉尘可能是这次过敏性肺炎暴发的原因,资料见附表 1-2。

附表 1-1　1998 年某监测点某些疾病现况调查资料

项目	人数
1998 年 7 月 1 日该监测点人口数	91 098
同年 1 月 1 日该点人口数	89 769
同日记录的恶性肿瘤病例	59
其中,当天新病例	2
1998 年恶性肿瘤新发病例	176
同年恶性肿瘤患者死亡人数	119
同年细菌性痢疾新发病例的接触人数	5 562
其中,家庭内接触者	1 609
非家庭内接触者	3 953
同年受检的接触者人数	374
其中,家庭内接触者	102
非家庭内接触者	272
其中,家庭内接触者中发病人数	31
非家庭内接触者中发病人数	26

附表 1-2　购买甘蔗或在分购现场停留与发病关系

购买否	分购时是否在场	人数	病人数	罹患率/%
+	+	27	16	
+	—	15	3	
—	+	1	1	
—	—	4	0	
合计		47	20	

问题:

试计算上表所列五种情况下过敏性肺炎的罹患率,将结果填入表中相应空栏处。

【课题四】已知某省 1999 年甲、乙两县 20 岁及以上各年龄别某病死亡专率和各年龄别人口数,资料见附表 1-3。由于两地年龄结构不同,要客观地比较两地区死亡率的高低,应消除两地区年龄结构的差异,因此需对死亡率进行标化(调整)。

附表 1-3　1999 年甲、乙两县各年龄别某病死亡专率

年龄组	甲　县			乙　县		
(岁)	人口数	某病死亡数	死亡专率(1/千)	人口数	某病死亡数	死亡专率(1/千)
20～	200 000	1 000	5	400 000	2 400	6
40～	400 000	4 000	10	400 000	4 800	12
60～	400 000	8 000	20	200 000	5 000	25
合计	1 000 000	13 000	13	1 000 000	12 200	12.2

问题:

1. 用直接法计算甲、乙两县标化死亡专率(以合并甲乙两县人口作为标准人口)。

2. 比较标化死亡专率与粗死亡专率之间的差异。

实习二 现况研究

【目的】

1. 掌握现况研究的基本原理。

2. 初步学习制订现况研究设计的主要内容。

【学时】4 学时

【课题一】1998 年某市为了解老年人中多发病的患病率和分布情况,组织医务人员对该市七区一郊的九个地段随机抽取 60 岁及以上老年人 6 393 名(其中市区 5 866 人,郊区 527 人)进行调查。其中部分结果见附表 2－1。

附表 2－1 1998 年某市老年人多发病患病情况

疾 病	市 区		郊 区	
	患病人数	患病率(%)	患病人数	患病率(%)
高血压	1 687	28.76	120	22.77
冠心病	316	5.39	11	2.09
脑血管疾病	152	2.59	12	2.28
动脉硬化	2 369	40.39	203	38.52
慢性支气管炎	1 062	18.10	188	35.67
肺气肿	737	12.56	163	30.93
糖尿病	149	2.54	2	0.38
高脂血症	1 913	32.61	135	25.62
恶性肿瘤	19	0.32	0	0

问题:

1. 这是一种什么性质的流行病学研究?是普查,还是抽样调查?是描述性的,还是分析性的?本次调查的目的何在?

2. 为什么在现况研究中通常只能进行"患病率"的计算,而不能进行"发病率"计算?

【课题二】某人于 1999 年对某市高校全部 45 岁及以上男性知识分子进行了一次现况调查。共调查 971 人。主要了解肥胖、冠心病及糖尿病的患病率和肥胖与后两类疾病关系。其中部分结果见附表 2－2,表 2－3。

附表 2－2 某市 45 岁及以上男性知识分子肥胖、高血压、冠心病和糖尿病的患病率

	患病人数	患病率(%)
肥胖	262	26.98
高血压	187	19.26
冠心病	94	9.68
糖尿病	64	6.59

注:体型指数[体重(kg)/身高^2(m^2)]≥26 者为肥胖

附表 2-3　体重与高血压、冠心病、糖尿病的关系

体型指数	调查人数	高血压		冠心病		糖尿病	
		患者数	患病率%	患者数	患病率%	患者数	患病率%
<20	106	8	7.55	5	4.72	2	1.89
20~	371	55	14.82	30	8.09	19	5.12
24~	232	47	20.26	23	9.91	14	6.03
26~	159	39	24.53	19	11.95	22	13.84
28~	103	38	36.89	17	16.50	7	6.80

问题：

1. 与"课题一"比较，本次研究有什么特点？本次研究的目的何在？能从中得到病因启示吗？

2. 为什么现况研究一般不能检验病因假设？请结合"课题一"和"课题二"，归纳现况研究的主要用途和特点。

【课题三】某市北区卫生防疫站为摸清本区人群中乙型肝炎表面抗原(HBsAg)携带情况及其家庭内分布特点，拟进行一次现况研究。该市区约 16 万余人；分 6 个街道委员会，每个街道委员会下设 13~15 个居民委员会；每个居委会有 1 900~2 100 人，约 500 个家庭(平均每家约 4 口人)。该市区为一般居民区，由各种职业人员组成。已知邻区调查结果 HBsAg 阳性率为 9.5%。

问题：

1. 本次调查的目的是什么？预期分析指标有哪些？

2. 根据你所确定的调查目的，本次调查应采用普查还是抽样调查？如果采用抽样调查，如何抽样？

3. 根据所选定的抽样方法，确定本次调查的样本大小。

4. 本次调查中可能会遇到哪些影响调查质量的因素？应如何控制和评价调查资料的质量？

实习三　病例对照研究

【目的】

1. 熟悉病例对照研究的资料整理及分析方法。

2. 掌握相对危险度的计算方法。

【学时】2 学时。

【方法】课堂运算与讨论。

【课题】Doll 和 Hill 于 1948 年 4 月至 1952 年 2 月在伦敦及其附近的 20 多家医院,选择了确诊为肿瘤的住院病人为调查对象。在这四年间凡新收入肺癌病人时,即派调查员前往医院调查,每调查一例肺癌病人,同时配一例同一医院同期住院的胃癌、肠癌等其他肿瘤病人作为对照,即 1∶1 配比。肺癌组和对照组病人均详细询问既往和现在的吸烟等情况,并填入统一的调查表,调查工作是由具有该种研究经验的调查员完成的。

问题:

1. 选用住院的肺癌病人作为调查对象是否具有代表性? 在住院病人中选取对照组应如何保证与肺癌组有可比性?

肺癌病人都是经病理组织学和(或)痰的细胞学确诊,少部分病人依据肺部 X 线检查或支气管镜检查确诊,事先规定 75 岁以上的病人不作为调查对象,并除去误诊为肺癌最后修正诊断的病人 80 例,因故未调查的肺癌病例 407 例(包括调查时已出院者 189 例,病危者 116 例,死亡者 67 例,耳聋者 24 例,不会英语者 11 例),这样被调查的肺癌病人大约占当时这些医院肺癌病人总数的 85%,共计 1 465 例。

对照组和肺癌组病人配对的条件是:年龄相差少于 5 岁,性别相同;居住地区相同;家庭经济情况相似;同期入院,并住同一医院。下表为肺癌组与对照组年龄、性别均衡性比较,见附表 3-1。

附表 3-1　肺癌组与对照组性别、年龄均衡比较

年龄(岁)	肺癌组		对照组	
	男	女	男	女
25～	17	3	17	3
35～	116	15	116	15
45～	493	38	493	38
55～	545	34	545	34
65～	186	18	186	18
合计	1 357	108	1 357	108

2. 肺癌组与对照组病人为什么要考虑这些配对条件? 是否还应考虑其他因素?

作者对各项调查内容均有明确规定,其中吸烟者的定义是:一个人每日吸一支以上的香烟,并持续一年之久者。不足此标准者列为非吸烟者。为检验调查对象对吸烟史回答的可靠性,作者随机抽查了 50 例,第一次询问吸烟史后,间隔 6 个月第二次重新询问,两次回答的结果(附表 3-2)。

附表 3-2　两次询问 50 人吸烟量(支/日)的一致性比较

		第二次询问(支/日)					
		0～	1～	5～	15～	25～	50～	合计
第	0～	8	1	—	—	—	—	9
一	1～	—	4	1	—	—	—	5
次	5～	—	—	13	3	—	—	17
询	15～	—	—	4	9	1	—	14
问	25～	—	—	—	1	3	—	4
(支/日)	50	—	—	—	—	1	—	1
	合计	8	6	18	13	5	—	50

　　3. 病例对照研究时,进行这种一致性检查的必要性如何? 你对本研究中被调查对象回答吸烟情况的准确性如何评价?

　　通过调查,作者将男性肺癌组与对照组的吸烟习惯整理的结果见附表 3-3、附表 3-4。

附表 3-3　肺癌组与对照组吸烟习惯比较

吸烟情况	肺癌组	对照组	合计
吸	1 350	1 296	2 646
不吸	7	61	68
合计	1 357	1 357	2 714

附表 3-4　肺癌组与对照组吸烟习惯比较(1∶1 配比)

		病　例		合计
		吸烟	不吸烟	
对照	吸烟	1 289	7	1 296
	不吸烟	61	0	61
	合计	1 350	7	1 357

注:表内数字为对子数

　　4. 计算附表 3-3 中肺癌组与对照组吸烟者占的百分比?

　　5. 根据附表 3-3 和附表 3-4 的资料分别计算相对危险度、χ^2 和 OR 95% 可信限,本资料应该用哪一类分析方法更合适些? 为什么?

　　作者进一步把男性肺癌组与对照组按吸烟与否及每日吸烟量进行分析,见附表 3-5。

附表 3－5　每日吸烟量与肺癌的关系

支/日	肺癌组		对照组		OR
	例数	%	例数	%	
0	7	0.5	61	4.5	
1～	49	3.6	91	6.7	
5～	516	38.0	615	45.3	
15～	445	32.0	408	30.1	
25～	299	22.1	162	11.9	
50～	41	3.0	20	1.5	
合计	1 357	100.0	1 357	100.0	
所有吸烟者	1 350	99.5	1 296	95.5	

　　统计分析所调查的肺癌组与对照组吸烟的总剂量与肺癌的发生情况,见附表 3－6。

附表 3－6　肺癌组与对照组的吸烟总量估算值

组　别	各吸烟的总量人数					χ^2 检验
	365 支～	50 000 支～	150 000 支～	250 000 支～	1 000 000 支～	
男: 肺癌病人 (647 例)	19(2.9%)	145(22.4%)	183(28.3%)	225(34.8%)	75(11.9%)	$\chi^2=30.6$ $v'=4$
非肺癌病人 (622 例)	36(5.6%)	190(30.5%)	182(29.3%)	179(28.9%)	35(5.6%)	$P<0.001$
女: 肺癌病人 (41 例)	10(24.4%)	19(46.3%)	5(12.2%)	7(17.1%)	0	$\chi^2=12.97$ $v'=3$
非肺癌病人 (28 例)	19(67.9%)	5(17.9%)	3(10.7%)	1(3.6%)	0	$P<0.001$

　　6. 从附表 3－5 和附表 3－6 中的资料可以看出什么趋势? 呈何种关系?

　　7. 从本次调查吸烟与肺癌关系的病例对照研究资料中,可得出什么结论? 尚需进一步做何种研究以决定因果关系?

实习四　队列研究

【目的】

1. 掌握队列研究的基本原理。

2. 学习并掌握队列研究的资料整理和分析方法及在探索病因方面的应用。

【学时】2 学时。

【方法】课堂运算及讨论。

【课题一】英国卫生部曾资助一项有关孕妇患风疹与婴儿先天性畸形关系的研究。研究对象为 1956 年初到 1957 年 12 月在英格兰和威尔士的孕妇。曾患风疹的孕妇共有 578 例，为暴露组。在未患过风疹的孕妇中随机抽取 2% 样本作为非暴露组共 5 717 人。追踪观察她所生的婴儿直至 2 岁，诊断是否患先天畸形，其结果列为附表 4 – 1。

附表 4 – 1　孕妇感染风疹对婴儿的影响

疾病发生率	暴露组(%)	非暴露组(%)	RR	AR	AR%(%)
流产率	5.0	2.4			
死亡率	4.5	2.4			
先天性畸形率	6.8	2.3			

问题：

1. 结合上述资料，分别计算 RR、AR、AR%，将结果填入上表并说明各值的实际意义。

2. 此资料属何种类型的队列研究？

【课题二】附表 4 – 2 是弗明汉在心血管疾病研究中血清胆固醇含量与冠心病发病关系的部分资料。研究者首先检测了 1 045 名 33～49 岁男子的血清胆固醇含量，然后按其水平高低分为 5 组，随访观察 10 年后计算各组的冠心病 10 年累积发病率。再以血清胆固醇水平 2.964～5.043 mmol/L 组作为参照组，分别计算各暴露水平组的 RR、AR、AR%，请将结果填入表中。

附表 4 – 2　33～49 岁男子血清胆固醇水平与冠心病关系的研究

血清胆固醇 (mmol/L)	暴露水平	病例数	非病例数	总人数	CI(%)	RR	AR	AR(%)
2.964～	0	2	207	209				
5.044～	1	11	198	209				
5.564～	2	14	195	209				
6.006～	3	26	183	209				
6.656～	4	32	177	209				
合计	—	85	960	1 045				

注：* 血清胆固醇新计量单位 mmol/L 与旧计量单位 mg/dl 的换算系数为 1/0.026。

问题：

1. 结合附表 4－2 资料分析，说明 RR、AR、AR％的含义及意义？

2. 从表 4－2 中的资料可以看出什么趋势？呈何种关系？

【课题三】1986 年 1 月 1 日至 1995 年 12 月 30 日范宗华等对吸烟与食管癌的死亡情况进行了 10 年的随访队列研究，结果发现吸烟组死于食管癌 97 例，不吸烟组死于食管癌 32 例。请以人群为单位计算两组暴露人年数，资料见附表 4－3。

附表 4－3　随访队列人数观察人年计算表

年份	吸烟组				不吸烟组			
	年初人数 A	死于食管癌人数	年初人数 B	人年数 (A＋B)/2	年初人数 A	死于食管癌人数	年初人数 B	人年数 (A＋B)/2
86	20558	12	20259		9723	3	9576	
87	20 259	8	19 956		9 576	3	9 437	
88	19 956	5	19 637		9 437	3	9 287	
89	19 637	7	19 371		9 287	0	9 129	
90	19 371	2	19 062		9 129	3	8 992	
91	19 062	13	18 735		8 992	4	8 856	
92	18 735	13	18 450		8 856	3	8 698	
93	18 450	12	18 148		8 698	5	8 562	
94	18 148	13	17 804		8 562	5	8 426	
95	17 804	12	17 438		8 426	3	8 272	
合计		97				32		

问题：

1. 请计算上表中的人年数。

2. 分别计算吸烟组和不吸烟组人群食管癌的发病密度（ID），并计算 RR、AR、AR％和 PAR％。

实习五　诊断试验的评价

【目的】

1. 通过实习了解诊断试验的意义和应用。

2. 掌握诊断试验的常用评价指标。

【学时】 2 学时。

【方法】 课堂运算与讨论。

【课题】 对 5 000 名职工进行健康体检,发现糖尿病病人 161 例,用口服葡萄糖 2 小时后的血糖试验,以 ≥6.16 mmol/L(110 mg/dl)血糖为阳性,<6.16 mmol/L(110 mg/dl)血糖为阴性进行筛选,查得真阳性 154 人,真阴性 3 971 人。

问题:

1. 请你绘制诊断试验四格表,并计算下列指标:

(1) 灵敏度　(2) 特异度　(3) 阳性预测值　(4) 阴性预测值　(5) 一致性

2. 如果将上例筛选截断值定为 10.08 mmol/L(180 mg/dl)时,真阳性为 90 例,真阴性为 4837 例。请绘制四格表,计算下列各指标:

(1) 灵敏度　(2) 特异度　(3) 假阳性率　(4) 假阴性率　(5) 阳性预测值　(6) 阴性预测值　(7) 一致性　(8) 似然比　(9) 约登指数

3. 已知对 2 000 名职工分别进行 A 试验和 B 试验(假设患病率为 15%),试验结果如附表 5-1。

附表 5-1　联合试验的结果

试验结果		患者	非患者
A 试验	B 试验		
+	−	20	34
−	+	45	76
+	+	216	56
−	−	19	1 534
合　计		300	1 700

请你计算下列各项的灵敏度和特异度:

(1) A 试验　(2) B 试验　(3) 并联试验　(4) 串联试验

4. 通过对 1、2 两问题的计算,试问:

(1) 提高或降低筛选截断值对灵敏度和特异度的影响如何?

(2) 如果灵敏度、特异度一定时,阳性预测值和阴性预测值与患病率的关系怎样?

(3) 上述两个截断值,你准备采用哪一个?

5. 通过对问题 3 的计算,试问:

(1) 与单一试验相比较,联合试验的灵敏度和特异度有何变化?

(2) 与单一试验相比较,联合试验的阳性预测值和阴性预测值有何变化?

6. 一个好的诊断试验应具备哪些基本条件?

实习六　临床试验设计及评价

【目的】通过实习掌握临床试验设计原理及方法。

【学时】2 学时。

【方法】课堂运算与讨论。

【课题】左旋吡喹酮与吡喹酮一剂疗法治疗血吸虫病的临床疗效分析

吡喹酮是目前我国治疗日本血吸虫病的首选药物,具有疗效高、毒性低、抗虫谱广、安全、可靠等特点。常用剂量为 60 mg/kg,疗程为 1～2 天,疗效可达 90％。吡喹酮由左旋及右旋异松体各半混合组成,经动物试验证实其有效杀虫成分为左旋体,右旋体杀虫作用甚微。左旋吡喹酮经药理和动物试验证明有效率达 95％。为进一步比较左旋吡喹酮与吡喹酮对人类早期慢性日本血吸虫病疗效上的差异,进而选择更佳药物,以推广应用,故设计此方案进行临床疗效考核。

试验在血吸虫病重流行区进行。对普查筛选出来的病例,按性别、年龄与感染度等重要影响预后因素进行分层随机抽样,共获得 367 名患者。同时为限制沾染和干扰的发生,获得较好的依从性,对所有随机抽取的研究对象均采用送药上门,一次口服疗法,并看着病人服下。以粪孵三送三检为诊断和考核疗效标准。阳性为无效(三次检验中出现一次或一次以上阳性者为阳性)。阴转者为有效(三次检验都是阴性则为阴转者),药物剂量均为 30 mg/kg,一剂口服。共治疗观察了左旋吡喹酮组 245 例,吡喹酮组 122 例,见附表 6 - 1 和附表 6 - 2。治疗后 3 个月(左旋吡喹酮组 230 例吡喹酮组 115 例)及 6 个月(左旋吡喹酮组 228 例,吡喹酮组 110 例),其粪孵阴转率分别为 85.2％(196/230)、87.7％(200/228);72.1％(83/115)、73.6％(81/110),见附表 6 - 3,失访率均未超出 10％。该药仅有很轻微的头昏、腹痛、恶心、腹胀等副作用。请根据题意设计一个临床试验方案。并对试验结果作出评价。

附表 6 - 1　两组血吸虫病患者性别、年龄构成

组别	男	女	合计	成年人	儿童	合计
左旋吡喹酮	112	133	245	158	87	245
吡喹酮	59	63	122	86	36	122
合计	171	196	367	244	123	367

$P > 0.05 (\chi^2 = 0.23); P > 0.05 (\chi^2 = 1.33$

附表 6 - 2　两组血吸虫病患者感染度构成

组别	例数	感染度(毛蚴只数/30g 粪)				
		<5	5～9	10～14	15～19	>20
左旋吡喹酮	245	66	38	35	20	86
吡喹酮	122	38	22	18	16	28
合计	367	104	60	53	36	114

$P < 0.05 (\chi^2 = 6.745 4)$

附表 6-3　治疗 3 个月与 6 个月后粪孵复查结果

| 组别 | 治疗后粪便结果 | | | |
| | 治疗 3 个月后 | | 治疗 6 个月后 | |
	例数	转阴数(%)	例数	转阴数(%)
左旋吡喹酮	230	196(85.2)	228	200(87.7)
吡喹酮	115	83(72.1)	110	81(73.6)
合计	345	279(80.9)	338	281(83.1)

附表 6-4　不同感染度患者治疗 3 个月与 6 个月后粪孵复查结果

| 组别 | 治疗 3 个月后 | | | | 治疗 6 个月后 | | | |
| | 轻度感染 | | 重度感染 | | 轻度感染 | | 重度感染 | |
	例数	转阴数(%)	例数	转阴数(%)	例数	转阴数(%)	例数	转阴数(%)
左旋吡喹酮	93	80(86.0)	137	116(84.7)	92	82(89.1)	136	118(86.7)
吡喹酮	54	39(72.2)	61	44(72.1)	51	38(74.5)	59	43(72.9)
合计	147	119(81.0)	198	160(80.8)	143	120(83.9)	195	161(82.6)

问题：

1. 该课题选用何种临床试验方法最为恰当？如何确定研究对象？
2. 怎样确定各组样本观察例数？
3. 本实验研究的三要素是什么？
4. 如何做到随机、对照和双盲法？
5. 根据课题结果数据进行统计分析，并作出评价。
6. 请指出本研究不足之处。

实习七　预防接种效果评价

【目的】熟悉预防接种效果考核的常用方法;学习制订和组织实施预防接种计划。

【学时】3 学时。

【内容】

一、疫苗有效性评价

疫苗有效性评价包括免疫学效果和流行病学现场效果的评价。主要评价指标包括抗体阳转率、抗体几何平均滴度(GMT)、保护率和效果指数等,其中以反映实际保护效果的保护率和效果指数为重点。若疫苗接种后的血清抗体滴度与保护率相一致,则免疫学指标与流行病学指标几乎有同等意义。评价方法一般常采用严格的现场实验,也可应用较为简便的发病趋势分析或病例对照研究等方法进行评价。

【课题一】山东胡氏将 61 例婚前体检一方为 HBsAg 阳性或 HBsAg 和 HBeAg 双阳性的易感配偶随机分成两组于婚前分别接种乙肝疫苗或安慰剂。完成全程免疫后 6 个月抽血检测抗-HBs 并准予登记结婚。婚后随访观察 1 年,于婚后 6 个月和 12 个月两次采血检测 HBV 感染情况,结果见附表 7 - 1。

附表 7 - 1　两组对象全程免疫后抗-HBs 阳转率及婚后 HBV 感染率的比较

	例数	抗-HBs 阳转数	阳转率 (%)	HBV 感染人数	感染率 (%)	保护率 (%)	效果指数
疫苗组	30	28		2			
对照组	31	2		19			

问题:

1. 请计算两组抗-HBs 阳转率和 HBV 感染率,并进行显著性检验。同时计算该疫苗的保护率和效果指数。将所有结果填入上表中。

2. 在评价乙肝疫苗的现场效果时,免疫学效果和流行病学观察结果的意义如何? 请根据上述资料,对乙肝疫苗的预防效果作出初步评价。

【课题二】某市自 1965 年冬季开始对麻疹易感儿童实行普种麻疹减毒活疫苗,8 月龄初种,7 岁加强注射一次。普种前后历年麻疹发病率见附图 7 - 1。

某县自 1969 年起每年冬季对 6 个月至 15 岁儿童普种流行性脑脊髓膜炎(以下简称流脑)菌苗,初种两针,间隔 3～4 周,以后每年加强注射一针。普种前后历年流脑发病率见附图 7 - 2。

问题:

你认为接种麻疹疫苗和流脑菌苗的预防效果分别如何? 为什么?

【课题三】预防接种的现场效果常用以下两个指标:保护率和效果指数。1970 年某地大规模推行麻疹疫苗的接种。他们总结的结果是对照组(不使用该疫苗组)的麻疹发病率为

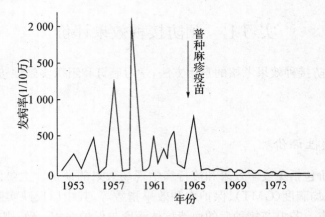

附图 7－1　某市 1953—1975 年麻疹发病曲线

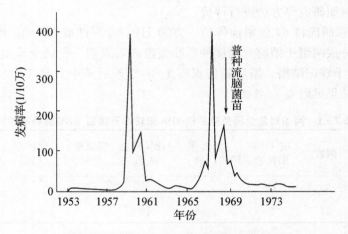

附图 7－2　某县 1953—1975 年流脑发病曲线

9‰，同时期注射组（即免疫组）该率为 1.4‰。

问题：试计算出该疫苗的效果指数（EI）及保护率（PR）。

$$EI=\frac{对照组发病率}{免疫组发病率} \qquad PR=\frac{对照组发病率-免疫组发病率}{对照组发病率}$$

二、疫苗的实用价值评价

疫苗的普遍推广应用不仅要求疫苗本身安全有效，同时成本低、效益好也是必要的。成本—效益分析（cost-benefit analysis）就是对成本和效益两方面分别进行计算和相互比较，从整个社会的角度来考察某项预防接种计划的全部效益和成本。常用的指标有成本—效益比值和净效益，其计算方法如下：

成本—效益比值＝（年平均成本投资费用）/（年直接减少的费用＋年间接减少的费用）

净效益＝年直接减少的费用＋年间接减少的费用－年平均成本投资费用

【课题四】江西齐氏调查某市月湖区麻疹计划免疫前后的麻疹发病、住院和死亡情况，并对麻疹计划免疫的成本和计划免疫后因减少麻疹发病、住院和死亡而取得的效益进行成本—

效益分析,以评价该计划免疫的可行性和推广价值。调查结果见附表 7 - 2、附表 7 - 3。

附表 7 - 2　某市月湖区麻疹免疫前后的发病和死亡情况

	年平均人口	年平均发病率 (1/10 万)	年平均死亡率 (1/10 万)	效果	
				减少病例数	减少死亡数
免疫前 (1972—1979)	77 000	410.91	0.95		
免疫后 (1981—1988)	110 800	20.45	0.00	432	1

减少数＝免疫后人口数×(免疫前的发生率－免疫后的发生率)

附表 7 - 3　某市月湖区麻疹疫苗预防接种成本与效益情况

项　目	年平均成本投资 (元)	效益(元)	
		年平均直接费用	年平均间接费用
疫苗费	250.00		
疫苗运输费	65.32		
接种器材费	89.28		
冷链设备与维修	220.00		
接种人员工资和补助	427.67		
检查、考核、奖励和培训	109.11		
卡、证和表簿费	179.21		
减少麻疹病人治疗费		5 161.68	
减少医务人员工资开支		112.64	
减少麻疹病人营养费			4 284.00
减少因麻疹死亡养育费			420.00
减少陪护费用			2 856.00
合计	1 340.59	5 274.32	7 560.00

问题:请计算该区麻疹计划免疫的成本—效益比值和净效益。

三、预防接种的实际效果评价

疫苗大面积推广应用的实际预防效果受到众多因素,如冷藏条件、接种技术、覆盖面大小等的影响。因此,适时抽查评价,发现问题,及时解决,将有助于推动计划免疫的全面落实。

【课题五】江南某县,总人口 130 万,3 岁以内幼儿约 10 万。经济条件较好,冷链设施完善。据报告,四苗预防接种覆盖率已达 EPI 要求标准。如 1988—1989 年该县报告的适龄儿童卡介苗、麻疹疫苗、脊髓灰质炎活疫苗和百、白、破三联菌苗的接种率均在 90％以上。但据1989 年疫情报告,该县小儿麻痹症发病率达 47.8/10 万,死亡率为 3.67/10 万,病死率为 7.73％,3 岁以内患者占全部病例的 94.68％,1 岁以内者占 49.76％。经调查,0～3 岁 588

名病例中,未服苗者414人,占70.4%;全程服苗者的发病率为121.08/10万,未服苗者的发病率为1 225.47/10万。其他传染病的发病率亦有不同程度的升高。

问题:

1. 你认为脊髓灰质炎疫苗的效果如何? 如何解释该县高接种率和高发病率的异常现象? 假如由你主持该县今后的预防接种工作,你在整顿预防接种工作中,首先应做哪些工作? 重点应注意哪些问题?

2. 当前国内纳入计划免疫的重点预防疾病及重点疫苗接种,包括哪些? 伤寒和副伤寒三联疫苗接种的应用指征是什么? 为什么?

实习八　暴发调查

【目的】了解暴发调查的基本方法和步骤,熟悉传染病暴发调查资料分析方法。

【学时】6～9学时。

【内容】

一、暴发调查课题讨论——上海甲型肝炎暴发调查

【课题一】上海甲型肝炎暴发概况

1988年1月19日,上海市急性病毒性肝炎疫情骤然上升,数日内发病数成倍增长,至3月18日,共发生急性病毒性肝炎292 301例,平均罹患率40.82‰,为常年发病率的12倍。死亡11例,病死率为3.76/10万。

该市肝炎每年有春季发病高峰,一般2月开始疫情上升,3月最高,4月开始逐渐下降。本次肝炎发病时间比往年约提前1个半月,而且日最高发病数比以往流行年高峰日病例数高53倍。病例多半起病急骤,一般先有发热、乏力,继而有纳差、厌油、恶心、呕吐、腹胀、腹泻等症状,最后出现尿色加深,皮肤黏膜黄染。肝肿大占85.4%。

本次流行的病例黄疸型占90%,血清丙氨酸氨基转移酶>1 000U占92.4%,抗-HAV lgM阳性率为95.5%,发病一周内粪便HAAg检出率为68.2%。

问题:

1. 如果1月底领导派你去现场调查处理该起疫情,你准备首先做哪几件工作?

2. 病例确诊后,还需进行哪些调查工作?

【课题二】上海甲型肝炎暴发流行特征

1. 流行地区　本次流行主要限于该市12个市区,占全市发病总数的94.9%,各区疫情上升和流行曲线几近一致。

2. 流行时间　对292 301例病人按发病日统计分析,可见12个区同时于1月14日发病数上升,2月1日达顶峰,疫情上升曲线呈锯齿形,基本上由三个流行高峰构成,顶峰分别在1月20日、1月25日和2月1日,流行波持续30天,自2月2日起疫情迅速下降,见附图8-1。

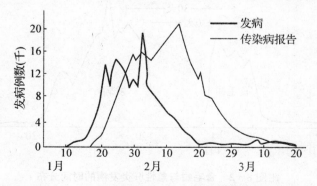

附图8-1　上海市1988年1～3月急性肝炎发病动态

3. 发病年龄、性别和职业分布　本次流行以20～29岁罹患率最高(83.02‰),30～39岁

次之(79.24‰),二者合计占病例数的 83.46%,以 50 岁及以上者为最低,发病数占总病例数的 0.26%～0.58%。职业分布以工人最多(占 70.63%),职员次之(占 8.5%)。性别发病率男女之比为 1.26∶1。

4. 病例在家庭中的分布　11% 的家庭有 2 人或以上同时发病。

问题:

从上述流行特征中能否找出某些可疑因素,并提出初步的暴发原因,下一步你准备重点调查哪些因素?

【课题三】上海甲型肝炎暴发原因

1. 水源性　对供应 12 个市区的自来水厂,1987 年 1～12 月 4 354 份管网水和出厂水样的水质检查,按国家要求的浊度、细菌总数、大肠埃希菌三项指标进行分析比较,均符合卫生指标。不同水厂供水范围与地区罹患率无明显差别。市区居民普遍无饮生水的习惯。市区各大专院校的学生和各兵种的指战员均饮用上述水厂的自来水,但其罹患率与往年相仿,明显低于市区居民。远离市区的工业区不用上述水厂的自来水,由该地区自行供水,其甲肝罹患率(38%)明显高于周围郊县,但与市区发病无差异。

问题:

根据上述调查,你认为此次是否可能为水型暴发流行,为什么?

2. 食物性　据 1 208 例病例配对调查,病例组在发病前 2～6 周有各种可疑食物史;与对照组比较可见病例组平均食用毛蚶率(88.2%)远高于对照组(41.8%),两组差异极为显著。本次流行前该市区居民食毛蚶人数估计 226 万,食毛蚶人群罹患率为 119.20‰,未食毛蚶人群罹患率为 52.0‰,RR 为 23.06。

分析人群在 1987 年 12 月和 1988 年 1 月食毛蚶的时间分布,可见食毛蚶高峰日分别为 12 月 20 日、25 日和 1 月 1 日,各与本次流行的 3 个高峰日,即 1 月 20 日、25 日和 2 月 1 日,正好间隔一个甲型肝炎常见的潜伏期(30 天),见附图 8-2。据 120 对 1∶2 匹配病例对照研究结果表明:罹患甲型肝炎与接触肝炎患者、外出用餐、注射或输血、服用某些药物等传播途径无关,而与生食毛蚶存在联系($OR=23.20$;$\chi^2=69.22$,$P<0.000\ 1$)。

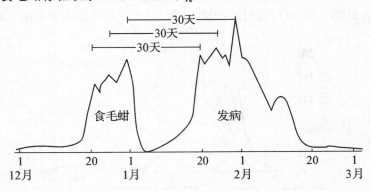

附图 8-2　食毛蚶与急性肝炎发病的时间分布

某区整群抽样调查居用 1 649 人,甲型肝炎罹患率为 57.6‰,有生食毛蚶史的居民甲肝罹患率为 158.6‰,未曾食毛蚶者甲肝罹患率仅为 6.4‰,二者差异极为显著($P<0.000\ 1$)。

调查人群中生食毛蚶百分比为 33.66%。

甲肝罹患率的高低与食毛蚶量的多少有关,见附表 8-1。随着食毛蚶量的增加,患甲肝的危险性也随之加大。

附表 8-1　食毛蚶量与甲型肝炎发病关系

食毛蚶量(只)	调查人数	病例数	罹患率(‰)	*RR*
0	1 094	7	6.4	1.00
1—	150	9	60.0	9.38
10—	258	43	166.7	26.05
30—	147	36	244.9	38.27
合计	1649	95	57.6	

注:$\chi^2 = 202.52, P < 0.0001$

附表 8-2　食毛蚶的不同方式与甲型肝炎发病的关系

方式	调查人数	病例数	罹患率(‰)	RR
不食	1094	7	6.4	1.00
煮食	62	4	64.5	10.07
泡食	482	80	166.0	25.94
腌食	11	4	363.6	56.81
合计	1 649	95	57.6	—

(注:$\chi^2 = 176.13, P < 0.0001$)

甲肝罹患率还与食毛蚶的不同方式有关,见附表 8-2。调查中 87% 的居民用开水泡一下毛蚶即食用,这部分人患甲肝的危险性较大,为不食者的 26 倍。另有一种用酱油或酒腌一下,几乎完全生食,这部分人患甲肝的危险性最大,为不食者的 57 倍。不同食毛蚶方式的甲肝罹患率差异具有极显著意义。

问题:

根据调查结果,你能否确认生食毛蚶是本次甲型肝炎暴发流行的主要原因?为什么?还需要进行哪些方面的调查工作?

毛蚶传播甲型肝炎的病原学证据如下:流行期间,从毛蚶产地采集的毛蚶用细胞培养法分离到 HAV。检测该市流行前市售毛蚶,应用核酸分子杂交技术从 7 份毛蚶样品中检出 1 份 HAVRNA 阳性。另外将毛蚶鳃和消化腺的粗制悬液与甲肝病人恢复期血清孵育后电镜观察,发现形态大小一致的病毒样颗粒,直径为 27 mm,与甲肝病人粪便样品中所见病毒样颗粒相似。上述结果证明产地毛蚶在海底已受到甲肝病毒污染,而不是运输过程中受污染,直至 1988 年 3 月下旬从毛蚶产地直接捕捞的毛蚶仍有甲肝病毒的污染。

3. 人群易感性从抽样的 1 649 名居民中采血 470 份,检测抗-HA 和抗-HA lgM,结果显示人群对甲肝的易感性随年龄增长而降低,人群甲肝易感性平均为 30.21%。未食毛蚶的易感者甲肝感染率为 5.41%,这可能代表了接触感染机会。易感者食毛蚶后感染率高达 38.24%,相对危险度为未食毛蚶者的 7.07 倍。

【课题四】毛蚶的来源及其可能污染的原因

本次流行的毛蚶来源于启东吕泗港,自 1987 年 12 月 9 日至 1988 年 1 月 3 日止,从水产批发部集体采购共计四批总量为 34 127 kg,以 1 月初批量最多。自 1987 年 12 月中旬,个体户的毛蚶大量流入市场。1988 年 1 月 4 日起市政府下令禁止采购和销售毛蚶。

1987 年是江苏启东县肝炎流行年,发病率为 16.12‰,1988 年 3 月 10 日止,该县共发病 5 542 例,是该省肝炎发病率最高的县。当地居民的粪便未经粪便无害化处理,厕所条件差,可能粪便直接入水,运河上大量船只也可直接使粪便排入水或渔民排便入水等造成污染。

国内发生三次由贝类引起的甲型肝炎暴发流行。1978 年浙江宁波发生一起食用泥蚶引起甲肝暴发。1982 年末,1983 年初上海地区因食用毛蚶引起甲肝暴发。本次为国内第三次由食用贝类引起的大规模甲肝暴发流行,实属空前。

贝类由于借滤水进行呼吸和摄食,每小时可滤水 5~40 L,能将水体中各种颗粒性物质截留于鳃和消化腺中,在肝腺内集聚,这种积聚能力称为富集。据报道毛蚶可浓缩甲肝病毒数百甚至上千倍,甲肝病毒可积聚在肝腺内储存 6 周以上。

从几次甲肝流行事件说明,渔业和环境保护部门应加强贝类的饲养和卫生管理。首先应加强毛蚶捕捞区水体的卫生管理。采购货源应集体经营,事先掌握当地疫情,把好卫生质量关;注意运输、销售过程中免受污染。卫生行政部门应制定毛蚶及其他贝类养殖场的卫生要求和卫生法规,贝类卫生标准及卫生管理措施,开展贝类水产品中甲肝病毒监测方法的研究。教育群众改变生食毛蚶的习惯,研究安全可口的毛蚶烹调方法及灭活甲肝病毒的消毒方法。

问题:

从这次甲肝暴发流行中应该总结哪些教训?今后如何防止类似事件的发生?

实习九　血清流行病学应用

【目的】通过课题讨论,学习并了解血清流行病学的应用。通过血清学检测,掌握常用乙型肝炎血清学检测原理和技术。

【学时】3～6 学时。

【内容】

一、课题讨论

【课题一】　某市防疫站 1957 年对该市各年龄组人群血清进行了一次流感血凝抑制抗体测定,结果见附表 9-1。

附表 9-1　某市各年龄组人群流感血抑抗体效价

病毒株	年龄(岁)									
	1～	2～	3～	4～	5～	10～	15～	20～	30～	40～	50～
猪型(SW)								30	60	30	60
原甲型(PRS)							20	20	20	20	20
甲$_1$型(FM$_1$)					35	40	25	20	20	20	20
甲$_2$型(张57$_{-4}$)	10	20	10	25	20	15	10	10	10	10
乙型(仙台)					10	10	20	30	30	30	30

问题:

1. 请推论该市过去流感的发生情况。

2. 从疫情通报得知该市邻县有流感流行,你认为会不会在该市居民中流行?

【课题二】　附表 9-2 是北京和上海两城市在 1987 年的人群抗-HAV 水平。

附表 9-2　北京与上海人群抗-HAV 阳性率

年龄组	上海			北京		
	检查人数	抗-HAV 阳性数	阳性率(%)	检查人数	抗-HAV 阳性数	阳性率(%)
1—	43	2	4.7	78	41	52.6
10～	44	10	22.7	150	147	98.0
20～	28	13	46.4	86	86	100.0
30～	21	20	95.2	63	63	100.0
40～	21	20	95.2	36	35	97.2
≥50	20	20	100.0	78	78	100.0
合计	177	85	48.0	491	450	91.6

问题:

1. 请对两地的甲肝疫情作出推测。

2. 你认为该两地会发生甲肝暴发吗?为什么?

【课题三】某市发生甲肝暴发流行,持续 2 个月余,罹患率为 1008.6/10 万。为了解甲肝暴发感染谱而检查甲肝隐性感染情况,于流行期末检测健康人群随机样本 343 人的血清标本,结果见附表 9-3。

附表 9-3 某市健康人群甲肝隐性感染结果

年龄组	检测人数	抗=-HAV lgM 阳性数	阳性率(%)
0～	19	0	
5～	27	6	
10～	31	3	
15～	39	2	
20～	61	2	
30～	45	2	
40～	60	2	
≥50	41	0	
合计	323	17	

问题:

1. 选择何种血清学指标诊断甲肝隐性感染?

2. 请计算相应的甲肝隐性感染率并填入表中。

3. 这些结果对我们有何启示?

【课题四】血清流行病学常用指标中,血清抗体效价(滴度)即血清学实验呈现阳性反应时的血清最高稀释倍数,用于表示个体血清抗体水平。如某人麻疹血凝抑制抗体效价为 1:256,即表示该人血清稀释 256 倍时麻疹血凝抑制抗体仍为阳性。再下一个稀释度即 1:512则为阴性。反映人群抗体水平的指标为抗体阳性率和抗体几何平均滴度(GMT)。因为在一般情况下,人群血清抗体滴度呈对数正态分布,所以用 GMT 描述人群抗体平均水平。附表9-4 是某地区人群间隔 3 年进行的两次甲型流感病毒的血凝抑制抗体水平调查。

附表 9-4 某地人群两次调查甲型流感血凝抗体滴度分布

滴度 (倒数)	编码滴度	第一次			第二次		
		人数(f)	fx	Fx²	人数(f)	fx	Fx²
<10	0	4	0	0	6	0	0
10	1	1	1	1	7	1	1
20	2	7	14	28	18	36	72
40	3	24	72	216	22	66	198
80	4	35	140	560	18	72	288
160	5	15	75	375	16	80	400
320	6	6	36	216	3	18	108
640	7	6	42	294	3	21	147
≥1 280	8	2	16	128	0	0	0
合计		100	396	1 818	93	294	1 214

问题：

1. 请按下列公式计算两次调查的 GMT。

$$GMT = 2^m \times C$$

$m = \sum fx / \sum f$，为编码滴度的平均数；

C 为编码滴度为零时的血清抗体滴度（本题为<10，取 5）。

2. 请按下列公式计算 GMT 的 95％可信限。

$$\text{抗体编码滴度的标准差}(S) = \sqrt{\frac{\sum fx^2 - (\sum fx)^2 / \sum f}{\sum f - 1}}$$

$$\text{抗体滴度对数的标准误}(Se) = \frac{s}{\sqrt{\sum f}}$$

GMT 的 $95\%CI = 2^{(m \pm 1.96x)} \times C$

3. 请按下列公式检验该人群两次调查的抗体水平有无发生变化。

$$t = \frac{|\overline{G_1} - \overline{G_2}|}{S_{\overline{G_1} - \overline{G_2}}}, df = n_1 + n_2 - 2$$

$\overline{G_1}$ 和 $\overline{G_2}$ 是两次调查的 GMT。

$S_{\overline{G_1} - \overline{G_2}}$ 是两个 GMT 差值的标准误。

$$S_{\overline{G_1} - \overline{G_2}} = S_c \times \sqrt{\left[\frac{1}{\sum f_1} + \frac{1}{\sum f_2}\right]}$$

S_c^2 为合并方差，

$$S_c^2 = \frac{\sum f_1 x^2 - \dfrac{(\sum f_1 x^2)}{\sum f_1} \sum f_2 x^2 - \dfrac{(\sum f_2 x)^2}{\sum f_2}}{\sum f_1 + \sum f_2 - 2}$$

二、HBsAg 检测的实验操作

HBsAg 的血清流行病学检测方法较多，但现在常用的方法是酶联免疫吸附试验（ELISA）。

（一）原理

双抗体夹心法。将抗-HBs 吸附于聚苯乙烯微量反应板上，使其固相化。再加被检血清，使其中的 HBsAg 与固相抗体发生特异性结合，然后再加酶标抗-HBs，使之与固相抗原抗体复合物发生特异性结合，然后加入酶的酶触反应底物，根据最终产物的颜色变化测得待检血清中有无相应抗原及其含量。

（二）试剂及器材

1. HBsAg 检测试剂盒（ELISA）

（1）抗-HBs 包被的聚苯乙烯微量反应板。

（2）HBsAg 阴性、阳性对照血清。

（3）HRP·抗-HBs 应用液。

（4）洗涤液 PBS-T（浓缩，用前以蒸馏水稀释）。

（5）显色剂 A 和 B。

（6）显色终止液。

2. 稀释液 1%明胶 10 ml，正常兔血清 1 ml，叠氮钠 0.1 g，以 pH7.2PBS 释至 1 000 ml 即可。

3. 盐水滴管 10 支。

4. 玻璃滴管 2 支。

5. 酶标仪。

6. 待检血清四份（强阳性、弱阳性、阴性和自检标本）。

（三）操作步骤

1. 四排实验孔每孔加一滴稀释液。

2. 四份待检血清各加一滴于上述实验孔的第一孔，倍比稀释。于第五排设阳性、阴性血清对照各两孔，另设空白对照两孔（稀释液）。43 ℃（湿盒）温育 20 分钟。

3. 弃去孔内容物，以 PBS　T 洗 4 次，每次静置 3 分钟，吸水纸拍干或自动板机吸干。

4. 每孔加 HRP·抗-HBs 一滴，空白孔不加。43 ℃（湿盒）温育 20 分钟。

5. 重复步骤 3。

6. 每孔加显色剂 A、B 各一滴，室温避光（湿盒）静置 10～15 分钟。

7. 每孔加终止液一滴后，以酶标仪测定结果。以空白对照调零，测定各种 OD450，并计算每孔与阴性对照孔 OD450 的比值（阴性孔 OD450 不足 0.02 0.02），凡比值≥2.1 者判为阳性，否则判为阴性。或者按试剂盒说明书操作。

问题：

1. 给出待检血清的 HBsAg 检测结果。

2. 血清学实验得出阳性、阴性结果的可能原因有哪些？

3. 血清流行病学中根据什么原则选择检测实验方法？

4. 如何评价血清流行病学中的血清学检测实验。

实习十　分子流行病学应用

【目的】通过课题讨论,加深对分子流行病学应用的了解。

【学时】3~6 学时。

【内容】

一、课题讨论

【课题一】1980 年 12 月至 1981 年 2 月在美国俄亥俄州和密歇根州等地陆续发生沙门菌肠炎暴发,从患者分离菌株为 Salmonella muenchen。据初步了解全国沙门菌监测系统每年接到报告由人分离的 S muenchen 菌达 30~400 株。与其他血清型沙门菌一样,这种血清型菌也经常发生。1981 年分离的该型菌株比前几年急剧增加,1 月报告该型菌株 63 株,2 月报告 87 株,1 月份的 70%和 2 月份的 35%是由俄亥俄州和密歇根州报告的。

这两个州暴发病例的年龄分布类似,年龄中位数为 10 岁,20~29 岁组的比例较往年增加,50 岁及以上组的比例下降。发病主要症状是:腹泻(90%)、发热(81%)、腹痛(73%)、血样便(54%)、恶心呕吐(44%)、病程中位数为 8 天。经过初步的描述性调查之后,进行了病例对照研究。询问内容包括:食品、就餐、娱乐及接触动物等。结果未发现食物(如肉制品、奶酪、调味品、香料或巧克力、水果、蛋糕等)、地点(如超级市场、餐馆、酒吧、娱乐中心等)与暴发有联系。仅发现病例家庭 44%有 1 岁以下婴儿,而对照家庭一例也没有($P<0.001$)。病例家庭全部而对照家庭仅 41%有 15~35 岁的人($P<0.001$)。

问题:

1. 根据以上情况你认为本次沙门菌肠炎暴发有何特点? 应该如何进一步调查?

进一步调查发现,病例组家庭中大麻暴露比例很高,在密歇根州 76%的病人有大麻暴露史,而对照仅为 21%。从病家获得的大麻标本分离到 S muenchen 菌,每克大麻含菌量高达 107。对 17 例病例和 34 例对照(1:2)调查结果见附表 10-1。

附表 10-1　病例和对照(1:2)对大麻的暴露史

病例暴露	对照暴露			合计
	2	1	0	
+	1	4	8	13
−	0	1	3	4

注:$P=0.0006$,$OR=20$

除上述两州外,同期在亚拉巴马州也报告了两例 S. muenchen 肠炎,他们都是 6 个月以下的婴幼儿,其母亲在家中有大麻暴露史。佐治亚州报告 21 例,其中 15 例资料完整,10 例年龄在 7 岁以下,5 例 20~27 岁,他们都有大麻暴露史,10 名儿童中 7 例为父母在家中有大麻暴露史。

2. 根据上述调查资料,能否确立大麻是本次肠炎暴发的传播途径?

既往虽然 S. muenchen 菌引起的腹泻时有发生,但大麻作为病原体传播途径却从未见报道。而且进一步调查分析,从病人和病家分离的 S. muenchen 菌株与对照菌株在抗生素耐药性和其他生化特征方面未发现任何区别。因此,确立大麻作为传播途径证据尚不充分。通过细菌质粒谱分析表明,与暴发有关的大麻分离的菌株和病人分离的菌株均含有两个分子量为 3.1Md 和 7.4Md 的质粒,而前几年分离的菌株和最近与大麻无关来源的对照菌株都未发现这两个质粒。根据这一发现对大麻的去向及发病情况进行追踪调查,结果是一致的。

3. 请对本次暴发作一小结,并说明质粒谱分析在传播途径确立方面所起的作用。

【课题二】霍乱是国际检疫传染病,也是我国的甲类传染病。在 1992 年以前,霍乱弧菌被分为 138 个 O 血清群(serogroup)或血清型(serotype),其中只有 O1 群菌株可以引起霍乱。在 O1 群中又可分为古典生物型(classical biotype)和埃尔托生物型(E1 Tor biotype),前六次霍乱世界大流行都是古典型霍乱弧菌引起的,1961 年开始的第七次霍乱世界大流行是由埃尔托型霍乱弧菌引起的,几十年来波及世界上五大洲 140 多个国家和地区。1973 年以来,美国海湾地区不断分离出 O1 群霍乱弧菌埃尔托型菌株,有产毒株和非产毒株,但这一地区却没有霍乱暴发流行,仅有散发病例,与摄食自海湾的海产品密切相关。这些菌株在一般表型上与埃尔托菌株的世界大流行株无法区分,给霍乱的防治工作带来很大困难,也使很多科学工作者感到困惑。为了从遗传本质上阐明这些菌株的分子特征,Kaper 等(1982)根据霍乱弧菌主要致泻因子—霍乱毒素(CT)基因与大肠埃希菌不耐热肠毒素(LT)基因具有 70%~80% 的同源性的理论依据(当时 LT 基因已被克隆,而 CT 基因尚未被克隆),以 LT 基因为探针,对美国海湾地区分离的埃尔托型霍乱弧菌和第七次世界大流行菌株的染色体进行 Southern blotting 分析。结果发现,美国海湾地区分离的产毒埃尔托型霍乱弧菌的杂交带型与世界大流行株的杂交带型明显不同,从而表明,海湾地区的埃尔托型霍乱弧菌可能是一种地方性菌株,其已在海湾地区存在多年,不是造成世界大流行的菌株,我国学者随后鉴定它们是非流行株。这一研究成果解决了当时霍乱防治中的一个重要问题。

问题:

1. 根据以上两个例子,你认为在传染病防治实践中,分子流行病学的主要优势是什么?

2. 结合所学知识,请简要归纳分子流行病学在传染病研究中主要可以解决哪几方面的问题。

【课题三】出生缺陷(birth defects)是指新生儿出生时机体就已存在的缺陷。出生缺陷种类繁多,可造成胎儿死亡,人群寿命损失,特别是大量儿童长期患病和残疾,给家庭和社会造成巨大的精神和社会负担。据报道美国每年有 10 万~15 万患有严重出生缺陷的婴儿出生,用于护理出生缺陷儿童的总费用每年超过 14 亿美元。据我国 1987 年抽样调查推算,全国约有 5 100 多万残疾人和 2 200 多万各种遗传病患者,其中相当大一部分残疾是出生缺陷所致。根据全国出生缺陷检测结果推算,我国每年有 30 万~40 万严重的、明显可见的出生缺陷新生儿出生,每年因此造成经济损失约 2 亿元。

脆性 X 综合征(FraX)是一种遗传性智力低下综合征,临床上以不同程度智力低下(MR)为主,伴语言障碍,明显或不明显的性格、行为异常、大耳、大睾丸和特殊面容等为特征。其发病率男性为 8/万,女性为 5/万。FraX 是一种低外显率的特殊的 X 连锁显性遗传病,男女均可发病。携带有脆性 X 突变基因的男性中少数不发病,但可以将突变基因传递给其女儿,并且会有患病的外孙。女性携带者 53% 表现 MR。FraX 是以位于 Xq27.3 和 FMR1 基因突变为分子遗传学基础。脆性 X 等位基因在 FMR1 基因编码区 5′端三核苷酸重复序列(CGG)n

长度变化不同而可分为三种类型,即正常、前突变和完全突变。在正常人中这种重复序列的长度是多态型的,(CGG)n 数目 6～50 个,30 个常见。携带者中,(CGG)n 扩增为 50～200 个称前突变 200 个以上伴有此基因调控区的异常甲期化称为完全突变。早基化使 FMR1 基因失活。为研究 FraX 家系和携带者在人群中的分布、产前遗传筛检和终止妊娠以减少 FraX 综合征出生的可能性,Ryynanen 等先后在 90 万居民中,共发现 59 个脆性 X 家系。59 个先证者(男 53、女 6)的血缘亲属共 1 071 人,同意合作的亲属 515(48.1％)人采血作 FMR1 基因 DNA 分析(Southern blotting),对 FMR1 基因的前突变体、完全突变和甲基化模式进行分析。以 65～200 个 CGG 重复序列没有甲基化为前突变,大于 200 个重复序列有甲基化为完全突变。检测结果为:完全突变男性 20 例,女性 46 例,嵌合体男性 3 例,女 3 例;前突变男性 30 例,女 133 例。被检测的 515 名亲属中有 45.6％有 FMR1 基突变(附表 10 - 2)。

附表 10 - 2　FraX 家族 FMR1 基因突变情况

突变类型	合计	男	女
前突变	163	30	133
完全突变	66	20	46
嵌合型	6	3	3
无突变型	280	170	110
合计	515	223	292

被检出的 182 例女性携带者中 21 例已妊娠,作绒毛取样产前检查,结果正常 FMR1 基因儿 10 名,前突变 3 名,完全突变 9 例(42.86％)。对完全突变的 9 例胎儿终止妊娠,减少了脆性 X 综合征的出生。

问题:

1. 分子流行病学在遗传代谢性疾病防治方面具有何优缺点?

2. 简单总结分子流行病学在慢性非传染病防治中的应用。

实习十一　消毒及效果评价

【目的】了解消毒的意义及常用消毒药品的性状及用途;掌握消毒剂配制方法;学会常用消毒效果检查及评价方法。

【学时】3 学时。

【内容】

一、常用消毒药品示教

1. 酸类　过氧乙酸、盐酸、乳酸。

2. 醛类　戊二醛、福尔马林(40％甲醛水溶液)。

3. 碘类　碘附、碘酒。

4. 酚类　苯酚、甲酚皂溶液、苯酚。

5. 氯制剂　无机氯:漂白粉、次氯酸钙、次氯酸钠。

　　　　　　有机氯:氯胺 T、二氯异氰尿酸钠、三氯异氰尿酸钠。

6. 醇类　乙醇、异丙醇。

7. 杂环类　环氧乙烷。

8. 季铵盐类　苯扎溴铵

9. 氧化剂　过氧化氢、高锰酸钾、二氧化氯。

10. 其他　氯己定(洗必泰)。

问题:

1. 何为消毒? 其种类及方法有哪些?

2. 何为消毒剂? 其种类及作用机制是什么?

3. 常用消毒效果检查方法有哪些?

二、常用消毒剂的配制方法

高浓度配制低浓度药物的稀释法可按下列公式计算:

$$低浓度药物需配量(ml) = \frac{高浓度药物的量(ml) \times 高浓度药物的浓度(\%)}{低浓度药物的浓度(\%)}$$

问题:

1. 用 5％苯扎溴铵 100 ml,可配制 0.1％多少毫升?

2. 拟配制 0.1％苯扎溴铵 2 000 ml,需用 5％苯扎溴铵多少毫升?

漂白粉乳液的配制在实际工作中,一般以有效氯含量 25％作为标准,当有效氯含量在 16％~25％之间,可按下式计算:

$$漂白粉需要量 = \frac{含氯量为 25\% 漂白粉的需要量 \times 25\%}{所用漂白粉含氯量}$$

3. 欲配 10％漂白粉乳液 1 000 ml,需要含氯量为 20％的漂白粉多少克?

三、常用消毒效果检查及评价方法

（一）消毒剂对蛋白质的作用

1. **材料**　无菌 5 ml 试管、无菌 5 ml 吸管、滴管、小牛血清、4％福尔马林、10％氢氧化钠、5％苯酚、0.05％高锰酸钾。

2. **方法**

（1）取 4％甲醛、1％氢氧化钠、5％苯酚、0.05％高锰酸钾和自来水各 2～3 ml，分别装入五个 5 ml 试管中。

（2）在上述试管中各滴加小牛血清 2～3 滴，轻轻摇匀，放置片刻仔细观察结果。

（3）然后将盛有苯酚和自来水的试管在酒精灯上加热，分别观察试管中的不同变化。

问题：

实验结果如何？解释发生变化的原因？从中你得到什么启示？

（二）物体表面消毒效果检查

在实际工作中，进行物体表面消毒常用消毒剂擦拭法、紫外线照射法、喷雾法等。评定消毒效果时，国标要求指示菌杀灭率≥99.9％为消毒合格。对于乙型肝炎病毒，消毒后用 ELISA 法检测 HBsAg 阴性为合格。

1. **对细菌的消毒效果检查**

（1）材料：10.6 cfu/ml 大肠埃希菌液，0.05％过氧乙酸，10 cm×10 cm 玻璃板，无菌棉签，10 ml 无菌盐水 2 管，无菌 1 ml 吸管 2 支，0.5％～1％无菌硫代硫酸钠溶液，已融化并冷至 45 ℃的普通营养琼脂，无菌平皿。

（2）方法

1）用无菌棉签取 10^6 cfu/ml 大肠埃希菌液模拟污染两块 10 cm×10 cm 的玻璃板，稍干后，取无菌棉签在硫代硫酸钠溶液中浸湿，在其中一块玻璃板上旋转自左向右擦拭整个区域，将此棉签放入盛有 10 ml 无菌盐水试管内，并注明编号为消毒前。

2）用 0.05％过氧乙酸溶液消毒另一块玻璃板表面，半小时后用无菌棉签按上述同一方法采样，注明为消毒后。

3）将采好样的两试管充分摇匀，即用力敲打 80 次（实际工作中，消毒前标本视污染度可进行 10 倍递减稀释至 10^{-2}，消毒后标本一般采用原液接种）。分别用无菌吸管各取 1 ml 样品放入无菌平皿中，再将已溶化冷至 45 ℃普通营养琼脂倾注入已接种的平皿内约 15 ml，边倒边摇，使菌能均匀分布于琼脂之中，每标本接种平行 3～5 个平皿，同时作阴性和空白平皿培养基对照。琼脂倒完后，平放台上，当冷凝后，翻转平皿，使底向上，置 37 ℃温箱内培养 24 小时，取菌落数为 30～300 个/皿的平皿计数。

4）消毒效果评价杀灭率 $=\dfrac{消毒前菌落数-消毒后菌落数}{消毒前菌落数}×100\%$

（3）问题：

1）硫代硫酸钠的作用是什么？

2）为什么选 30～300 个菌落数的平皿来计数？

3）评价过氧乙酸的消毒效果如何？

2. **对病毒消毒效果检查**由于我国目前条件的限制，一般用乙肝表面抗原（HBsAg）消除作为对病毒消毒效果的评价指标。

用棉拭子蘸1‰血清磷酸缓冲液(0.01M pH7.2～7.4)对医院门把手、水龙头、医疗器械、床头柜等表面涂抹10次,带回实验室,将样品置4℃冰箱内过夜,取浸出液用固相放免分析(SPRIA)或酶联免疫吸附试验(ELISA)检测HBsAg,操作及结果判断按说明书进行。

(三)皮肤消毒效果检查

1. 材料　无菌金属规格板2 cm×2 cm,无菌棉签,无菌1 ml吸管,5 ml无菌生理盐水采样管,5 ml装1‰硫代硫酸钠采样管、碘附、记号笔,冷到45℃普通营养琼脂,无菌平皿。

2. 方法

(1)消毒前采样:将2 cm×2 cm的空格板贴在前臂内侧皮肤上,用蘸有无菌盐水的棉签在方格内来回擦10次,再放回5 ml无菌盐水的试管内,注明为消毒前采样管。

(2)消毒后采样:用蘸有碘附的棉签在相邻部位的皮肤上进行擦拭消毒,然后采样,在消毒后的部位贴上2 cm×2 cm的无菌规格板,用蘸有1‰硫代硫酸钠的棉签在方格内来回擦10次,放入5 ml无菌盐水试管,注明消毒后采样管。

(3)将采好的消毒前后的标本管,充分摇匀,用力敲打80次,每标本用无菌吸管吸取0.5 ml样品分别加入无菌平皿中,注明消毒前、后。

(4)将已熔化冷至45℃普通琼脂倾注入已接种的平皿内,每平皿为15～20 ml,边倒边摇,使菌能均匀分布于琼脂之中,每标本平行接种3～5个平皿,平放台上,冷凝后,翻转平皿,使底向上,置37℃温箱内培养24～48小时。

(5)结果:取菌落数为30～300个/皿的平皿计数,用杀灭率评价消毒效果,其计算方法同前。

问题:

碘附与碘酒进行皮肤消毒有何不同? 评价其消毒效果。

(四)空气消毒效果检查

根据条件可选用平皿暴露法或空气采样器法,但检验结果应注明所选用的方法和采样器。

1. 平皿暴露法

(1)材料:φ9 cm灭菌皿平皿、乳酸或甲醛加高锰酸钾等消毒剂、磁坩埚、酒精灯、皮尺、37℃温箱。

(2)方法:

1)选择严密的房间作消毒对象,用皮尺或竹竿测量室内的容积,计算乳酸用量(0.2～0.6 ml/m³)。

2)消毒前取灭菌血平皿置于房间的四个角和中央各1个,高度为1.5 m,也可在不同高度增加放置若干层。打开平皿盖,暴露15分钟后取出,将平皿做好标记。

3)在室中央地面架好有乳酸的磁坩埚,用酒精灯加热使其蒸发完毕后,继续密闭门窗10分钟,然后将灭菌血平皿置消毒前采样的同样位置,暴露15分钟后盖好取出,做好标记。置于37℃温箱中,培养24～48小时,观察结果。分别计算菌落数。

4)消毒效果评价。计算消亡率(自然沉降和消毒处理中杀菌的综合效果)

$$消亡率 = \frac{消毒前样本平均菌数-消毒后样本平均菌数}{消毒前样本平均菌数} \times 100\%$$

【附】5分钟内在100 cm²面积上降落的细菌数,相当于10 L空气中所含的细菌数,因此,可按下列公式求出每立方米空气中细菌的含量:

$$菌落数/m^3 = N \times \frac{100}{A} \times \frac{5}{T} \times \frac{1\,000}{10} = 50\,000\ N/AT$$

式中，A：平皿面积（cm^2）；T：平皿暴露于空气中的时间（分）；N：平均菌落数。

测定后，可根据具体要求，计算各种指标，进行消毒效果评价。

2. 空气采样器法　用空气微生物采样器，在室内四角及中央采样（房间小于 10 m^2，可在里、中、外 3 点采样），采样 1 或 2 分钟。将琼脂培养基置 37 ℃温箱培养，24 小时观察结果；求出 5 个采样点的平均菌落数，计算公式为：

$$菌落数/m^3 = \frac{平均菌落数}{每分钟采气量（L）\times 采样时间（分）} \times 1\,000$$

用消毒药品进行一定时间的消毒后，再如上方法采样，计算出消毒后的平均菌落数，计算细菌杀灭率来判定消毒效果。

问题

1. 常用空气消毒药品有哪些？

2. 评价乳酸消毒效果如何？

（五）消毒剂本身有无污染的测定

在医院和实验室常常用浸泡消毒的方法处理污染的诊疗器械和实验器材，例如，体温表、剪刀、镊子、吸管和器皿等。为了保证消毒效果切实可靠，需要经常检查消毒液的杀菌作用。

用无菌吸管吸取消毒液 1 ml，加至装有 9 ml 相应中和剂的营养肉汤内，以中和消毒药物的残效作用。

所采样品应于 1 小时内送实验室检验，检验时用每毫升 50 滴（每滴 0.02 ml）的无菌滴管吸取上述稀释液滴于 2 个普通营养平皿上，每个平皿滴 10 滴，每滴之间应有一定的间隔与距离。

将其中的一平皿置于 32～37 ℃温箱中，培养 3 天，另一平皿在室温中（20 ℃左右）约 7 天观察并计算菌落生长数，平皿上有菌生长，证明消毒液有残存活菌，不宜于用作灭菌处理，对仅用于消毒的药物，每个平皿菌落数若超过 5 个亦不宜再使用。

四、不同因素对消毒效果的影响

新洁灵为双长链季铵盐类消毒剂，杀菌有效成分为 5％溴化双（十二烷基二甲基）乙撑二胺（DDEDB），某作者对其消毒效果进行了如下研究，结果见附表 11 - 1、11 - 2、11 - 3。

附表 11 - 1　新洁灵对悬液中大肠埃希菌的杀灭效果

DDEDB 浓度（%）	作用不同时间的杀灭率/%			
	2 分钟	5 分钟	10 分钟	15 分钟
0.167	97.55	98.64	98.90	99.60
0.250	98.65	99.86	100.00	100.00
0.500	99.97	100.00	100.00	100.00
1.000	100.00	100.00	100.00	100.00

注：试验温度 25℃，对照组平均大肠埃希菌数为 578 000 cfu/ml，结果为 5 次试验的平均值。

附表 11-2　温度对新洁灵杀菌效果的影响

温度(℃)	大肠埃希菌平均杀灭率(%)	温度(℃)	大肠埃希菌平均杀灭率(%)
30	99.22	50	100.00
40	99.98	60	100.00

注：含 0.167%DDEDB 的新洁灵溶液作用 5 分钟，对照组平均大肠埃希菌数为 563 000 cfu/ml，结果为 3 次试验平均值。

附表 11-3 有机物对新洁灵杀菌效果的影响

小牛血清浓度(%)	作用不同时间的杀灭率/%		
	2 分钟	5 分钟	10 分钟
0	100.00	100.00	100.00
5	72.85	84.22	89.55
10	67.56	77.43	81.20

注：试验温度为 26 ℃，新洁灵溶液含 1.0%DDEDB，对照组平均大肠埃希菌数为 472 000 cfu/ml，结果为 3 次试验平均值。

问题：

1. 由附表 11-1、附表 11-2、附表 11-3 结果中你得到何种结论？有何种启示。
2. 据你所知影响消毒效果的因素还有哪些？
3. 正确评价一种消毒剂，应从哪些方面进行？
4. 如若让你评价一种新的消毒剂的消毒效果你打算如何去做，请写出初步实施方案。

主要参考文献

[1] 袁聚祥,王岷. 流行病学[M]. 北京:科学出版社,2009

[2] 李立明. 流行病学[M]. 6版. 北京:人民卫生出版社,2008

[3] 詹思延. 流行病学[M]. 7版. 北京:人民卫生出版社,2012

[4] 王建华. 流行病学[M]. 7版. 北京:人民卫生出版社,2008

[5] Raymond S Greenberg. Medical epidemiology[M]. 北京:人民卫生出版社,2006

[6] Gordis L. Epidemiology[M]. 4th ed. Philadelphia:Saunders,2009

[7] 罗家洪,李健. 流行病学[M]. 北京:科学出版社,2010

[8] 唐军. 预防医学[M]. 北京:科学出版社,2007

[9] 冯向先. 临床流行病学[M]. 南京:江苏科技出版社,2013